ADVANCES IN CHEMOTHERAPY FOR THE TREATMENT OF TUBERCULOSIS

结核病化学治疗进展

孙　勤◎著

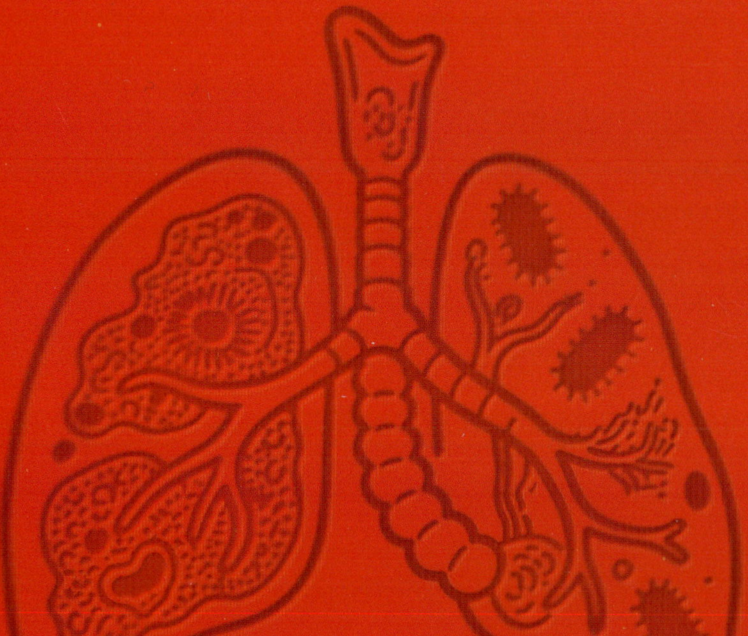

中国科学技术大学出版社

内容简介

中国是世界结核病负担排名第三的国家，结核病依然是危害我国人民生命健康的传染病。化学药物是治疗结核病的主要手段，结核病的化学治疗经历了从新药诞生、化学治疗方案更新、耐药结核病疫情反复、全新药物研发、临床试验成功等重要的转折变化。本书主要聚焦结核病化学治疗的现状与发展，内容涵盖结核病的流行病学特点、结核病化学治疗的历史背景与进程、结核分枝杆菌实验室诊断新进展、结核病分类新进展、结核病化学药物及其发展、新型抗结核化学药物研究进展、结核病预防性治疗新进展、敏感结核病化学治疗新进展、耐药结核病化学治疗新进展、PAN-TB化学治疗方案的理念与研究进展、抗结核药物不良反应的评估与处理、结核病患者化学治疗的管理、结核病的治疗转归、未来的展望和研究方向，并展示临床上不同结核病病例的特征和治疗情况。

本书理念新颖，内容前沿，理论联系实际，对临床有很大的指导意义，有利于组织教学，适合广大读者阅读，可供结核病预防控制、临床诊疗相关人员和患者参考使用。

图书在版编目（CIP）数据

结核病化学治疗进展 / 孙勤著. -- 合肥 ：中国科学技术大学出版社，2025.6. -- ISBN 978-7-312-06316-9

Ⅰ. R520.5

中国国家版本馆CIP数据核字第2025QN3453号

结核病化学治疗进展

JIEHEBING HUAXUE ZHILIAO JINZHAN

出版 中国科学技术大学出版社
安徽省合肥市金寨路96号，230026
http://press.ustc.edu.cn
https://zgkxjsdxcbs.tmall.com

印刷 合肥华苑印刷包装有限公司

发行 中国科学技术大学出版社

开本 787 mm×1092 mm 1/16

印张 15

字数 365千

版次 2025年6月第1版

印次 2025年6月第1次印刷

定价 90.00元

作者简介

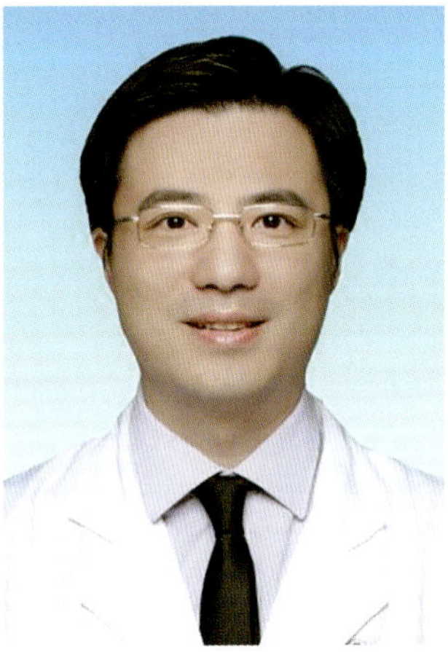

孙 勤

同济大学附属上海市肺科医院副主任医师、副教授、博士生导师、结核科行政副主任，上海市感染性疾病（结核病）临床医学研究中心副主任，上海市公共卫生优秀学科带头人，上海市浦江人才获得者。中华医学会结核病学分会临床学组委员兼秘书，中华医学会结核病学分会重症专委会委员，中国防痨协会青年分会副主任委员，中国防痨协会临床专业分会常务委员，上海市医学会结核病学专科分会委员兼秘书。主持国家自然科学基金、上海市科委“科技创新行动计划”医学创新研究专项、上海市自然科学基金等省部级、厅局级课题多项。以第一或通信作者身份发表结核病论文50余篇，主编、参编著作3部，主持或参与编写技术规范、指南、专家共识5部。

前　言

结核病历史悠久，迄今依然是全球重大的卫生问题和民生问题。时至今日，全球结核病疫情仍然持续不断。我国是世界上结核病高负担国家之一，也是耐药结核病高负担国家之一。结核分枝杆菌是结核病的病原菌。1882年，德国科学家Robert Koch发现结核分枝杆菌，直至一个多世纪后的今天，人类仍然在与结核病做斗争。结核病的治疗经历了漫长而又艰难的演变。从19世纪70年代开始的疗养院，到外科治疗，再到20世纪40年代开始的化学治疗，被称为结核病治疗史上的三大里程碑。尤其是1944年链霉素首次被用于治疗结核病，这意味着真正化疗时代的来临，人类同结核病的斗争进入了一个崭新的阶段。此后的20年进入结核病治疗的“黄金时代”，新的抗结核化学药物不断开发，结核病的化疗方案也不断优化：从最初的单药治疗到多药联合化疗，疗程从1～2年缩短到6～8个月。经过人类的不断努力，结核病的治愈率不断上升，死亡率不断下降。为此，20世纪70年代人们曾乐观地估计，距离消灭结核病的时代已经为时不远。

然而，从20世纪80年代开始，结核病疫情在全球范围内出现“死灰复燃”的趋势，尤其是耐药、多耐药、广泛耐药等菌株的出现，使结核病再次成为全球非常严峻的挑战。要控制耐药结核病，开发抗结核新药和新方案是提高耐药结核病治疗成功率极其关键的因素，也是当前控制结核病的核心问题。

本书是上海市感染性疾病(结核病)临床医学研究中心(19MC1910800)与上海市肺科医院2023年度学科建设重点学科(结核科)的研究成果。本书聚焦结核病的化学治疗进展，共分为两大篇。第一篇是结核病化学治疗现状与发展，包括14章内容，系统地阐述结核病的流行病学特点、结核病化学治疗的历史背景与进程、结核分枝杆菌实验室诊断新进展、结核病分类新进展、结核病化学药物及其发展、新型抗结核化学药物研究进展、结核病预防性治疗新进展、敏感结核病化学治疗新进展、耐药结核病化学治疗新进展、PAN-TB化学治疗方案的理念与研究进展、抗结核药物不良反应的评估与处理、结核病患者化学治疗的管理、结核病的治疗转归、未来的展望和研究方向。第二篇是结核病化学治疗临床病例，收纳笔者近年来在临床上遇到的疑难和重症病例，每例临床病案除包含详尽的病史、影像和实验室检查外，更包括笔者对临床诊疗思路的深入剖析和总结。希望本书能为广大读者了解结核病的临床诊疗提供更加直观的参考，对提高结核病的诊疗水平有所裨益。

在本书编写过程中，笔者借鉴了本领域多位专家的经验，参阅了大量国内外文献，希望本书能够反映当前国内外结核病化学治疗的最新进展。限于笔者水平，书中不足之处在所难免，还望广大读者批评指正，也盼广大同道海纳百川、察纳雅言、博采众长。

孙　勤

2025年3月

目　录

第一篇　结核病化学治疗现状与发展

第二篇　结核病化学治疗临床病例

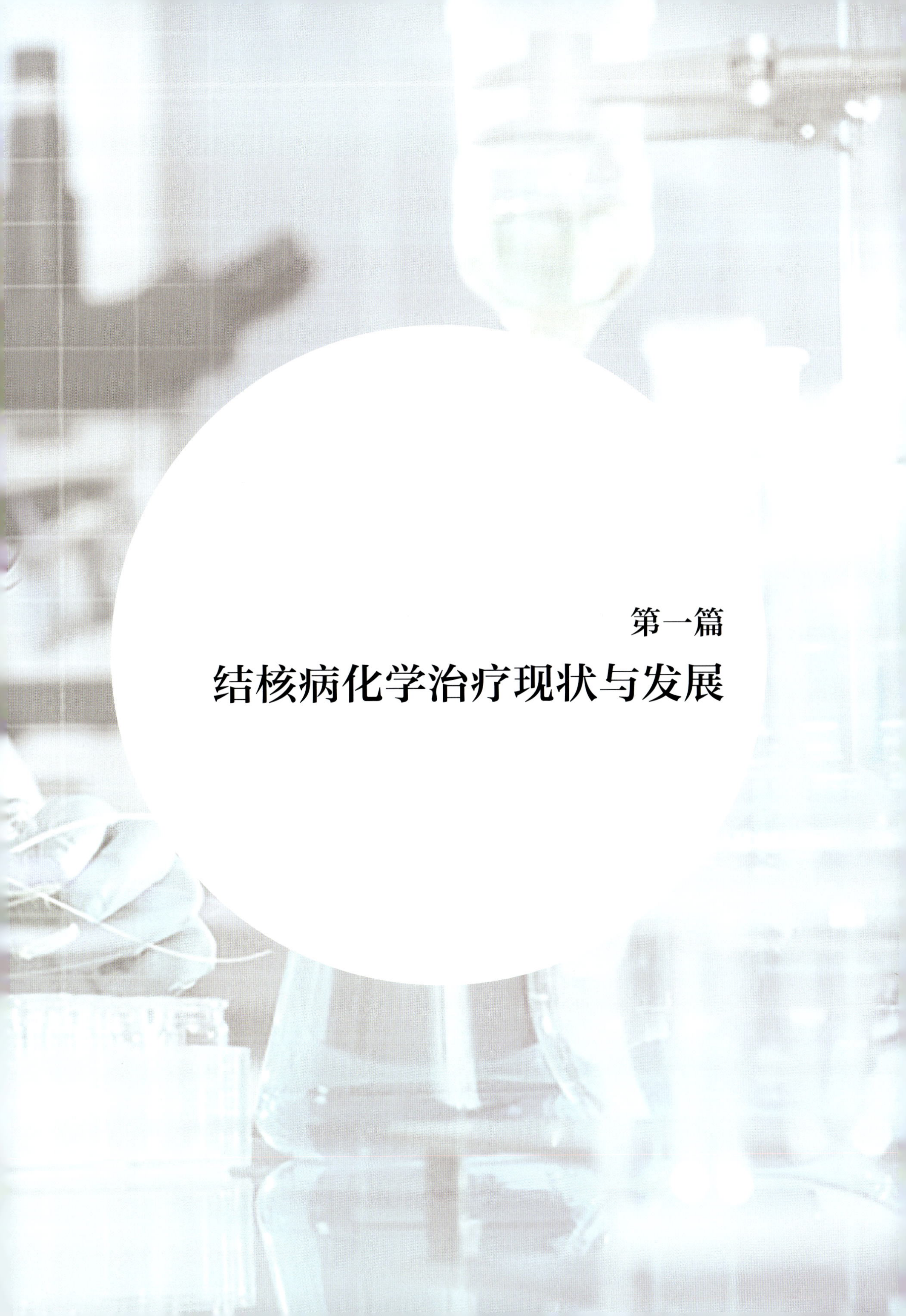

第一篇

结核病化学治疗现状与发展

第一章　结核病的流行病学特点

结核病是一种由结核杆菌引发的慢性传染病，全身各个脏器均可受累。1882年，Robert Koch确定结核分枝杆菌（*Mycobacterium tuberculosis*，MTB）是结核病的病原体。[1]在导致人类患病的MTB中，人型和牛型是主要的两种，其中人型结核杆菌尤为关键，是引发人类结核病的主要病原体。当人体吸入含有MTB的飞沫或尘埃时，便可能受到感染，并在肺部形成原发病灶。呼吸道为主要传染途径。少数情况下，MTB也可通过消化道传播，导致咽部或肠道出现原发病灶。而通过皮肤或胎盘传染的情况则相对罕见。

结核病主要通过活动性结核病患者咳嗽、打喷嚏或交谈时释放的飞沫传播。当新宿主吸入这些含有结核菌的飞沫后，病菌会通过呼吸道进入肺部，并被肺泡巨噬细胞所吞噬。此时，宿主的先天免疫系统迅速响应，调动更多免疫细胞前来，将被感染的巨噬细胞包围隔离，进而形成肉芽肿，这是结核病的一个典型特征。在这一阶段，宿主通常不表现出任何症状，处于潜伏感染状态，且感染得到有效控制。当宿主的免疫力出现下降时，结核病可能会迅速发展为具有明显临床症状的活动性状态。当泡沫型巨噬细胞坏死时，会释放出脂质，导致肺部组织发生干酪样坏死。随着肉芽肿的进一步演变，MTB开始从巨噬细胞内渗出，进入干酪样坏死区域。一旦疾病再次被激活，MTB会大量增殖，导致细菌负荷急剧上升。此时，肉芽肿可能破裂，细菌随之扩散到气道中。接着，这些病菌会通过患者的咳嗽被咳出，形成新的含有MTB的气溶胶飞沫，从而有可能感染其他人，使疾病传播循环得以继续。[2]

结核病的发病不仅受结核菌的数量和毒力影响，更关键的是与机体的免疫功能状态密切相关，特别是细胞免疫的强度，这主要取决于T淋巴细胞及T辅助细胞的数量和功能状态。结核菌一旦侵入人体，4～8周后，机体会启动细胞免疫反应，并伴随组织的高敏性反应。在细菌数量较少而组织敏感性较高的情况下，会形成由淋巴细胞、巨噬细胞和成纤维细胞构成的肉芽肿结构。若细菌数量与组织敏感性均处于高水平，则会导致组织坏死不完全，进而形成干酪样坏死物质。相反，当细菌数量众多而组织敏感性较低时，感染将无法被局限，从而引发播散和局部组织的破坏。[3]

中国是全球结核病高负担国家之一，在30个结核病高负担国家中，中国估算结核病发病数排第3位，占全球发病数的6.8%。2023年估算的结核病新发患者为74.1万，估算结核病发病率为52/10万，略低于2022年（53/10万）。

一、结核分枝杆菌的生物学特性

MTB为细长略带弯曲的杆菌，大小为（1～4）μm×0.4 μm。其细胞壁中含有大量脂质，主要是分枝菌酸，包围在肽聚糖层的外面，具有抗酸性。染色时与石炭酸复红结合牢固，能

二、化疗时代前的结核病治疗

曾经的结核病能与今天的癌症画上等号。结核病流行猖獗，死亡率高，在很长的一段时间里，结核菌几乎没有可以阻碍它的敌手。人们"治疗"结核病的方式一般为朝圣、由王触摸患者、放血……甚至欧洲各国一度以患上肺结核病为潮流(苍白、消瘦为当时的审美)。在微生物概念尚未登上历史舞台的时代，人们只能依托零星的经验进行缓解疾病症状的摸索。对于结核病的治疗，一度盛行过碘剂、汞剂等特殊制剂的使用。

我国的结核病治疗进程如下：

(一) 中医药治疗

我国古代对结核病的诊断主要以症状为线索，不同年代结核病的名称有所不同，"痨瘵""傫疬""虚劳""肺痨""痨病"都可能被用来称呼结核病。"结核"这一名称大概在20世纪初由日本传入。元朝人葛可久撰写的《十药神书》被公认为我国第一本结核病专著，明代龚居中的《红炉点雪》也是著名的结核专著(图1.2.2)。这些著作对民国初期的结核病中医药治疗影响很大。

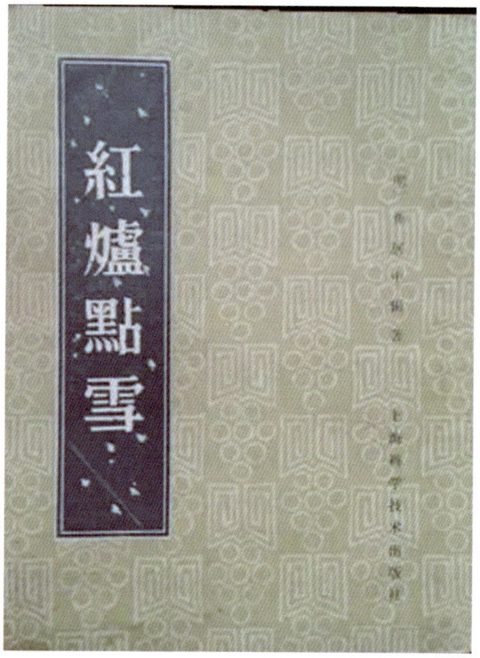

图1.2.2　明代龚居中的《红炉点雪》

(二) 疗养院治疗

结核病的疗养院治疗始于19世纪50年代。我国结核病疗养院大概起源于19世纪末和20世纪初。1890年，牯岭中华普仁医院在江西省庐山成立。1909年，霍普金斯医生在北平西山福寿岭磨石口创办同仁疗养院，这是我国最早成立并且专门收治结核病患者的疗养院。

20世纪30—40年代，上海、北平、广州等城市逐步建立了数量众多的结核病疗养院。1949年，仅上海就有能收治结核病患者的医疗机构42家，结核病床位840张。随着结核病化疗治疗的开展，20世纪40年代后，结核病疗养院逐渐被结核病医院替代。澄衷疗养院是当时上海第一所结核病疗养院，也就是今天的同济大学附属上海市肺科医院(图1.2.3)的前身。

(三) 手术治疗

20世纪20—30年代，我国逐步引进萎陷疗法治疗肺结核，北平和上海的医院采用该疗法较多，以人工气胸、人工气腹(图1.2.4)、膈神经压榨、胸廓成型等为主。随着化疗技术的发展及其他外科手术的开展，20世纪70年代后，萎陷疗法逐渐被摒弃。

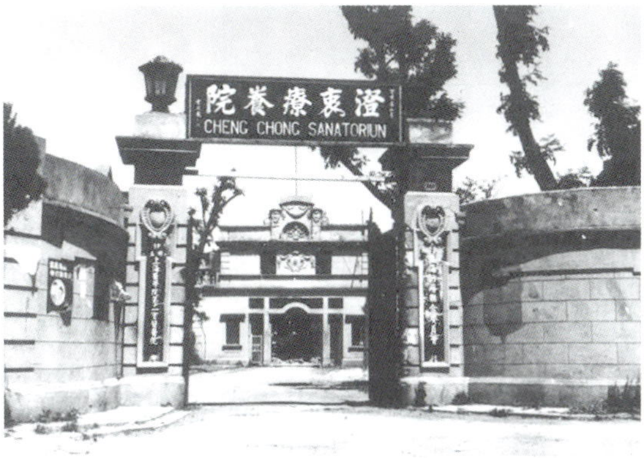

图 1.2.3　澄衷疗养院

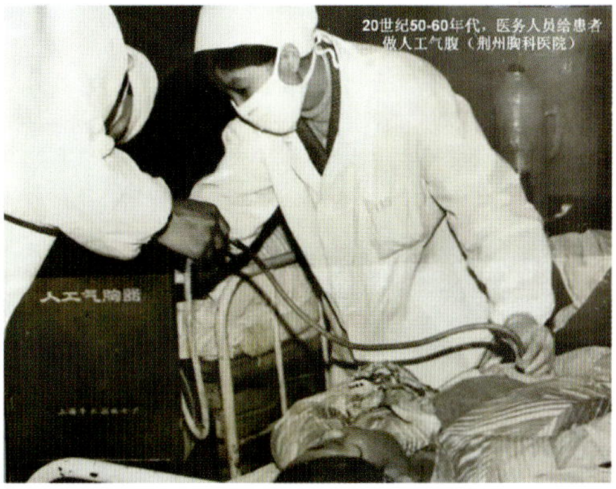

图 1.2.4　结核病“人工气腹”治疗

三、结核病的化学治疗

尽管人们采取中医药、疗养院、手术治疗等方法，肺结核患者的死亡率仍然很高。据统计，化疗时代前（1919—1947年），结核病的死亡率高达55%～66%。人们被迫研究新的治疗方法。

（一）早期治疗方案的出现

1913年，德国学者Ehrlich提出“化学疗法”（chemotherapy）的概念，即研究、使用药品治疗传染病。1932年，德国Bayer实验室的Gerhardt Domagk发现了磺胺，这是全球第一个抗生素。由于磺胺能够抑制豚鼠结核，1938年，磺胺被用于治疗结核病，但效果不佳。随后，葡胺苯砜（promanide）和青霉素也先后被用于结核病的治疗，但都未取得预期效果。Gerhardt Domagk希望合成药品用于结核病的治疗。1941年11月，Gerhardt Domagk（图1.2.5）发现了氨硫脲。然而，由于战争等因素，氨硫脲直到1946年才被用于结核病的研究并发现其疗效。

1943年，美国的Selman Waksman教授（图1.2.6）及其学生Albert Schatz发现了链霉素（Sm）。这是全球第一个抗结核药物，标志着结核病化疗时代的开始。为此瓦克斯曼被授

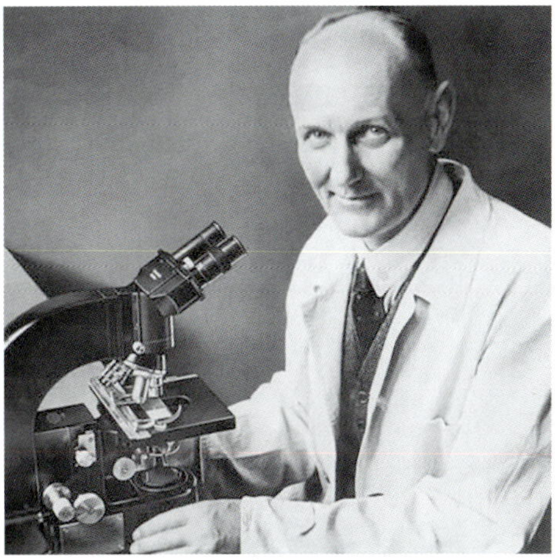

图1.2.5　Gerhardt Domagk

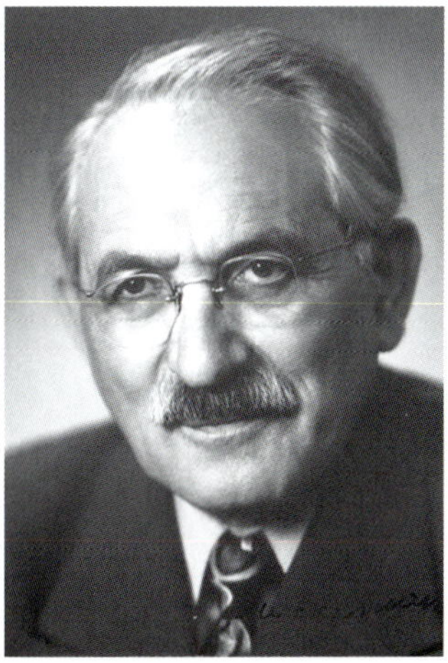

图1.2.6　Selman Waksman

予1952年的诺贝尔生理学或医学奖。链霉素的发现是结核病治疗史上的革命性事件，标志着结核病化疗时代的开始。从此，人们同结核病的斗争进入了一个全新的、主动性的时期。

虽然有了抗生素，但结核杆菌也产生了抗药性，链霉素推向市场仅几个月的时间，具有抗药性的结核杆菌就被发现了。1944年，瑞典药学家Jorgen Lehman合成了对氨基水杨酸(PAS)，这是第二个对结核分枝杆菌有效的药物。对氨基水杨酸作为抑菌剂，可使结核分枝杆菌DNA合成障碍并抑制其生长，对氨基水杨酸口服用药的临床试验显示效果优异，甚至比链霉素更好。英国医学研究委员会(Medical Research Council，MRC)研究所发现链霉素与对氨基水杨酸联用，不但比二者单独使用更有效，且能够更好地防止病菌产生抗药性。

这一时期最有效的治疗肺结核病的药物是在1952年发现的异烟肼(INH)。1952年的纽约，一种能治愈肺结核的神奇新药问世的消息迅速地占领了各大报纸的头版，并且配以纽约斯坦特岛上的海景医院的病人们兴高采烈跳舞的照片。《时代》周刊甚至欢呼："在人类和肺结核病斗争的漫长历史中还从来没有对一种药物如此兴奋过！"虽然当时某些谨慎的观察家们提醒人们："现在还为时太早预言关闭结核病医院。"但是《时代》周刊的结论被证明还是很靠谱的。异烟肼问世之后没有多久，从19世纪后期到20世纪前半段曾经遍布欧洲和美国的结核病疗养院就纷纷关门了。以异烟肼为主药的疗法获得了90%～95%的治愈率。

1953年，我国军科院成功研制异烟肼。同年8月，上海吴绍青教授牵头上海第一医学院内科学院等单位进行异烟肼的临床试用研究。1953年，吴绍青教授发表《异烟肼对于肺结核病临床试用研究之初步报告》，对90例患者治疗3个月的效果进行分析，发现好转率近50%。异烟肼的发明使治疗结核病发生了根本性的变化。在这接近70年的使用历史中，虽然有的病人感染的结核菌已经产生了耐药性，但绝大多数医生仍认为它是治疗结核病的一种不可缺少的主药。

经过多年的使用，人们发现异烟肼杀菌力强、选择性高、副作用少。尤其是它的价格便宜，可以被一些贫困地区的人们所承受。异烟肼的灭菌特性是：它可以抑制结核菌菌壁分枝菌酸成分的合成，从而使结核杆菌丧失多种能力(耐酸染色、增殖力、疏水性)而死亡，还能与结核菌菌体辅酶结合，起到干扰脱氧核糖核酸和核糖核酸合成的作用，从而达到杀灭结核菌的目的。研究还发现异烟肼对代谢活力强的结核菌作用更强。

在新中国成立初期，即20世纪50—60年代，随着Sm、PAS、INH的问世，这3种药逐渐在中国得到应用，且为了防止耐药，由Sm、PAS、INH组成的化疗方案，是当时化疗时代抗结核最经典、疗效最佳的方案组合，称之为"老三化"，疗程12～24个月，根据患者的耐受情况也有用氨硫脲取代对氨基水杨酸钠。这种标准化疗方案的治疗方式在全国广泛推行并一直持续到20世纪70年代后期，治愈了无数的活动性结核病患者。英国医学研究委员会于1955—1956年开展了英国范围内的结核病耐药的全国性流行病学调查，发现使用"老三化"方案可有效地减少耐药结核病的发生。

(二)标准短程化疗方案的确立

早期标准化治疗方案(异烟肼+链霉素+对氨基水杨酸)尽管取得了较好的治疗效果，但疗程过长(18～20个月)，不良反应较多，患者难以坚持到疗程结束；同时，复发率高达

50%。于是,人们开始研究如何制订更为有效的肺结核治疗方案并缩短疗程。20世纪50—60年代吡嗪酰胺和利福平的发现极大加速了这一进程。

1952年,美国S. Kushner等人发现吡嗪酰胺具有抗结核作用并用于治疗结核病。我国1957年成功研发吡嗪酰胺(PZA),但直至20世纪70年代才大规模使用。吡嗪酰胺甚至已经成为目前耐多药结核病治疗方案中的重要药品。

1957年,意大利Lepetit药业公司米兰研究所得到了一份来自法国维埃拉松树林的土壤样品,Piero Sensi和Maria Teresa Timbal在样品中发现了一种新的细菌,而这种新细菌可以产生一类新的抗菌活性分子。他们给这类分子起名利福霉素,并通过不断优化得到了利福平(RFP)。利福平已经成为目前一线抗结核药品治疗方案中的核心药品。20世纪60年代,乙胺丁醇(EMB)问世,形成了以EMB取代PAS的新标准化方案,即S-H-E/H-E方案。

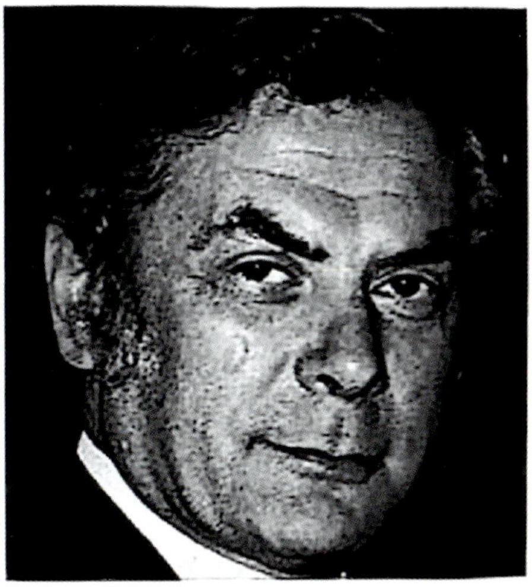

图1.2.7　Wallace Fox

1965年,时任MRC结核部主任的Wallace Fox(1920—2010年)(图1.2.7)受命开展结核病的短程化疗。

Wallace Fox在东非、中国香港、新加坡、布拉格、马德拉斯以及阿尔及利亚组建了研究网络。1970年,MRC开始开展短程抗结核治疗临床试验,在应用INH和Sm的基础上,分别加入RFP、PZA和氨硫脲(T),进行为期6个月的短程化疗,即6H-S、6H-S-R、6H-S-Z和6H-S-T;治疗开始后进行30个月的随访。研究发现,6H-S-T和6H-S复发率高,分别为22%、29%,而6H-S-R与6H-S-Z疗效相当,复发率分别为3%、8%。该研究结果确立了S-H-R或H-R-Z组成的6个月短程化疗方案的治疗地位。该研究结果于1972年发表于《柳叶刀》,标志着短程标准抗结核化疗方案的开始(表1.2.1)。

表1.2.1　短程(6个月)化疗方案研究结果

方案	病例数	2月末痰培养率	复　发	
			病例数	率
SHR	152	69%	4	3%
SHZ	153	31%	13	8%
SHT	104	28%	23	22%
SH	112	8%	33	29%

注:H:异烟肼;R:利福平;S:链霉素;Z:吡嗪酰胺;T:氨硫脲。

其后,研究者们又开始了一系列临床试验,如将PZA、EMB或Sm均加入强化期方案中,最终确定了沿用至今的短程化疗方案,即2S(E)-H-R-Z/4H-R。1988年,WHO在其出版的《短程化疗在发展中国家结核病控制规划中的作用》中推荐的化疗方案见表1.2.2。

表 1.2.2 WHO 推荐的化疗方案及疗程

治疗方案	疗程(月)
1SH/11TH	12
1SH/11EH	12
$1SH/11S_2H_2$	12
2HRZ/6TH	8
2HRZ/4HR	6
$2HRZ/4H_2R_2$	6
$2H_2R_2Z_2/4H_2R_2$	6

注:H:异烟肼;R:利福平;S:链霉素;Z:吡嗪酰胺;T:氨硫脲;E:乙胺丁醇。

1991年,WHO在《国家结核病防治规划成人以及儿童结核病治疗指南》中,首次对不同类型的结核病治疗方案进行了推荐:Ⅰ类患者方案为2HRZS(E)/4HR或6HE(T),Ⅱ类患者方案为2HRZES/1HRZE/5HRE,Ⅲ类患者方案为2HRZ/HR。至此,全球现行的标准化短程化疗方案得以确立并沿用至今。

(三)我国短程化疗方案的进展

我国于1971年从桂林池塘泥中获得了小单胞属的新产生菌,经鉴定能产生S-190,后经化学分析测定与药理学试验证实,S-190与利福霉素S相同。1971年,四川抗生素工业研究所与四川医学院协作进行利福霉素衍生物的开发。1973年4月,北京结核病研究所细菌免疫研究室在国内首次研制利福平获得成功,国产利福平的抗菌谱、抗菌活性、药动学参数及临床应用效果与进口产品一致。1974年,科学家从利福平中提取样品1.4 kg经鉴定达到规定水平。1975年7月,通过鉴定投产,北京结核病研究所(现为首都医科大学附属北京胸科医院)等一些单位即进行了含利福平的治疗方案的尝试。

1978年8月,严碧涯教授接受原卫生部(现为国家卫健委)的委托,成立了以北京结核病研究所为组长单位、全国20余省市参加的全国结核病短程化疗协作组。该协作组领导了中国结核病短程化疗的研究工作,率先将结核病的短程疗法引入我国,及时填补了我国没有结核病短程化学疗法的空白。全国结核病短程化疗协作组共进行了9批研究,每批有各不相同的研究专题,主要研究内容包括创建新短程化疗方案,验证包括新药的短程化疗方案、新用药方法和扩大治疗对象的研究等,该项研究持续了20余年。1989年3月,以李拯民、肖成志教授为首的研究人员又成立了以北京结核病胸部肿瘤研究所为组长单位、86所医院参加的全国结核病医院协作组。主要研究内容是验证全国结核病短程化疗协作组部分方案的实用性。

1985—1989年,全国结核病短程化疗协作组首次进行全程间歇化疗方案($2S_3H_3R_3Z_3E_3/4S_3H_3R_3E_3$)的研究并获得成功。20世纪90年代,我国根据WHO推荐的化疗方案结合自身经验采用了全程间歇化疗方案($2H_3R_3Z_3E_3(S_3)/4H_3R_3$)用于世界银行贷款英国政府赠款中国结核病防治项目(卫-Ⅴ项目)治疗初治肺结核获得较好效果。随后,在全国范围内又实施了原卫生部结核病加强项目和卫-Ⅹ项目,使得短程化疗得到更大范围的推广。标准短程化疗方案成为我国结核病化疗的主要治疗方案，为我国结核病防治工作发挥了极大作用。

四、抗结核病化学治疗方案的演变

（一）耐药结核病的流行及控制策略

随着岁月的推移，国内外形势发生了变化。由于抗结核化疗药物的广泛使用、HIV感染与AIDS的流行、人口的流动、糖尿病等特殊人群的增多，结核病疫情出现"死灰复燃"的态势。1993年，WHO发表了《全球结核病紧急状态宣言》，并将每年的3月24日定为"国际结核病防治日"。在结核病疫情抬头之时，人们发现了耐药结核病。1992年6月，美国疾病预防控制中心发表了关于耐药结核病的论文，并正式提出耐多药结核病（MDR-TB）的概念。随后，耐药结核病的疫情逐渐严重，受到了我国及国际结核病防治界的重视。我国第四次结核病流行病学抽样调查结果表明，初治结核病患者耐多药率为7.6%，获得性耐多药率高达17.1%。防治MDR-TB已经成为我国结核病控制工作的重点，并于2003年发布了《耐多药结核病化学治疗的意见（试行）》，提出了MDR-TB化学治疗方案制订的原则、选择用药的要素及不良反应的处理等重要内容，为我国临床一线MDR-TB方案的制订指明了方向，具有重大的指导意义。从新中国成立初期逐渐问世的一线、二线抗结核治疗药品有20余种；面对耐药结核病的流行，WHO在2006年出版了《WHO耐药结核病规划管理指南》，首次提出将抗结核治疗药品分成五组，并提出第二组及第三组抗结核治疗药品为MDR-TB治疗方案的核心药物，为临床合理选择用药提供了重要的依据。

（二）氟喹诺酮类药品引入治疗耐药结核病

耐药结核病的流行，使得化疗方案的制订需要合理使用二线抗结核药物。1996年《WHO耐药结核病治疗指南》中首次将氟喹诺酮类药品作为抗结核药物纳入耐药结核病治疗方案中。此后，氟喹诺酮类药品逐渐作为核心药物纳入MDR-TB的化疗方案。在随后的2008年《WHO耐药结核病治疗指南（紧急修订版）》、2014年《WHO耐药结核病治疗指南》中，均将氟喹诺酮类药品作为继注射类药物之后的重要核心药物。我国于2009年、2015年以及2019出版的国内结核病化学治疗指南中将氟喹诺酮类药品列为耐药结核病治疗的重要药物之一。

（三）抗结核化学治疗药品的分类与演变

自WHO在2006年版的指南中提出将抗结核治疗药品分成5组之后，国内外很长一段时间是据此制定化疗方案的；2008年《WHO耐药结核病治疗指南》中提出"五步选药法"，国内2015年《耐药结核病化学治疗指南》中进一步详细介绍了如何使用"五步选药法"来制订化疗方案，该方法一直指导着国内临床方案的制订。2016年《WHO耐药结核病治疗指南》发生了变化，提出将5组抗结核治疗药品分成4组，将利福平耐药结核病（RR-TB）也纳入MDR-TB的治疗范围，将氟喹诺酮类药品列为首要选择组，注射类药品为第二组，将环丝氨酸、利奈唑胺、氯法齐明等作为第三组其他核心药物，其余药品均放入了第四组中，剔除了克拉霉素。随着抗结核新药在国际上的使用，时隔2年的2018版《WHO耐药结核病治疗指南》出台，新版指南中抗结核治疗药品分组发生了重要变化，将原来提出的4组抗结核治疗药品分成了3组，仍然将左氧氟沙星、莫西沙星列为首选抗结核药品，连同贝达喹啉、利奈唑胺作为A组化疗药品，而将氯法齐明、环丝氨酸或特立其酮列为B组化疗药品，其他药品作为C组化疗药品，剔除了卷曲霉素作为注射类药品的使用，同时降低了注射类药品在MDR-TB治疗中的地位。2022年的《WHO耐药结核病治疗指南》再次更新：① 比起疗程9个月或更长（18个月）的方案，WHO建议启用疗程6个月的由贝达喹啉、普托马尼、利奈唑胺以及莫西沙星组成的BPaLM方案治疗MDR/RR-TB患者。[1-2] ② 比起长程（18个月）方案，WHO建议启用疗程9个月的全口服方案治疗氟喹诺酮类耐药被排除的MDR/RR-TB患者。2024年《WHO耐药结核病治疗指南》再次更新内容：在6个月BPaLM短程全口服方案的基础上，增加了对有或无氟喹诺酮类耐药性的MDR/RR-TB患者使用由贝达喹啉、德拉马尼、利奈唑胺、左氧氟沙星和氯法齐明（BDLLfxC）组成的6个月治疗方案。自此，耐药结核病正式进入了短程全口服治疗时代。

（四）国内化疗指南的出台与变化

针对近20年来《WHO耐药结核病治疗指南》的出台与更新，中国防痨协会结合国内结核病的流行情况及特点，组织专家编写出台了一系列的指南与专家共识，包括2003年国内《耐多药结核病化学治疗的意见（试行）》、2009年《耐药结核病化学治疗指南》、2015年《耐药结核病化学治疗指南》，以及《耐药结核病化学治疗指南（2019年简版）》，内容既参考了国际指南的变化，也充分考虑了中国耐药结核病治疗的实际需求，充分发挥各种抗结核药物在耐药结核病治疗中的作用。比如，卷曲霉素类药品将仍然在我国的化疗方案中继续使用，根据RFP耐药与否制订不同的化疗方案的原则，根据抗结核治疗药品的可及性制订不同层次的方案等。

（五）长疗程与短疗程化疗方案

2016年《WHO耐药结核病治疗指南》提出了MDR-TB的短程化疗方案，与传统的化疗方案形成了长疗程、短疗程化疗方案两大概念。传统使用二线抗结核药品治疗20～24个月的方案为长疗程；而制订短疗程方案的人群具有一定的适应证，包括既往未曾使用过二线抗结核治疗药品，以及对二线注射类及喹诺酮类药品耐药者排除在外。在2018年出台的《WHO耐药结核病治疗指南》中进一步强调了短疗程方案实施的重要性，首选A类口服药品等制订9～12个月的方案成为未来制订MDR-TB治疗方案的方向。

（六）其他抗结核用药的概念变化

除了抗结核治疗药品的分组变化、耐药结核病治疗指南的更新，国内还出台了用药方法的变革，包括间歇疗法、顿服法、两阶段用药法、直接督导下的短程化疗（DOTS），以提高服药的规则性以及固定剂量复合制剂以提高服药的依从性、长效制剂的使用等。

（七）全新抗结核药物的研发与临床应用

随着耐药结核病疫情的日益严重，并且从20世纪60年代RFP问世至今，中国乃至全世界在近半个世纪内未有全新机制的抗结核新药研制成功，直到以贝达喹啉为首的新药于近年来才逐渐使用到临床。该药于2012年通过美国食品药品监督管理局（FDA）的加速审批，2016年11月获得中国国家食品药品监督管理总局（CFDA）的审批，如今将逐渐广泛使用于中国的结核病患者。随之到来的抗结核新药还有德拉马尼[3-5]，该药在2018年3月12日通过中国CFDA的审核批准。普托马尼属硝基咪唑类，其主要通过抑制细菌细胞壁的合成发挥抗结核作用[6-8]，已于2019年8月14日被美国FDA批准上市，为RFP之后FDA批准的第3个抗结核新药。目前有31个抗结核新药正处于临床试验的不同阶段，将来有可能逐步应用到临床中。

五、抗结核新药与结核病控制的未来

新中国成立后的最近20年中，除了具有全新抗结核机制的新药问世，如贝达喹啉、德拉马尼、普托马尼等，耐药结核病的严重疫情使得人们不得不将过去研究发现的药品再次使用到耐药结核病的治疗中，如环丝氨酸、氯法齐明[9-12]；且发现部分广谱抗生素具有很优秀的抗结核作用，如氟喹诺酮类药品、利奈唑胺等。同时，还有诸多未上市尚在研究开发阶段的新药——苯并噻嗪酮[13]、马考齐酮[14]、德尔帕唑胺[15-16]等以及我国自主研发的舒达吡啶[17]，我们将在后续章节中进行详细的介绍。未来的结核病防治，化学治疗仍将发挥着核心作用，在控制耐药结核病疫情的情况下，抗结核新药的不断研发、临床引入，最终达到消灭结核病流行的目标将不再是纸上谈兵。

参考文献

[1] Conradie F, Bagdasaryan T R, Borisov S, et al. Bedaquiline-pretomanid-linezolid regimens for drug-resistant tuberculosis[J]. N. Engl. J. Med., 2022, 387(9): 810-823.

[2] Nyang'wa B T, Berry C, Kazounis E, et al. Short oral regimens for pulmonary rifampicin-resistant tuberculosis (TB-PRACTECAL): an open-label, randomised, controlled, phase 2B-3, multi-arm, multicentre, non-inferiority trial[J]. Lancet Respir. Med., 2024, 12(2): 117-128.

[3] Mikiashvili L, Kempker R R, Chakhaia T S, et al. Impact of prior tuberculosis treatment with new/companion drugs on clinical outcomes in patients receiving concomitant bedaquiline and delamanid for multidrug- and rifampicin-resistant tuberculosis[J]. Clin. Infect. Dis., 2024, 78(4): 1043-1052.

[4] Dierig A, Hoelscher M, Schultz S, et al. A phase Ⅱb, open-label, randomized controlled dose ranging multi-centre trial to evaluate the safety, tolerability, pharmacokinetics and exposure-response relationship of different doses of delpazolid in combination with bedaquiline delamanid moxifloxacin in adult subjects with newly diagnosed, uncomplicated, smear-positive, drug-sensitive pulmonary tuberculosis[J]. Trials, 2023, 24(1): 382.

[5] Mok J, Lee M, Kim D K, et al. 9 months of delamanid, linezolid, levofloxacin, and pyrazinamide versus conventional therapy for treatment of fluoroquinolone-sensitive multidrug-resistant tuberculosis

(MDR-END): a multicentre, randomised, open-label phase 2/3 non-inferiority trial in South Korea [J]. Lancet, 2022, 400(10362): 1522-1530.

[6] Padmapriyadarsini C, Oswal V S, Jain C D, et al. Effectiveness and safety of varying doses of linezolid with bedaquiline and pretomanid in treatment of drug-resistant pulmonary tuberculosis: open-label, randomized clinical trial[J]. Clin. Infect. Dis., 2024, 79(6): 1375-1385.

[7] Cevik M, Thompson L C, Upton C, et al. Bedaquiline - pretomanid - moxifloxacin - pyrazinamide for drug-sensitive and drug-resistant pulmonary tuberculosis treatment: a phase 2c, open-label, multicentre, partially randomised controlled trial[J]. Lancet Infect. Dis., 2024, 24(9): 1003-1014.

[8] Günther G, Guglielmetti L, Kherabi Y, et al. Availability of drugs and resistance testing for bedaquiline, pretomanid, linezolid, and moxifloxacin (BPaL(M)) regimen for rifampicin-resistant tuberculosis in Europe[J]. Clin. Microbiol. Infect., 2024, 30(9): 1197.e1-1197.e4.

[9] Zhu Y, Zhu L, Davies Forsman L, et al. Population pharmacokinetics and dose evaluation of cycloserine among patients with multidrug-resistant tuberculosis under standardized treatment regimens[J]. Antimicrob. Agents Chemother., 2023, 67(5): e0170022.

[10] Tornheim J A, Udwadia Z F, Arora P R, et al. Cycloserine did not increase depression incidence or severity at standard dosing for multidrug-resistant tuberculosis [J]. Eur. Respir. J., 2022, 59(3): 2102511.

[11] Song Y, Shu W, Pei Y, et al. Nine months of bedaquiline, linezolid, levofloxacin, clofazimine, and cycloserine chemotherapy for rifampicin/multidrug-resistant tuberculosis: a multicenter, randomized, open-label non-inferiority trial in China[J]. BMC Med., 2024, 22(1): 401.

[12] Yu W, Ju Y, Han X, et al. Bactericidal and sterilizing activity of sudapyridine-clofazimine-TB47 combined with linezolid or pyrazinamide in a murine model of tuberculosis[J]. Antimicrob. Agents Chemother., 2024, 68(6): e0012424.

[13] Makarov V, Lechartier B, Zhang M, et al. Towards a new combination therapy for tuberculosis with next generation benzothiazinones[J]. EMBO Mol. Med., 2014, 6(3): 372-383.

[14] Zhang G, Howe M, Aldrich C C. Spirocyclic and bicyclic 8-nitrobenzothiazinones for tuberculosis with improved physicochemical and pharmacokinetic properties[J]. ACS Med. Chem. Lett., 2019, 10(3): 348-351.

[15] Choi Y, Lee S W, Kim A, et al. Safety, tolerability and phar- macokinetics of 21 day multiple oral administration of a new oxazolidinone antibiotic, LCB01-0371, in healthy male subjects[J]. J. Antimicrob. Chemother., 2018, 73(1): 183-190.

[16] Cho Y S, Lim H S, Lee S H, et al. Pharmacokinetics, pharmacodynamics, and tolerability of single-dose oral LCB01-0371, a novel oxazolidinone with broad-spectrum activity, in healthy volunteers[J]. Antimicrob. Agents Chemother., 2018, 62(7): e00451-18.

[17] Yao R, Wang B, Fu L, et al. Sudapyridine (WX-081), a novel compound against *Mycobacterium tuberculosis*[J]. Microbiol. Spectr., 2022, 10(1): e0247721.

第三章　结核分枝杆菌实验室诊断新进展

结核病(tuberculosis)是由结核分枝杆菌(*mycobacterium tuberculosis*,MTB)引起的一种慢性传染性疾病。从古至今,结核病都是人类生命最大的威胁之一。19世纪,被称为"白色瘟疫"的结核病在欧洲和北美洲大肆流行,成为导致人类死亡的主要原因。随着抗菌药物、卡介苗和化学治疗药物的问世,结核病的发病率和病死率大幅降低。20世纪80年代末,由于HIV感染和MTB耐药菌株的出现,结核病成为严重的公共卫生和社会问题。迄今为止,结核病仍然是世界上最大的传染病"杀手"之一[1],严重威胁人类健康和公共卫生,每年导致上千万人口发病,每天仍然有超过3500人死于这种可预防、可治愈、通过空气传播的疾病。

世界卫生组织(WHO)发布的《2023年全球结核病报告》显示,全球有1060万人患有结核病,2022年新发结核病患者约为750万,其中新发耐多药结核病(multi-drug resistant tuberculosis,MDR-TB)或利福平耐药结核病(rifampicin resistant tuberculosis,RR-TB)约41万例。[2]全球各国结核病流行的严重程度差异较大。30个结核病高负担国家占全球所有发病总数的87%,其中印度(27%)、印度尼西亚(10%)、中国(7.1%)、菲律宾(7.0%)、巴基斯坦(5.7%)、尼日利亚(4.5%)、孟加拉国(3.6%)和刚果(3.0%)8个国家占全球发病总数的2/3以上。我国新发结核病患者约为74.8万例(95% CI:63.4万~87.2万),位列全球第三,新发MDR/RR-TB患者约为3万例(95% CI:2.4万~3.5万),自2015年以来一直呈现下降趋势。

WHO于2014年提出"终止结核病策略",其主要目标是:与2015年相比,至2035年实现结核病发病率下降90%及病死率下降95%,且无因结核病对家庭造成灾难性支出的情况。但目前距离实现这一宏伟目标还有很大困难。全球范围内,从2015—2022年结核病的发病率仅下降8.7%,距离"2025年设定的下降50%"的里程碑目标仍有较大差距。为了实现这一目标,及时、快速、准确地检测和发现MTB对结核病的治疗和预防至关重要,故有必要加快推动结核病实验室诊断技术的发展和应用。

WHO统计数据显示,我国仅有58%的肺结核患者具有细菌学实验室证据,明显低于全球平均水平[3],其余肺结核患者的诊断主要依靠临床表现及影像学证据,缺乏特异性。仅依靠医生的经验开展诊断易造成误诊、过诊和漏诊,故迫切需要快速、准确、价廉的诊断技术为结核病患者诊断提供实验室证据。早期快速准确的诊断和有效的治疗是控制结核病传播与流行的关键。痰涂片和培养是目前应用最广泛的结核病实验室诊断技术,但传统的痰抗酸杆菌染色涂片和MTB培养方法敏感度低且耗时,极大地限制了对结核病患者的阳性检出率,严重影响了结核病的早期快速诊断。耐药MTB的出现和传播更是增加了结核病诊断和治疗的复杂性。近年来,结核病的病原学诊断由传统的细菌学诊断向分子诊断扩展,分子生物学的精准诊断为结核病特别是耐药结核病的早期快速诊断提供了强有力的依据。

结核病实验室诊断基于不同样本类型，使用病原学、分子生物学、免疫学等多种方法发现患者标本中MTB及其耐药性证据，为临床医生提供结核病诊断和治疗依据。本章将从MTB的菌种鉴定、药物敏感性检测、免疫学诊断方法，以及各种组学用于结核病诊断的进展等方面予以详细阐述。

一、分枝杆菌菌种鉴定的研究进展

（一）荧光原位杂交法（fluorescence in situ hybridization，FISH）

FISH是一种重要的非放射性原位杂交技术，可对DNA进行定性、定量或相对定位分析。研究显示，FISH可用于检测痰样本中MTBC，其测定的灵敏度、特异度、阳性预测值和阴性预测值分别为76.4%、99.6%、95.6%和97.6%。[4]另有研究显示，FISH检测可在2 h内得到结果，在培养阳性肺结核患者的痰液中检测下限为2.2×10^4 CFU/mL，可快速区分MTBC和非结核分枝杆菌（nontuberculous mycobacteria，NTM），且具有较好的诊断价值。[5] Loukil A等开发了一种新的靶向结核分枝杆菌复合体*rpoB*基因的荧光寡核苷酸rpoB MTC探针，rpoB MTC-FISH可检测到10^3 CFU/mL结核分枝杆菌，并成功检测出疑似肺结核患者痰样本中的MTB。[6]总体而言，FISH的结果直观，且不需要在分子生物学实验室操作，适用于资源有限地区的分枝杆菌鉴定，但该技术的灵敏度仍有待改善。

（二）基质辅助激光解吸电离飞行时间质谱技术（matrix-assisted laser desorption ionization-time of flight mass spectrometry，MALDI-TOF MS）

MALDI-TOF MS是一种直接分析大分子的质谱技术，通过分析不同分枝杆菌的不同质/核比蛋白成分在真空电离过程中获得的特征性的蛋白谱，鉴别分枝杆菌。近年来在临床微生物鉴定领域运用较为广泛，可以用于MTB和NTM的菌种鉴定，具有通量高、分辨率高、快速、准确、需要菌量少的优点，于2004年首次被应用于检测MTB。研究显示，MALDI-TOF MS可对分枝杆菌培养物进行菌种鉴定，其结果快速、准确且成本低。[7-9]Luo等使用MALDI-TOF MS正确鉴定了93.9%（476/507）的分枝杆菌分离株，4.5%（23/507）无鉴定结果，1.6%（8/507）被错误鉴定。[9]Cao等纳入了19篇涉及2593株分枝杆菌分离株的荟萃分析，结果提示MALDI-TOF MS在物种水平上正确识别了92%的结核分枝杆菌（95% CI：0.87～0.96）和68%的牛分枝杆菌（95% CI：27%～100%）。[10]MALDI-TOF MS在分枝杆菌的菌种鉴定上具有较好的应用前景，特别是在配备有MALDI-TOF MS的实验室，其成本低，检测速度快，但仍存在一定缺陷，如其鉴定能力依赖于样本数据库，还需要培养后的菌株用于鉴定。由于MTB属于传染性较强的病原菌，实验室应用MALDI-TOF MS进行菌种鉴定时的生物安全防护也非常重要。

（三）分子生物学技术

分子生物学技术的应用是结核病诊断的革命性进展。近20年来国际结核病实验室诊断技术进展主要围绕着分子技术领域开展，传统的基因扩增技术在20世纪90年代有所应用，但是因为污染造成的假阳性结果限制了其在临床的大范围推广。[11-12]目前，常用于分枝杆菌菌种鉴定的靶基因有IS6110插入序列、16S核糖体RNA（16S ribosomal RNA，16S rRNA）、16S-23S rRNA基因内转录间隔区（internal transcribed spacer，ITS）、热休克蛋白65（hot shock protein 65，hsp65）基因、RNA聚合酶β亚基（RNA polymerase B subunit，rpoB）基因等。[13]合适的基因标识是分子生物学进行分枝杆菌菌种鉴定的关键。

1. 实时荧光PCR

目前，临床上常用的MTB实时荧光PCR检测试剂盒多以IS6110作为分子靶标。IS6110可以区分MTBC和NTM，但不能用于NTM的菌种鉴定。目前，临床运用非常广泛的GeneXpert MTB/RIF（美国赛沛公司）是一种以半巢式实时定量PCR为技术基础，同时检测MTB和利福平耐药的方法，操作简便，结果报告时间短，但其灵敏度有待提高。第2代检测技术Xpert MTB/RIF Ultra是2017年WHO推荐使用的新一代检测方法，可用来替代GeneXpert MTB/RIF。Xpert MTB/RIF Ultra增加检测多拷贝MTB靶标IS6110和IS61081，其灵敏性较GeneXpert MTB/RIF大大提高，但特异性略有降低，而两者检测利福平耐药的性能相似。[14]

Truenat™ MTB、MTB Plus和MTB RIF Dx（印度Molbio Diagnostics公司）是一种新型的基于芯片的微实时PCR检测方法，可在1 h内直接从痰液中获取MTBC检测结果和利福平耐药结果。研究证实，Truenat™ MTB、MTB Plus和MTB RIF Dx检测MTBC的特异度与GeneXpert MTB/RIF、Xpert MTB/RIF Ultra相似，但灵敏度略低。[15]2020年，WHO发布的整合版结核病指南第3模块显示：关于结核病快速诊断的初始检测分子诊断方法，推荐GeneXpert MTB/RIF、Xpert MTB/RIF Ultra、Truenat™ MTB、MTB Plus和MTB RIF Dx用于结核病初筛测试。[16]综上所述，实时荧光PCR方法在结核病的初筛中有重要应用价值，且在一般PCR实验室即可开展，易于推广。

2. 聚合酶链反应-限制性片段长度多态性分析（polymerase chain reaction-restriction fragment length polymorphism analysis，PRA）

通过PCR扩增靶基因序列，再将产物用限制性内切酶酶切进行电泳，而后检测获得酶切指纹图谱，从而鉴定菌种。常用的分子标识主要是16S-23S rRNA、hsp65、IS6110和rpoB，多项研究显示该方法简便，成本低，适用于分枝杆菌菌种的鉴定。[17-22]Nour-Neamatollahie等以*hsp65*基因为靶基因，用限制性内切酶Cfr13I（Sau96I）和BstHHI（CfoI）对294 bp的扩增产物片段进行酶切，对10377份临床样本进行检测，发现该方法鉴定MTBC和MAC的敏感度和特异度高达100%。[23]Hadifar等通过PCR扩增出360 bp的*rpoB*基因片段，利用Msp Ⅰ和Hae Ⅲ进一步酶切，检测60份临床和环境分离的分枝杆菌菌株，鉴定出13株MTBC，34株快生长NTM和11株慢生长NTM，对所有菌株的识别率为96.6%。[24]近年来，该方法的研究越来越少，可能是由于该技术本身存在的一些局限性，新发现的分枝杆菌菌种Ⅰ或亚种的相应酶切图谱尚未补充，所以限制了该技术的运用。同时，酶切图谱的识别多为人工判断，存在误差，且不适用于高通量检测。

3. 基因芯片技术

又称DNA芯片或DNA微阵列，采用原位合成法，将DNA探针固定化于支持物表面，产生二维DNA探针阵列，然后与标记的样品进行杂交，通过检测杂交信号来实现对生物样品的检测，具有快速、灵敏、特异的特点。该方法将多种探针固定在支持物上，可一次性对样品大量序列进行检测和分析，具有自动化程度高、操作序列多、检测效率高的优点，可用于菌种的鉴定及耐药性检测。基于该方法的商品化试剂盒已被广泛用于临床上分枝杆菌的菌种鉴定，能在较短时间内鉴定出MTBC和常见的NTM。[25]Yu等收集2019—2021年该院皮肤分枝杆菌感染阳性的患者进行皮肤组织培养和DNA微阵列芯片检测，后者的敏感度、特异度和准确度分别为91.67%、100%和93.51%，均显著高于培养法的70%、100%和76.62%。[26]国内以16S rRNA为靶基因的分枝杆菌菌种鉴定芯片试剂盒，临床应用较多，可鉴别17种分枝杆菌。基因芯片法鉴别抗酸涂片阳性标本中MTBC和NTM的敏感度和特异度分别为99.8%和99.7%，98.8%和100.0%。[27-28]此外，还有基于*gyrB*、*16S rRNA*等基因的核苷酸序列开发的基因芯片技术。[29]

4. 线性探针（line probe assay，LPA）技术

LPA技术是通过应用生物素标记引物进行DNA的扩增，将扩增产物变性后与固定在尼龙膜上的特异寡核苷酸探针进行杂交，通过酶联免疫显色法显示结果。该方法具有较高的灵敏度和特异度，且检测速度快，目前已被广泛应用于临床实验室分枝杆菌的鉴定。线性探针的主要优点是可以通过一个探针识别多个菌种，该方法可以在混合培养中同时检测多个菌种。商品化的试剂盒GenoType CM/AS（德国Hain Lifesciences公司）被多项研究用于NTM的鉴定，但其鉴定的菌种有限且鉴定能力有待提高。[30-31]

5. 多重PCR

近年来，基于多重PCR技术的分枝杆菌菌种鉴定方法的研究较多，但不同研究鉴定的菌种及鉴定能力差别较大。Li等将基于多重PCR的靶向测序技术与生物信息学分析相结合，开发了一个新平台（GenSeizer），可用于鉴定10种常见分枝杆菌，检测下限能达到5个DNA拷贝或50集落形成单位（colony forming unit，CFU）/mL。[32]Xu等将多重实时荧光PCR与多色解链曲线分析相结合建立了Meltro Pro Myco分析法，可准确鉴定出51种分枝杆菌参考菌株至种/属水平，并且与16种非分枝杆菌菌种无交叉反应。[33]

6. DNA测序

也称为基因测序，依据检测策略的不同，基因测序主要分为一代测序、高通量测序和全基因组测序（whole genome sequencing，WGS）。

一代测序也称Sanger测序，通常对*16S rRNA*、*hsp65*、*rpoB*、*ITS*等特定靶基因通过PCR扩增并测序，与GenBank数据库中的序列进行比对得出菌种鉴定结果。多种分子标识的联合使用（如*ITS*、*hsp65*、*rpoB*基因等）[36-39]，可提高对分枝杆菌菌种的鉴别能力。迄今为止，对某一特异性基因扩增片段直接测序的技术仍是分枝杆菌菌种鉴定的“金标准”。

高通量测序主要分为靶向测序和宏基因组测序。目前，最常用的分枝杆菌菌种鉴定序列为16S rRNA基因，对*inhA*、*katG*、*rpoB*、*pncA*、*rpsL*、*embB*、*eis*和*gyrA*等基因进行靶向测序并扩增[34-35]，可对大部分分枝杆菌菌种水平进行鉴定。设置合理的目标序列可实现分枝杆菌的广谱、精准分型鉴定，可检测到预设的耐药相关基因的突变类型。但某些分枝杆菌种属间16S rRNA多态性相对较低，因此无法区分一些种间序列高度同源的菌种，如鸟分枝杆菌与胞内分枝杆菌、脓肿分枝杆菌与龟分枝杆菌。高通量测序技术在感染性疾病病原学诊断及常见病原微生物的耐药诊断中具有显著优势，在分枝杆菌病领域也得到广泛的应用，从以 Roche 454(genome sequencer FLX system，瑞士)和 Illumina Miseq/Hise(美国)平台为代表的宏基因组学第二代测序(next generation sequencing，NGS)技术的发展，提高了测序速度，降低了成本，NGS 在各类病原体的临床诊疗中也发挥重要作用，包括结核病的诊断。[40]但是，由于 MTB 核酸提取过程中破壁困难，NGS 对 MTB 的检测效能相较于其他普通病原体会降低，需设置特定的序列数阈值。[41]近几年，三代测序技术发展迅猛，三代测序也称单分子测序技术(single molecule real-time，SMRT)，不需要 PCR 扩增，读长较长，通量高，数据可实时读取分析，速度更快，还可以直接检测碱基修饰，如甲基化信息等。[42]基于纳米孔测序技术的靶向高通量测序平台，结合长读长和高特异度的性能优势，对 MTB 病的诊断和混合感染病原的精准分辨等领域具有明显的优势。Sun 等采用前瞻性方法收集 58 例疑似肺结核患者的支气管肺泡灌洗液(bronchoalveolar lavage fluid，BALF)分别行抗酸杆菌涂片、分枝杆菌 MGIT960 液体培养、GeneXpert MTB/RIF 和靶向纳米孔测序(targeted nanopore sequencing，TNS)检测 MTB。[43]结果显示，以临床综合诊断为参考金标准，抗酸涂片敏感性为 27.1%(95% CI：15.3～41.8)；结核分枝杆菌培养为 39.6%(95% CI：25.8～54.7)；GeneXpert MTB/RIF 为 56.2%(95% CI：41.2～70.5)；TNS 为 89.6%(95% CI：77.3～96.5)。提示 TNS 具有很高的灵敏度，能够快速有效地检测出 BALF 标本中的 PTB，有助于提高疑似结核病患者的早期诊断。

7. 成簇的规律间隔的短回文重复序列(clustered regularly interspaced short palindromic repeats，CRISP)技术

研究显示，基于 CRISP 技术的分枝杆菌鉴定技术具有高灵敏度、准确、快速的优点，其在 MTB 的诊断及分枝杆菌菌种鉴定中显示出较大的应用潜力。[44-45]于佳佳等利用荧光定量 PCR 仪对含有 MTB DNA 不同稀释浓度的质粒模板、标准菌株 H37Rv 及 6 种非结核分枝杆菌进行检测，通过测定的相对荧光强度值分析检测的敏感度及特异度，成功建立并验证了基于 MTB CRISPR-Cas13a 系统的 PCR-CRISPR 检测方法。[46]该技术具有敏感度与特异度高、稳定性好、成本低等特点，为 MTB 的快速诊断提供了可能。

8. 恒温扩增技术

恒温扩增技术是在恒定的温度下完成扩增的一类分子生物学技术，其特征为基因扩增过程不需要温度梯度的循环。恒温扩增技术对仪器的要求不高，检测成本相对低一些。近年来以该项技术为基本原理发展起来的分子诊断技术主要有环介导等温扩增技术(loop-mediated isothermal amplification，LAMP)、交叉引物法检测技术(crossing priming amplification，CPA)、实时荧光核酸恒温扩增检测技术(simultaneous amplification and testing，SAT)等。

2016 年，WHO 发布的《TB-LAMP 在肺结核诊断中的应用》[47]中，对来自全球的感染数据进行了总结分析，建议在诊断疑似肺结核患者时使用 TB-LAMP 技术作为补充方法，尤其是痰涂片镜检阴性时有必要使用此技术进行实验室检测。Shete 等曾报道与培养结果相比较 TB-LAMP 检测结核分枝杆菌的灵敏度和特异度分别为 77.7% 和 98.1%，其中涂片阴性患者的样本检出灵敏度为 42.1%，提示在结核病高发地区 TB-LAMP 具有较好的诊断能力。[48]

CPA 是一种同时具备内外部质控的 MTB 核酸检测技术，该技术最主要的特点在于速度快，无需单独步骤提取，结果判读容易使用。Zhang等于2019—2020年间连续收集249例疑似肺结核患者的样本，其中已确诊的169例肺结核患者中，CPA和GeneXpert MTB/RIF技术均能检出培养阳性的患者样本，但对于涂阴和培阴的结核病患者样本检测，CPA阳性检出率明显高于GeneXpert MTB/RIF方法[44.59%(33/74)和22.97%(17/74)，$\chi^2=7.732$，$P<0.01$][49]；对于特殊人群，北京儿童医院在2021年对239例儿童患者胃液样本同时用CPA和GeneXpert MTB/RIF检测，两种检测方法在总的活动性结核病(active tuberculosis，ATB)患者中显示敏感度相似[22.6%(31/137)和26.3%(36/137)]，在细菌学确诊结核病患者中敏感度均为60.0%(9/15)，特异度分别为98.0%(100/102)。[50]CPA在样本量不大时能明显缩短检测时间，具有较高的灵敏度和特异度，适用于发热门诊及急诊。但CPA检测只能单管检测，当样本量较大时，批量检测反而更慢。

SAT是以MTB特异的16Sr RNA为靶点进行恒温扩增结合实时荧光检测的方法，由于RNA只在活菌中存在，相比其他以DNA为检测靶标的技术，SAT检测结果与临床病情发展实际情况更一致，可用于检测疾病活动性、监测用药疗效和判断治愈程度。[51]Yan等前瞻性地对纳入的3608例疑似肺结核患者的痰标本使用SAT法进行检测，其中2457例通过分枝杆菌培养、肺部病灶病理学或临床诊断为活动性肺结核后经抗结核治疗效果良好等明确诊断为肺结核，SAT检测的敏感度、特异度和准确率分别为75.8%、100.0%和80.2%。[52]SAT敏感度明显高于抗酸涂片(23.8%)($\chi^2=1327.437$，$P=0.000$)，但明显低于分枝杆菌培养(89.0%)($\chi^2=148.197$，$P=0.000$)；特异度明显高于抗酸涂片(96.3%)($\chi^2=20.375$，$P=0.000$)，但与培养(99.6%)相比差异无统计学意义($\chi^2=2.004$，$P=0.500$)。痰标本进行SAT检测的阳性结果表明，活动性肺结核患者排出痰液中携带活的分枝杆菌，且抗结核治疗时无论涂片和培养结果如何，均推荐使用SAT进行检测。

9. 数字PCR(digital PCR，dPCR)技术

dPCR技术基于单分子PCR方法进行计数的核酸定量，不依赖于扩增曲线，不受扩增效率的影响，具有较高的准确度和重复性，可以实现绝对定量。[53]它是介于高通量测序技术与实时PCR技术之间的新型PCR技术，其在病原体检测中的应用场景与其余分子诊断技术不冲突，主要用于绝对定量低丰度的MTB。有报道显示使用dPCR检测脑脊液诊断结核性脑膜炎，灵敏度为57.4%，特异性为97.0%，明显高于GeneXpert MTB/RIF和实时荧光定量PCR。[54]但其检测成本相对较高、通量不大，也在一定程度上限制了在临床病原体检测中的应用规模。

10. MTB游离DNA(MTB cell-free DNA，MTB-cfDNA)检测技术

MTB游离DNA检测技术是近年来发展起来的一项新分子生物学诊断技术。MTB-cfDNA是MTB死亡或凋亡后释放到细胞外的小分子DNA片段，可存在于血清、血浆、脑脊液、尿液、唾液及各种体液中。MTB-cfDNA检测技术以*IS6110*、*gyrB*和*esxB*等基因为靶标，检测方法多采用实时荧光定量或数字或半巢式PCR方法，也有采用PCR-CRISPR方法和二代测序技术等。[55-58]

不少研究发现，MTB-cfDNA检测技术检测血清、尿液、胸腔积液和脑脊液等样本中的MTB-cfDNA的敏感度和特异度均较高，有些甚至高于GeneXpert MTB/RIF技术，对于儿童结核病以及无痰或少痰的肺结核和肺外结核患者更为适合，并且可用于肺结核和肺癌的鉴别诊断。[55-56,59-62]Huang等研究表明，采用PCR-CRISP方法检测血清中MTB-cfDNA还可以提高临床诊断结核病的病原学阳性率。[63]在HIV阴性病原学阳性及临床确诊的结核病例中，PCR-CRISPR检测血清中MTB-cfDNA的敏感度为96%，特异度为94%。在包括6例肺外结核的儿童队列中，其敏感度为83%，特异度为95%。在HIV阳性确诊结核病例中敏感度为100%，未确诊结核病例中敏感度为85%。结果还发现，MTB-cfDNA阳性HIV患者6个月死亡风险较阴性患者高2.4倍。伴随抗结核治疗的进行，结核病患者血清MTB-cfDNA信号逐渐衰减，治疗6个月后MTB-cfDNA几乎完全被清除。采用检测血清中MTB-cfDNA方法可提高儿童结核病及HIV合并结核病的早期快速诊断，提高临床诊断结核病病原学阳性率。

研究显示，MTB-cfDNA没有基因组DNA稳定，在经过抗结核治疗后会很快被免疫细胞清除或迅速降解，因此检测到MTB-cfDNA能反映当前的疾病活动状况，有可能成为监测治疗效果的一项指标。[63]根据现有研究，MTB-cfDNA检测技术的敏感度极高，方法简单且价格低廉，然而目前对MTB-cfDNA的了解还不够深入，今后仍需要大样本的前瞻性研究明确其诊断结核病的特异度及临床意义。

（四）以生物标志物为基础的检测

基于生物标志物的结核病检测方法多用于结核病的即时诊断。侧流尿脂阿拉伯甘露聚糖测定（lateral flow lipoarabinomannan assay，LF-LAM）可提供结核病的及时诊断，并有助于降低HIV感染者的结核病病死率。WHO自2015年以来一直建议使用该测试，并于2019年发布了政策更新。[64]2020年相继有3项针对儿童结核病、HIV阴性成人结核病及HIV阳性肺外结核患者进行FujiLAM诊断效能评估，凸显LAM作为结核病快速筛查的生物标志物的潜力，但在HIV阴性成人结核病筛查方面依然缺乏前瞻性队列研究数据。[65]WHO推荐的Liu等基于MTB特异性肽片段开发的快速量化血清浓度方法——NanoDisk-MS，使用抗体标记和与纳米颗粒（NanoDisk）结合，并通过MALDI-TOF MS检测血液中结核分枝杆菌培养滤液蛋白-10（culture filtrate protein，CFP-10）和早期分泌性抗原靶-6（early secreted antigenic target，ESAT-6），快速诊断活动性结核。[65]研究证实，NanoDisk-MS有望作为一种准确、快速、定量的基于血液的生物标志物检测方法，可区分成人活动性结核病和非结核病，灵敏度和特异度分别为88.3%和95.8%，在儿童结核病的检测中具有85.5%的灵敏度。[66-67]此外，多项研究检测血液、尿液、痰液或培养液中的结核分枝杆菌抗原CFP-10、Ag85、HspX、MPT64等用于结核病诊断，但样本量较少，有必要进一步开展研究用于评估其在结核病快速诊断中的应用。[68-71]除了上述提到的这些分子生物学技术外，还有单链构象多态性分析（single strand conformation polymorphism，SSCP）、单细胞拉曼等。

二、MTB药物敏感性检测方法的进展

（一）表型药物敏感试验

表型药物敏感试验（phenotypic testing culture based drug susceptibility test，pDST）是

MTB药物敏感性检测的金标准。常见的MTB药物敏感性表型检测方法包括液体药物敏感试验(BACTEC™ MGIT™ 960法)、比例法(固体)药物敏感试验、绝对浓度法(固体)药物敏感试验、最低抑制浓度(minimum inhibitory concentration,MIC)法等。固体药物敏感试验简单、经济,易于推广,但耗时较久,操作复杂,可重复性差。美国食品药品监督管理局(FDA)在2002年批准BACTEC™ MGIT™ 960法用于MTB对链霉素、异烟肼、利福平、乙胺丁醇和吡嗪酰胺的药物敏感试验,其在阳性检出率和培养时间上具有明显优势,缩短了报告时间,但是仍会延误结核病的治疗。Sensititre™ MYCOTBI plate(美国Thermo Fisher Scientific有限公司)是近年来出现的新型MTB表型药物敏感性检测商品化试剂盒,其方法相对经济,药物种类较多,但尚未经过系统性的临床评价。

(二)分子药物敏感试验

伴随着MTB耐药分子机制研究的深入,通过检测耐药基因突变来快速诊断耐药结核病的分子诊断技术受到越来越多的关注。分子诊断可大幅提高检测效率,但不同试剂盒的诊断效能、覆盖的抗结核药物,以及相应的耐药基因位点存在一定差异。以下简要介绍几种常见的分子药物敏感性检测试剂。

1. GeneXpert MTB/RIF及相关技术

GeneXpert MTB/RIF和第2代试剂Xpert MTB/RIF Ultra均可检测利福平的分子药物敏感性,且两者的检测性能相似。数据显示,Xpert MTB/RIF Ultra检测利福平敏感性的灵敏度和特异度分别为92.7%(95% CI:80.1%~98.5%)和98.0%(95% CI:92.8%~99.9%),而GeneXpert MTB/RIF分别为92.7%(95% CI:80.1%~98.5%)和99.0%(95% CI:94.4%~100%)。[72]

对于广泛耐药结核病(extensively drug-resistant tuberculosis,XDR-TB),目前能够利用的分子诊断技术不多。Xpert MTB/XDR(美国赛沛公司)检测技术是Xpert MTB/RIF Ultra的下一代检测技术,采用10色荧光通道的多重PCR技术,可用于检测异烟肼、氟喹诺酮类、乙硫异烟胺和二线注射类药物(阿米卡星、卡那霉素、卷曲霉素)的耐药基因突变。[73]研究显示,除乙硫异烟胺外,与测序相比,Xpert MTB/XDR检测其他药物敏感性的灵敏度在94%~100%范围,特异度高达100%,显示出较好的检测性能。[74]据WHO评估来自3项研究的1605例细菌学确诊肺结核患者的结果显示Xpert MTB/XDR检测异烟肼耐药性的总体灵敏度为94.2%,特异度为98.0%。对氟喹诺酮类药物耐药性检测的总体灵敏度为93.1%,特异度为98.3%。对阿米卡星耐药性检测的总体灵敏度为89.1%,特异度达99.5%。据此,WHO批准了该技术作为耐药结核病的补充诊断手段。来自一项前瞻性多中心诊断研究显示,Xpert MTB/XDR对异烟肼耐药检测的灵敏度为94%(460/488,95% CI:92%~96%),氟喹诺酮类药物为94%(222/235,95% CI:90%~96%),阿米卡星为73%(60/82,95% CI:62%~81%),卡那霉素为86%(181/210,95% CI:81%~91%),卷曲霉素为61%(53/87,95% CI:49%~70%),所有药物的特异度为98%~100%,其诊断效能与线性探针相当。表明Xpert MTB/XDR技术具有较高的诊断准确性,能够快速准确诊断耐药结核病,并据此给予最佳治疗方案。[75]尽管Xpert MTB/XDR是一种很有前途的诊断方法,但仍需对不同来源的临床标本的检测效能进一步评估,包括特殊人群,如HIV携带者和儿童。Xpert MTB/

XDR检测的一个主要缺点是无法对利奈唑胺、贝达喹啉等抗结核新药进行耐药性检测。

Truenat技术是一项基于微量逆转录PCR和核酸杂交芯片相结合的结核病及耐药结核病分子检测技术，包括Truenat MTB、MTB Plus、MTB-RIF Dx 3个即时检测平台。Truenat MTB、MTB Plus可替代痰抗酸染色涂片镜检用于结核病的快速诊断，而Truenat MTB-RIF Dx则可用于诊断利福平耐药结核病。2020年1月，该技术已被WHO推荐作为肺结核初始诊断以及进一步作为利福平耐药结核病诊断的一种可供选择方法。目前，Truenat技术已在全球40多个国家使用，是一种适合中低收入结核病高流行背景国家使用的检测技术，但仍未在我国推广使用。近1年，Truenat技术的检测性能在不同地区的人群中被验证，结果表明，Truenat MTB、MTB Plus诊断结核病的总体敏感度分别为83%和89%，总体特异度分别为99%和98%；Truenat MTB-RiF Dx诊断利福平耐药结核病的总体敏感度为93%，总体特异度达95%；其诊断效能与GeneXpert MTB/RIF及Xpert MTB/RIF Ultra技术大致相仿。[76-80]一项包括秘鲁、印度、埃塞俄比亚和巴布亚新几内亚4个国家19个初级卫生保健中心和7个参考实验室在内的前瞻性多中心研究发现，Truenat MTB、Truenat MTB Plus检测抗酸染色涂片阳性痰标本的敏感度分别为91.0%～95.8%和96.0%～98.3%，检测抗酸染色涂片阴性痰标本的敏感度分别为36.0%～44.5%和46.5%～57.3%。Truenat MTB-RIF Dx检测抗酸染色涂片阳性和阴性痰标本的敏感度分别为46.5%～57.3%和86.7%～87.1%。Truenat MTB、MTB Plus和MTB-RIF Dx的特异度为94.7%～97.7%。该技术适合于基础设施非常有限的初级医疗保健中心开展使用。Ngangue等研究发现，251例痰病原学培养阳性肺结核患者，Truenat MTB Plus检测痰标本的敏感度为91%，与GeneXpert MTB/RIF的90%相似。[77]74例HIV阳性的痰病原学培养阳性肺结核患者，Truenat MTB Plus检测痰标本的敏感度为85%，而GeneXpert MTB/RIF的敏感度为81%。47例痰抗酸染色涂片阴性患者中，Truenat MTB Plus检测痰标本的敏感度为55%，与GeneXpert MTB/RIF53%相似。Truenat MTB Plus检测的总特异度为96%，GeneXpert MTB/RIF则为99%。表明Truenat MTB Plus用于诊断肺结核病包括HIV感染者均具有与GeneXpert MTB/RIF一样高的准确度。但与GeneXpert MTB/RIF技术相比，Truenat技术只在样本测试结果为结核阳性时进行利福平耐药性检测，节省试剂、降低成本。Truenat技术不仅可用于诊断肺结核，还可对活检标本进行检测用于肺外结核病的快速诊断。[80]Truenat技术大大缩短了诊断时间，其整个检测过程只需1 h。另外，该技术的设备便于携带、方便使用，检测成本较低，相信不久将会在我国推广应用。

2. 线性探针技术

LAP既能用于MTB检测，也能用于药物耐药突变检测。2008年，WHO批准LPA用于结核病以及利福平和异烟肼的耐药性检测。二代LPA或称二线药物LPA（second-line LPA）可以检测氟喹诺酮类、氨基糖苷类和环多肽类等药物相关基因突变，可直接用于临床标本的检测并在5 h内完成。[81]研究显示与培养相比，使用GenoType MTBDRsl检测氧氟沙星、阿米卡星和广泛耐药结核的灵敏度分别为90.7%、100%和92.3%，特异度分别为98.1%、99.4%和99.6%，且减少了93.3%的标本周转时间。[82]该方法的检测性能较好，但对实验室环境和操作人员的要求较高，不适用于大规模检测。一项荟萃分析显示，LPA对MTB检测的敏感度、特异度分别为89%、94%；对利福平耐药、异烟肼耐药、MDR、二线药物、准广泛耐药(pre-XDR TB)诊断的敏感度分别为96%、91%、93%、83%和67%，特异度分别为99%、99%、100%、98%和91%。LPA在诊断结核病和耐药结核病方面具有良好的诊断性能，尤其对于利福平耐药结核、异烟肼耐药结核和MDR-TB。[83]最近有研究评估了二代LPA诊断莫西沙星耐药的准确性，在以pDST的临界浓度(莫西沙星0.25 mg/L)为参考时，二代LPA与pDST诊断莫西沙星耐药的一致率为94%(104/111)。然而，以pDST的临床分界值(莫西沙星1.0 mg/L)为参考时，二代LPA与pDST诊断莫西沙星耐药的一致率仅为78%(36/46)，二代LPA结果与WGS的结果完全一致。但是，二代LPA对莫西沙星耐药结果的分层与pDST结果一致性欠佳，仍需要加大样本进一步研究。[84]而对于肺外结核病、准广泛耐药结核病(pre-XDR-TB)和儿童结核病诊断的研究也不够，样本量小，依据不足，仍有待于后续进一步验证。此外，对于应用探针技术的核酸诊断方法，需充分考虑成本以及对技术人员和实验室基础设施的要求等。

3. 基因芯片技术

基因芯片菌种鉴定及耐药结核病检测试剂及系统是国内拥有独立自主知识产权的产品，结核分枝杆菌菌种鉴定技术于2008年获得批准，耐药检测技术专利则于2011年获得审批，菌种鉴定及耐药检测试剂盒均于2010年获得批准上市。2018年，有研究证明生物芯片技术对RIF和INH耐药及耐多药结核病检测具有良好的敏感度和特异度，值得在我国临床推广。[85]其中生物芯片对利福平耐药检测的敏感度为86.08%，特异度为97.7%；对异烟肼耐药的敏感度为79.36%，特异度为98.71%，对MDR-TB检测的敏感度为78.01%，特异度为98.86%。此外，对于涂阳肺结核患者MTB菌种鉴定结果显示，基因芯片法对MTBC鉴定符合度为100.00%，可较好地鉴定MTBC菌种，并与分枝杆菌培养结果具有高度一致性。[86] 2019年对我国主流的结核分枝杆菌分子生物学耐药性检测技术应用进行Meta分析，共纳入分析159项研究，结果显示基因芯片检测利福平和异烟肼耐药性的敏感度分别为89%和79%。目前该产品在全国约148家医疗机构使用，用于MTBC菌种鉴定及异烟肼和利福平耐药性检测。[87]相较于痰涂片和传统培养，基因芯片技术可提高阳性检出率，但是基因芯片仍然存在着许多难以解决的问题，例如技术成本昂贵、复杂、重复性差、分析范围较狭窄等。

4. 高分辨解链曲线分析(high-resolution melting curve analysis，HRM)

HRM技术是将实时荧光PCR技术与解链曲线分析技术相结合，其主要原理为基因突变会导致相应的解链温度(T_m值)变化，T_m值的变化幅度与发生错配的碱基数目、类型和位置有关，从而可区分野生型和突变型。HRM是国产的具有完全自主知识产权的检测技术，涵盖菌种鉴定、分子药物敏感性试验、个体化用药指导、菌种溯源等全方位检测的产品矩阵，在结核分枝杆菌耐药突变检测方面目前已有5项产品获国家三类医疗器械注册证，其中，对利福平和异烟肼耐药检测产品于2013年1月份获批，对氟喹诺酮类、乙胺丁醇、链霉素耐药检测产品于2016年9月份获批，耐药检测产品经解放军总医院第八医学中心、河南省疾病预防控制中心和深圳市慢性病防治中心进行临床验证，总符合率均为93%以上。[88-89]目前，国内已有基于该技术的MTB利福平、异烟肼、乙胺丁醇、链霉素和氟喹诺酮类的耐药突变试剂盒，且临床应用显示其检测利福平、异烟肼、氧氟沙星、阿米卡星和卡那霉素敏感性的灵敏度分别为94.2%、84.9%、83.3%、75.0%和63.5%。[36]总体而言，该技术较为方便、快捷，检测时间短，且有自动判读结果的软件，因此较适用于临床推广。

（三）核酸MALDI-TOF MS

核酸MALDI-TOF MS是基于MALDI-TOF-MS发展起来的一种多重PCR分析检测系统，融合了PCR技术的高灵敏度、芯片技术的高通量和MALDI-TOF-MS的高精度。一个反应体系可以实现多个基因扩增，用于分析单核苷酸多态性（single nucleotide polymorphism，SNP）、基因突变、DNA甲基化和基因拷贝数鉴定等[90]，具有分辨率高、快速、准确、通量高等优势。[91]Su等建立的基于核酸的MALDI-TOF MS检测技术，将MALDI-TOF MS与多重PCR技术相结合，可同时检测MTBC对8种抗结核药物的耐药性突变。[92]

最新的一项研究表明，核酸MALDI-TOF MS检测菌株耐药的总体敏感度和特异度分别为：利福平为92.2%和100.0%，异烟肼为90.9%和98.6%，乙胺丁醇为71.4%和81.2%，链霉素为85.1%和93.1%，阿米卡星为94.0%和100.0%，卡那霉素为77.8%和99.3%，氧氟沙星为75.0%和93.3%，莫西沙星为75.0%和93.3%。MALDI-TOF MS体外抗菌药物敏感性试验（Antibiotic susceptibility test，AST）和pDST的一致性为利福平94.6%、异烟肼90.1%、乙胺丁醇79.2%、链霉素89.9%、阿米卡星99.4%、卡那霉素97.0%、氧氟沙星88.1%和莫西沙星88.0%。[93]一项纳入202例复治结核病患者的研究中，MALDI-TOF MS检测到60个拷贝的MTB基因突变，耐药基因突变菌株占阳性耐药菌株的34.68%（60/173）。利福平相关*rpoB*基因突变占86.67%（52/60），异烟肼相关*katG*+*inhA*基因突变占80.00%（48/60），*inhA-15*基因突变占8.33%（5/60），链霉素相关*rpsL*基因突变占28.33%（17/60），乙胺丁醇相关*embB*基因突变占45.00%（27/60），喹诺酮类药物相关的*gyrA*基因突变占26.67%（16/60），乙硫/丙硫异烟胺相关的*embB*基因突变占36.67%（22/60），*inhA-15*基因突变占10.00%（6/60），氨基糖苷类药物相关*rrs*基因突变占26.67%（16/60），对氨基水杨酸钠和利奈唑胺未发现突变基因。多基因突变株占耐药株的63.33%（38/60）。对于相关基因突变比例高的耐药检测MALDI-TOF MS的敏感度更高（>80%，异烟肼、利福平和乙胺丁醇），对于相关基因突变比率低或没有相关基因突变的耐药检测敏感度更低（<80%，链霉素、左氧氟沙星、莫西沙星、阿米卡星、卡那霉素和卷曲霉素）。该方法通量大，单个反应可检测多个突变，且一次实验可以处理多个样本，在MTB分子耐药检测方面具有较大的应用前景。

（四）基因测序技术

随着分子生物学技术的飞速发展，基因测序可以提供特定基因的序列或完整准确的基因组信息。NGS基于基因序列的病原微生物的鉴定方法，成功应用于生物体的常规表征、基因分型和结核病的流行病学调查。NGS不仅可用于诊断结核病，还能同时检测MTB对8类抗结核药物的耐药相关突变。[94]NGS与常规BACTEC MGIT 960 pDST在确定吡嗪酰胺耐药性方面，一致性高达91.8%，敏感度为89.5%，特异度为95.7%。[95]国内也有研究结果表明，与pDST相比，痰标本中使用NGS方法对异烟肼、利福平、卷曲霉素、阿米卡星、卡那霉素的耐药表型具有较好的预测效能，其敏感度分别为85.71%、91.67%、100%、100%和87.50%，因此在痰标本中直接进行NGS耐药性检测可实现耐药结核病的早期快速诊断。[96]NGS对脑脊液中MTB检测的敏感度可达65.79%~84.10%，显著高于GeneXpert MTB/RIF、抗酸染色和分枝杆菌培养，大大提高了结核性脑膜炎的快速诊断率，有利于尽早启动抗结核治疗，提高治愈率，降低病死率和致残率。[97-98]国内一项研究表明，靶向NGS可在病理组织标本中实现对抗结核药物耐药性的检测，对大多数药物尤其是异烟肼和利福平耐药性检测的敏感度较高。[99]该方法具有测序成本低、易于定制、通量高、检测时间短、不依赖培养等优点。

WGS可获得详细的细菌耐药基因突变，可预测MTB的耐药表型，且能提供不同菌株间的进化关系等信息。因此，WGS已成为一种有效的菌种鉴定和预测药物敏感性的工具。研究人员收集了来自6大洲16个国家的10290株MTB临床分离株及全基因组序列信息和4种一线抗结核药物（异烟肼、利福平、乙胺丁醇和吡嗪酰胺）的表型药物敏感信息。[100]以表型药物敏感结果为金标准，结果显示WGS预测异烟肼、利福平、乙胺丁醇和吡嗪酰胺耐药性的灵敏度分别为97.1%、97.5%、94.6%和91.3%，特异度分别为99.0%、98.8%、93.6%和96.8%。[100]一项研究表明，与pDST相比，WGS对利福平、异烟肼、氧氟沙星、莫西沙星、链霉素耐药性检测的敏感度均>90%，对乙胺丁醇、吡嗪酰胺耐药性检测的敏感度分别为85.71%和66.67%，而对卡那霉素和阿米卡星耐药检测的敏感度均为50%。检测一致性分别为：利福平92.9%、异烟肼93.4%、乙胺丁醇89.6%、链霉素73.1%、莫西沙星94.0%、氧氟沙星93.4%、阿米卡星68.7%、卡那霉素68.7%、丙硫异烟胺87.4%、对氨基水杨酸96.2%、环丝氨酸84.6%。[101-102]由于WGS的检测依赖MTB的培养，因此速度缓慢，近期有研究显示可从临床样本中直接进行MTB的WGS，缩短了获得药物敏感结果的时间，但临床样本直接测序的关键影响因素之一是DNA的提取效率和测序的深度，与培养物测序相比，其技术要求更高。

另一项涵盖北美和欧洲等8个实验室的多中心研究显示，使用WGS进行MTB鉴定和耐药检测的准确率高达93%。[103]针对5个结核病高流行地区的900份临床标本的比较分析发现，WGS对异烟肼（敏感度98.8%、特异度96.6%）、左氧氟沙星（敏感度94.8%、特异度97.1%）、卡那霉素（敏感度93.1%、特异度98.3%）、阿米卡星（敏感度97.2%、特异度98.6%）和卷曲霉素等药物的耐药性预测准确度较高，但对利福平、吡嗪酰胺和乙胺丁醇的耐药性预测的特异度欠佳。[104]与pDST相比，WGS可提前21天生成报告，有助于节省成本。同时，将pDST和WGS结果联合分析，可以产生精准的耐药性分析，有利于患者的个体化精准治疗。此外，WGS还可以识别细菌对新药的耐药突变位点。[105]虽然目前WGS尚未能在临床尤其是基础设施较差地区大范围推广，但随着测序技术和生物信息学分析技术的发展，其在MTB实验室诊断中的应用会更广泛。

三、结核病免疫学诊断方法的进展

（一）结核病抗原和抗体检测技术

2011年WHO对全球市场上多个结核病血清学诊断试剂盒应用情况进行Meta分析，结果显示在肺结核患者中结核病血清学诊断试剂盒总体敏感度为0%～100%，特异度为31.0%～100%，差异明显。因此，WHO限制其在结核病患者筛查中使用，特别是在结核病高流行国家。[106-107]尽管WHO对于抗体诊断持否定态度，但基于尿液的抗原检测技术成为结核病实验室诊断的潜在重要方向。2011年基于尿液中MTBC脂阿拉伯甘露聚糖(Lipoarabinomannan,LAM)抗原标志物研发的Alere Detemline™ TB LAM Ag试剂盒,通过在非洲多个国家的系统性评估,于2015年WHO推荐其用于TB/HIV双重感染患者的结核病检查。抗原检测为结核病实验室即时检验(point of care testing,POCT)技术开辟了新方向。[108]

目前,已有多项研究提示结核抗原检测对结核病的诊断是有价值的,包括LAM、HSP-65抗原复合物、MPT64抗原、ESAT-6和CFP-10等。[5]由于抗原成分复杂且存在交叉抗原,所以,目前通过技术对抗原进行表达和纯化,大量制备TB蛋白质成分以检测人体内是否存在抗体。胶体金免疫层析法检测MTB患者中特异性结核抗体免疫球蛋白(IgG/IgM)的灵敏度为41.15%,特异度为91.67%,可见多种抗原和抗体联合检测有助于提高检测的敏感性,但仍受患者年龄、检测的抗体类型(IgG、IgM、IgA)、结核病感染类型等多方面因素的影响。

(二)皮肤试验

结核菌素皮肤试验(tuberculin skin test,TST)是基于Ⅳ型变态反应(delayed type hypersensitivity,DTH)原理建立的皮肤试验,具有快速、简单、低成本等优点,但特异性较低,曾接种卡介苗(BCG)或接触NTM的环境均可导致TST假阳性。常用的反应原是纯蛋白衍生物(purified protein derivative tuberculin,PPD)。TST是临床上广泛使用的辅助诊断的免疫学方法,也是WHO[110]发布的对结核潜伏感染(latent tuberculosis infection,LTBI)的筛查指南和我国发布的《儿童结核分枝杆菌潜伏感染筛查和预防性治疗专家共识》[111]均推荐的技术。我国1979—2000年进行的4次全国结核病流行病学调查都采用TST作为儿童结核感染筛查的手段。在我国《肺结核诊断》(WS 288—2017)[112]中,TST也作为菌阴肺结核的辅助诊断方法。PPD有200多种抗原成分,与卡介苗和NTM有大量相同或相似的抗原成分,导致TST很容易发生交叉反应。[113]因此,TST出现假阳性的可能性较大,特别是在NTM高流行地区。专家认为,TST被认为不适合用于结核感染的连续监测。

重组结核杆菌融合蛋白(recombinant *Mycobacterium tuberculosis* fusion protein,EC)皮肤试验:EC是由大肠埃希菌高效表达MTB的ESAT-6与CFP-10的融合蛋白基因,经发酵、分离和纯化后获得的融合蛋白制成。ESAT-6蛋白CFP-10蛋白具有良好的免疫活性,可以刺激T细胞增殖,诱导T细胞释放干扰素-γ(interferon gamma,IFN-γ),诱发DTH。Lalvani和Chapman等对不同人群进行了ESAT-6蛋白的表位研究,结果发现ESAT-6具有多个T淋巴细胞表位,且大多为CD4表位。[114-115]2021年的一项研究显示:EC皮肤试验与T-SPOT.TB试验相比,EC皮肤试验显示出较高的特异性和灵敏度,具有良好的安全性和较高的诊断准确性。[116]此外,EC皮肤试验在HIV感染者诊断中也显示出价值,无论是否接种卡介苗,EC皮肤试验对HIV感染者均有较高的诊断价值。EC皮肤试验是基于MTB特异性抗原作为刺激物,因此具有更高的特异度,可能是一种有效的替代诊断试验,可用于HIV流行率高和卡介苗接种高的环境或人群,但尚未得到系统的审查,还需进一步循证医学研究证据。

（三）γ干扰素释放试验（interferon gamma release assay，IGRA）

IGRA是主要通过检测特异性γ干扰素的释放来辅助诊断结核病或判定机体是否感染MTB的体外诊断方法。

近期一项荟萃分析评估了IGRA和TST对潜伏感染向活动性结核病进展的预测价值，结果显示IGRA具有更好的预测能力，且IGRA阳性的个体可能会从预防性治疗中受益，但TST呈阳性的个体可能不会。[117]双重测试可能会改善检测效果，但需要进一步确认。[117] IGRA特异较高，较少受NTM影响，其阳性结果对结核病的诊断具有一定意义，且阴性结果排除结核病的可能性大。IGRA的缺陷为堪萨斯分枝杆菌、斯氏分枝杆菌和戈登分枝杆菌感染易出现假阳性结果。同时，其灵敏度还有待提高，尤其是在儿童HIV感染者等免疫缺陷人群中。二代IGRA试剂的灵敏度有所提高。二代IGRA试剂分为2种，第1种抗原为ESAT-6、CFP-10和Rv3615c，第2种抗原为CFP-10、Rv3615c和Rv3879c，二代IGRA对经培养证实的结核病的灵敏度为94.0%（95% CI：90.0%～96.4%），对所有结核病（包括培养确诊和高度疑似的结核病）的灵敏度为89.2%（95% CI：85.2%～92.2%），显著高于T-SPOT.TB的81.4%（95% CI：76.6%～85.3%）和QuantiFERON-TB的67.3%（95% CI：62.0%～72.1%）。[118] QuantiFERON-TB Gold PLUS是QuantiFERON-TB测定的新版本，除$CD4^+$T淋巴细胞外，它还包含1个额外的抗原管以引发$CD8^+$T淋巴细胞反应。研究显示其可初步区别活动性与潜伏感染，与治疗效果相关。[119]

国内推出了多种基于酶联免疫吸附测定（enzyme-linked immunosorbent assay，ELISA）方法或者酶联免疫斑点法（enzyme-linked immunospot assay，ELISPOT）为基础的以检测MTB特异性抗原ESAT-6和CFP-10刺激人体结核分枝杆菌致敏T淋巴细胞释放的IFN-γ辅助诊断结核病。ELISA方法可检测人血清或全血中IFN-γ水平；ELISPOT法产品主要检测人血液中结核分枝杆菌致敏T淋巴细胞数量。其中结核杆菌γ干扰素释放试验（TB-interferon-gamma release assay，TB-IGRA）技术于2022年被WHO推荐用于结核分枝杆菌感染辅助诊断[120]，与QFT-GIT、T-SPOT.TB诊断效能相当。

目前IGRA检测主要适用于外周血检测，但也有研究探索了该技术在不同体液中的应用价值，发现基于ELISPOT方法的IGRA检测的诊断性能优于基于ELISA方法的IGRA检测。[121-122]近年来，有研究提出可应用IGRA检测中结核特异抗原免疫应答与阳性抗原免疫应答的比值（TBAg/PHA ratio）作为鉴别ATB和LTBI的指标，但仍需要前瞻性大样本队列对该比值进行进一步评价。[123-124]未来IGRA的发展需考虑：增加预测潜伏性结核到活动性结核的能力；增加新抗原以提高灵敏性，如Rv3873、Rv3879和Rv3615等；增加更多细胞因子的检测，如γ干扰素诱导蛋白-10（interferon γ-inducible protein-10，IP-10）、单核细胞趋化蛋白-2（monocyte chemoattractant protein-2，MCP-2）、γ干扰素诱导的单核因子（monokine induced by γ-interferon，MIG）等。

（四）免疫标志物

新的诊断技术需要新的靶标，国内外研究者一直致力于探寻除IFN-γ之外的其他因子，希望通过单独或综合检测的方式来提高结核病或MTB感染的诊断能力。到目前为止，纳入评估的细胞因子超过100种，包括白细胞介素类(IL-1α/β、IL-2、IL-4、IL-5、IL-6、IL-8、IL-10、IL-12、IL-13、IL-15、IL-17、IL-21、IL-23、IL-27等)、趋化因子类(CXCL家族、CXCR家族、MIP-1α/β、MCP、RANTES、I-309等)，以及其他细胞因子(TNF-α、VEGF、GM-CSF、G-CSF、MMP-9、TGF-β等)。一项荟萃分析对56项研究进行了综合分析，其中研究最多的是IFN-γ、IL-2、TNF-α、IP-10、IL-10和IL-13。尽管多数研究认为各类细胞因子具有鉴别诊断结核病和LTBI的潜质，但各研究之间的异质性很高，并没有得到非常统一的结果。[125] Ahmad等曾借助超敏细胞因子检测平台——磁珠动态捕获数字式单分子免疫分析阵列及机器算法，检测IL-6、IL-8和VEGF在患者体内的产生水平，以此区别活动性结核病和其他疾病，研究结果最终表明，该检测系统的敏感度低于WHO目标产品要求，特异度超过70%。[126]该研究基于结核病患者体内血液中宿主蛋白表达差异以实现结核病初诊分诊作用，后续有望开发为结核病POCT类产品。

研究者发现用ESAT-6/CFP-10多肽刺激后，$CD38^+CD27^-CD4^+$T淋巴细胞分泌的TNF-α具有较好的诊断准确性，以此区分活动性结核和未感染人群的特异度和灵敏度分别为96.67%和88.86%。[127]Yang等鉴定了结核病的8种蛋白质生物标志物，包括人干扰素诱导T细胞α亚族(interferon-inducible T cell alpha chemokine，I-TAC)、I-309(或CCL1/TAC3)、MIG、颗粒溶素、成纤维细胞活化蛋白(fibroblast activation protein，FAP)、含糖基磷脂酰肌醇锚定的MAM结构域(MAM domain containing glycosylphosphatidylinositol anchor，MEP1B)、弗林蛋白酶、淋巴管内皮透明质酸受体-1(lymphatic vessel endothelial hyaluronan receptor 1，LYVE-1)的诊断价值，这8种生物标志物在训练队列中灵敏度和特异度分别达到100%(95% CI：96%～100%)和100%(95% CI：98%～100%)。[128]在测试队列中，灵敏度和特异度分别为76%(95% CI：56%～90%)和83%(95% CI：71%～91%)。在预测队列中，灵敏度为75%(95% CI：57%～89%)，特异度为84%(95% CI：74%～92%)。来自美国亚特兰大地区的一项观察性研究显示，与LTBI相比，活动性结核病患者中MTB特异性$IFN\text{-}\gamma^+CD4^+$T淋巴细胞表达免疫激活标志物CD38和人类白细胞抗原(human leukocyte antigen DR，HLA-DR)，以及细胞内增殖标志物Ki-67的频率明显更高。[129]$CD38^+IFN\text{-}\gamma^+$、$HLA\text{-}DR^+IFN\text{-}\gamma^+$和$Ki\text{-}67^+IFN\text{-}\gamma^+$可准确地对ATB和LTBI进行分类，具有大于96%的灵敏度和100%的特异度。[129]这些标志物还区分了未经抗结核治疗与成功完成抗结核治疗的活动性结核，并与治疗期间分枝杆菌负荷的降低相关。[129]

四、各种组学用于结核病诊断的进展

近年来，结核病组学研究发展迅速，其较高的特异度及灵敏度为进一步快速诊断结核病，区分LTBI与ATB提供强有力的支持，为深入了解结核病的发病机制、耐药机制及寻找新的治疗靶点提供了重要的帮助，具有较好的临床应用前景。2020年Nour-sadeghi团队就初治结核病和结核病高负担环境下活动性肺结核患者的血液转录组特征进行系统性分析，分别评估了不同标志物在初治结核病诊断方面的效能，从27组转录标志物中筛选出1组单一转录本(BATF2)和7组由干扰素信号调节的多个转录本组成的血液转录标志物，未来将在各类人群中进行诊断效能评估获得最优的结核病筛查转录标志物组合。[130]

在结核病的组学研究中，基因组学研究是最早开展的领域之一，通过使用高通量DNA测序和生物信息学来分析整个基因组的功能和结构。在1998年首次对结核分枝杆菌H37Rv菌株进行了全基因组测序，结果显示基因表达产物中40%蛋白质有精确的功能。当前结核病实验室诊断仍面临许多挑战，区别ATB和LTBI的诊断技术缺乏，难以预测哪些潜伏感染者将来可能发展为活动性肺结核，以及缺乏监测结核病治疗的有效指标。近年来，各种组学的发展在这些方面都取得了一定进展，具有较好的临床应用前景，成为研究热点。

（一）转录组学

转录组学是从RNA水平筛选结核相关的特异性差异表达基因，从而确定生物标志物，可有效预测结核病进展。近期一项前瞻性、多中心队列研究纳入628名参与者进行转录组学分析，并随访6～12个月，整个队列中表现最佳的组合诊断活动性结核的灵敏度为77%（95% CI：66%～87%），特异度为84%（95% CI：74%～91%）；对于检测高度疑似结核病，最佳的新组合的灵敏度和特异度分别为77%（95% CI：56%～94%）和77%（95% CI：57%～95%）。[130]该研究的最终结论为在低发病率地区具有临床代表性的队列研究中，转录组特征在诊断结核病方面无足够准确性。这些发现表明，转录组学特征对疑似结核病的诊断评估几乎无临床效用。[131]转录组学在结核病诊断中的应用价值尚未明确，还需要在不同人群中进行更多临床研究。

（二）蛋白质组学

蛋白质组学通过分析正常与病理个体之间蛋白质组的差异，为疾病找到新的诊断途径，设计新的治疗靶点，利用蛋白质组学筛选结核病生物标志物提高结核病诊断准确性。结核病相关蛋白质可作为潜在的诊断标志物用于区分LTBI和ATB。有研究者采用非标记定量蛋白质组学鉴定区分肺结核和潜伏感染的新型血浆生物标志物，建立了由α-1-抗胰凝乳蛋白酶（alpha-1-antichymotrypsin，ACT）、α-1-酸性糖蛋白1（alpha-1-acid glycoprotein，AGP1）和上皮钙黏素（E-cadherin）组成的诊断模型，其区分肺结核和潜伏感染的灵敏度和特异度分别为81.2%和95.2%，区分健康对照者和肺结核患者的灵敏度和特异度分别为81.2%和90.1%。[132]也有研究显示，AGP1、血清类黏蛋白2（orosomucoid 2，ORM2）和补体成分9（complement component 9，C9）的组合区分结核性积液和恶性积液的灵敏度为73.0%，特异度为89.4%。[133]

截至目前，全球研究者开展了至少20余项结核病高通量特异蛋白组研究，筛选获得了上百种宿主蛋白，具有结核病诊断和鉴别诊断的潜在价值，近5年就有10余项研究。然而，早期的大多数研究止步于系统筛选阶段，近年来的少数研究才开展了诊断模型构建和盲法验证，但仍无确定的生物标识物达到临床应用阶段。

（三）代谢组学

代谢组学是研究生物系统在特定条件下的整体代谢水平，可揭示结核病发病和耐药过程中代谢产物的变化，从而发现新的治疗靶点。2022年一项研究通过GC-MS和LC-MS/

MS分析研究结核分枝杆菌感染对血清代谢组的影响，发现了7种代谢物在区分肺结核患者与健康组时表现出较好的性能，可能成为新的生物标志物。[134]使用非靶向质谱技术对结核病患者的血浆进行代谢组学分析，显示4种代谢物12(R)-HETE、神经酰胺(d18:1/16:0)、硫酸胆固醇和4α-甲酸基-4β-甲(烷)基-5α-胆甾-8-烯-3β-醇区分结核病患者和无活动性对照者的灵敏度分别为84.8%、84.8%、87.0%和89.1%，特异度分别为90.0%、86.7%、86.7%和80.0%，可见这些新型代谢标志物特别是12(R)-HETE和4α-甲酸基-4β-甲(烷)基-5α-胆甾-8-烯-8β-醇单独或组合使用，可能对结核病的快速诊断有一定临床价值。[135]代谢组学研究目前比较少，因此可以通过多组学联合分析，更全面地了解结核病菌在感染过程中的作用机制，从而发现更多的治疗靶点。

五、结核病实验室诊断新技术应用的前景展望

就目前而言，MTB培养仍是诊断结核病以及药物敏感性检测所必需的，且为"金标准"。近年来，结核病的实验室诊断技术发展迅速，特别是分子生物学技术。在分枝杆菌鉴定方面，MALDI-TOF MS展现出较好的应用前景，但其临床应用价值还是主要依赖于其数据库的建立。对于MTB的快速鉴定，Xpert MTB/RIF Ultra在国外已获得批准被用于临床检测，提高了MTB的检测灵敏度，特别是在检测脑脊液、胸腔积液等肺外结核标本中的MTB方面取得了较好的检测效果。近年来，二代测序技术在感染性疾病病原学检测中发挥了越来越重要的作用，特别是在突发和新发传染病检测方面优势明显，但在结核病检测方面还面临着许多挑战。在MTB药物敏感性检测方面，分子药物敏感试验的应用范围会越来越广，除了基于PCR的各种分子药物敏感检测技术外，核酸质谱技术检测MTB对抗结核药物的耐药性也将得到很好的应用。同时，基于纯培养的二代测序技术在MTB分子药物敏感检测方面具有较好的临床应用价值，前景广阔。免疫学检测方法特别是基于CD8反应的检测在区别潜伏感染与活动性感染方面取得一定进展，值得期待。除此之外，转录组学、蛋白质组学和代谢组学在区别潜伏感染和活动性结核，预测哪些潜伏感染患者将来可能发展为活动性结核，以及监测结核病治疗效果方面取得了一定进展，但仍需进一步研究数据支撑。如何将新型结核病实验室诊断技术真正应用于临床，也是值得关注的问题。

参考文献

[1] World Health Organization. Global Tuberculosis Report 2020[R]. Geneva: World Health Organization, 2020.

[2] World Health Organization. Global Tuberculosis Report 2023[R]. Geneva: World Health Organization, 2023.

[3] World Health Organization. Global Tuberculosis Report 2022[R]. Geneva: World Health Organization, 2022.

[4] Yuan L, Ke Z, Ma J, et al. The fluorescence in situ hybridization for diagnosis of *Mycobacterium tuberculosis* complex in sputum samples[J]. Ann. Clin. Lab. Sci., 2015, 45(6): 631-638.

[5] Baliga S, Murphy C, Sharon L, et al. Rapid method for detecting and differentiating *Mycobacterium tuberculosis* complex and non-tuberculous mycobacteria in sputum by fluorescence in situ hybridization

with DNA probes[J]. Int. J. Infect. Dis., 2018, 75: 1-7.

[6] Loukil A, Kirtania P, Bedotto M, et al. FISHing *Mycobacterium tuberculosis* complex by use of a rpoB DNA probe bait[J]. J. Clin. Microbiol., 2018, 56(10): e00568-18.

[7] Fernández-Esgueva M, Fernández-Simon R, Monforte-Cirac M L, et al. Use of MALDI-TOF MS (Bruker Daltonics) for identification of Mycobacterium species isolated directly from liquid medium[J]. Enferm. Infecc. Microbiol. Clin. (Engl. Ed), 2021, 39(5): 241-243.

[8] Şamlı A, İlki A. Comparison of MALDI-TOF MS, nucleic acid hybridization and the MPT64 immunochromatographic test for the identification of M. tuberculosis and non-tuberculosis Mycobacterium species[J]. New Microbiol., 2016, 39(4): 259-263.

[9] Luo L, Cao W, Chen W, et al. Evaluation of the VITEK MS knowledge base version 3.0 for the identification of clinically relevant Mycobacterium species[J]. Emerg. Microbes Infect., 2018, 7(1): 114.

[10] Cao Y, Wang L, Ma P, et al. Accuracy of Matrix-assisted laser desorption ionization-time of flight mass spectrometry for identification of Mycobacteria: a systematic review and meta-analysis[J]. Sci. Rep., 2018, 8(1): 4131.

[11] Wilson S M, McNerney R, Nye P M, et al. Progress toward a simplified polymerase chain reaction and its application to diagnosis of tuberculosis[J]. J. Clin. Microbiol., 1993, 31(4): 776-782.

[12] Noordhoek G T, Kolk A H, Bjune G, et al. Sensitivity and specificity of PCR for detection of Mycobacterium tuberculosis: a blind comparison study among seven laboratories[J]. J. Clin. Microbiol., 1994, 32(2): 277-284.

[13] 中华医学结核病学分会临床检验专业委员会. 结核病病原学分子诊断专家共识[J]. 中华结核和呼吸杂志, 2018, 41(9): 688-695.

[14] Dorman S E, Schumacher S G, Alland D, et al. Xpert MTB/RIF Ultra for detection of *Mycobacterium tuberculosis* and rifampicin resistance: a prospective multicentre diagnostic accuracy study[J]. Lancet Infect. Dis., 2018, 18(1): 76-84.

[15] World Health Organization. WHO consolidated guidelines on tuberculosis: module 3: diagnosis - rapid diagnostics for tuberculosis detection [M]. Geneva: World Health Organization, 2021.

[16] World Health Organization. WHO operational handbook on tuberculosis module 3: diagnosis-rapid diagnostics for tuberculosis detection [M]. Geneva: World Health Organization, 2020: 23-48.

[17] Liu H, Lian L, Jiang Y, et al. Identification of species of nontuberculous mycobacteria clinical isolates from 8 provinces of China[J]. Biomed. Res. Int., 2016, 2016: 2153910.

[18] Ringuet H, Akoua-Koffi C, Honore S, et al. hsp65 sequencing for identification of rapidly growing mycobacteria[J]. J. Clin. Microbiol., 1999, 37(3): 852-857.

[19] Roth A , Reischl U, Streubel A, et al. Novel diagnostic algorithm for identification of mycobacteria using genus-specific amplification of the 16S-23S rRNA gene spacer and restriction endonucleases[J]. J. Clin. Microbiol., 2000, 38(3): 1094-1104.

[20] Lee H, Park H J, Cho S N, et al. Species identification of mycobacteria by PCR-restriction fragment length polymorphism of the rpoB gene[J]. J. Clin. Microbiol., 2000, 38(8): 2966-2971.

[21] Chimara E, Ferrazoli L, Ueky S Y , et al. Reliable identification of mycobacterial species by PCR-restriction enzyme analysis (PRA)-hsp65 in a reference laboratory and elaboration of a sequence-based extended algorithm of PRA-hsp65 patterns[J]. BMC Microbiol., 2008, 8: 48.

[22] Varma-Basil M, Garima K, Pathak R, et al. Development of a novel PCR restriction analysis of the hsp65 gene as a rapid method to screen for the *Mycobacterium tuberculosis* complex and nontuberculous

mycobacteria in high-burden countries[J]. J. Clin. Microbiol., 2013, 51(4): 1165-1170.
[23] Nour-Neamatollahie A, Ebrahimzadeh N, Siadat S D, et al. Distribution of non-tuberculosis mycobacteria strains from suspected tuberculosis patients by heat shock protein 65 PCR-RFLP[J]. Saudi. J. Biol. Sci., 2017, 24(6): 1380-1386.
[24] Hadifar S, Moghim S, Fazeli H, et al. Molecular typing of Iranian mycobacteria isolates by polymerase chain reaction-restriction fragment length polymorphism analysis of 360-bp rpoB gene[J]. Adv. Biomed. Res., 2015, 4: 152.
[25] Shen Y, Fang L, Xu X, et al. CapitalBio Mycobacterium real-time polymerase chain reaction detection test: Rapid diagnosis of *Mycobacterium tuberculosis* and nontuberculous mycobacterial infection[J]. Int. J. Infect. Dis., 2020, 98: 1-5.
[26] Yu Q, Wang Y, Gao Z, et al. DNA microarray chip assay in new use: early diagnostic value in cutaneous mycobacterial infection[J]. Front Cell Infect. Microbiol., 2023, 1: 13: 1183078.
[27] Fang H, Shangguan Y, Wang H, et al. Multicenter evaluation of the biochip assay for rapid detection of mycobacterial isolates in smear_positive specimens[J]. Int. J. Infect. Dis., 2019, 81: 46-51.
[28] 刘佳文，吕红艳，丁北川，等．129株NTM采用两种分子检测技术行菌种鉴定的结果分析[J]. 中国防痨杂志，2019，41(9)：999-1004.
[29] Zimenkov D V, Kulagina E V, Antonova O V, et a1. Evaluation of a low-density hydrogel mieroarray technique for mycobacterial species identification[J]. J. Clin. Microbiol., 2015, 53(4): 1103-1114.
[30] Costa-Alcalde J J, Barbeito-Castiñeiras G, González-Alba J M, et al. Comparative evaluation of the identification of rapidly growing non-tuberculous mycobacteria by mass spectrometry (MALDI-TOF MS), GenoType Mycobacterium CM/AS assay and partial sequencing of the rpoβ gene with phylogenetic analysis as a reference method[J]. Enferm. Infecc. Microbiol. Clin. (Engl. Ed), 2019, 37(3): 160-166.
[31] Sebastian G, Nagaraja S B, Vishwanatha T, et al. Identification of non-tuberculous Mycobacterium by LPA (CM/AS) assay, HPLC and biochemical test: which is feasible for RNTCP? [J]. Indian J. Tuberc., 2018, 65(4): 329-334.
[32] Li B, Xu L, Guo Q, et al. GenSeizer: a multiplex PCR-based targeted gene sequencing platform for rapid and accurate identification of major Mycobacterium species[J]. J. Clin. Microbiol., 2021, 59(2): e00584-20.
[33] Xu Y, Liang B, Du C, et al. Mycobacterium rapid identification of clinically relevant species by multicolor melting curve analysis[J]. J. Clin. Microbiol., 2019, 57(1): e01096-18.
[34] Colman R E, Anderson J, Lemmer D, et al. Rapid drug susceptibility testing of drug-resistant Mycobacterium tuberculosis isolates directly from clinical samples by use of amplicon sequencing: a proof-of-concept study[J]. J. Clin. Microbiol., 2016, 54: 2058-2067.
[35] Park J, Shin S Y, Kim K, et al. Determining genotypic drug resistance by Ion semiconductor sequencing with the Ion AmpliSeq™ TB panel in multidrug-resistant *Mycobacterium tuberculosis* isolates[J]. Ann. Lab. Med., 2018, 38(4): 316-323.
[36] Adékambi T, Colson P, Drancourt M. rpoB-based identification of nonpigmented and late-pigmenting rapidly growing mycobacteria[J]. J. Clin. Microbiol., 2003, 41(12): 5699-5708.
[37] Roth A, Fischer M, Hamid M E, et al. Differentiation of phylogenetically related slowly growing mycobacteria based on 16S-23S rRNA gene internal transcribed spacer sequences[J]. J. Clin. Microbiol., 1998, 36(1): 139-147.
[38] McNabb A, Eisler D, Adie K, et al. Assessment of partial sequencing of the 65-kilodalton heat shock

protein gene (hsp65) for routine identification of Mycobacterium species isolated from clinical sources [J]. J. Clin. Microbiol., 2004, 42(7): 3000-3011.

[39] Jang M A, Koh W J, Huh H J, et al. Distribution of nontuberculous mycobacteria by multigene sequence-based typing and clinical significance of isolated strains[J]. J. Clin. Microbiol., 2014, 52(4): 1207-1212.

[40] Wu H, Wei J, Yu D. Application of NGS in diagnosis of tuberculous pleurisy with multiple negative tests: a case report[J]. Infect. Drug Resist., 2020, 13: 3543-3550.

[41] 《中华传染病杂志》编辑委员会. 中国宏基因组学第二代测序技术检测感染病原体的临床应用专家共识[J]. 中华传染病杂志, 2020, 38(11): 681-689.

[42] Liu Z F, Yang Y, Wang Q F, et al. Diagnostic value of a nanopore sequencing assay of bronchoalveolar lavage fluid in pulmonary tuberculosis[J]. BMC Pulm. Med., 2023, 23(1): 77.

[43] Sun X K, Song J C, Leng X, et al. A preliminary evaluation of targeted nanopore sequencing technology for the detection of *Mycobacterium tuberculosis* in bronchoalveolar lavage fluid specimens [J]. Front Cell Infect. Microbiol., 2023, 13: 1107990.

[44] Ai J W, Zhou X, Xu T, et al. CRISPR-based rapid and ultra-sensitive diagnostic test for *Mycobacterium tuberculosis*[J]. Emerg. Microbes Infect., 2019, 8(1): 1361-1369.

[45] Lyu C, Shi H, Cui Y, et al. CRISPR-based biosensing is prospective for rapid and sensitive diagnosis of pediatric tuberculosis[J]. Int. J. Infect. Dis., 2020, 101: 183-187.

[46] 于佳佳, 张旭霞, 张雨晴, 等. PCR扩增技术联合CRISPR-Cas13a系统对MTB DNA检测方法的初步研究[J]. 中国防痨杂志, 2020, 42(12): 1280-1288.

[47] World Health Organization. The Use of Loop-Mediated Isothermal Amplification (TB-LAMP) for the Diagnosis of Pulmonary Tuberculosis: Policy Guidance [R]. Geneva: World Health Organization, 2016.

[48] Shete P B, Farr K, Strnad L, et al. Diagnostic accuracy of TB-LAMP for pulmonary tuberculosis: a systematic review and meta-analysis[J]. BMC Infect. Dis., 2019, 19(1): 268.

[49] Zhang Z, Du J, Liu T, et al. A simple, rapid, and low-cost cross-priming amplification method for the detection of *Mycobacterium tuberculosis* suitable for point-of-care testing[J]. Emerg. Microbes Infect., 2021, 10(1): 1530-1535.

[50] Quan S, Jiang T, Jiao W, et al. A novel cross-priming amplification-based assay for tuberculosis diagnosis in children using gastric aspirate[J]. Front Microbiol., 2022, 13: 819654.

[51] Cui Z, Li Y, Cheng S, et al. Direct identification and discernment of Mycobacterium avium and Mycobacterium intracellulare using a realtime RNA isothermal amplification and detection method[J]. Tuberculosis, 2015, 95(6): 764-769.

[52] Yan L P, Tang S J, Yang Y, et al. A large cohort study on the clinical value of simultaneous amplification and testing for the diagnosis of pulmonary tuberculosis[J]. Medicine (Baltimore), 2016, 95(4): e2597.

[53] 谢凤欣, 靳伟东, 田晖艳, 等. 数字PCR技术在精准分子诊断中的应用: 机遇与挑战[J]. 中华检验医学杂志, 2022, 45(3): 214-219.

[54] Li Z, Pan L, Lyu L, et al. Diagnostic accuracy of droplet digital PCR analysis of cerebrospinal fluid for tuberculous meningitis in adult patients[J]. Clin. Microbiol. Infect., 2020, 26(2): 213-219.

[55] Huang Z, LaCourse S M, Kay A W, et al. CRISPR detection of circulating cell-free *Mycobacterium tuberculosis* DNA in adults and children, including children with HIV: a molecular diagnostics study[J].

Lancet Microbe, 2022, 3(7):e482-e492.
[56] Oreskovic A, Waalkes A, Holmes E A, et al. Characterizing the molecular composition and diagnostic potential of *Mycobacterium tuberculosis* urinary cell-free DNA using next-generation sequencing [J]. Int. J. Infect. Dis., 2021, 112: 330-337.
[57] Park J H, Koo B, Kim M J, et al. Utility of plasma cell-free DNA detection using homobifunctional imidoesters using a microfluidic system for diagnosing active tuberculosis [J]. Infect. Dis. (Lond.), 2022, 54(1): 46-52.
[58] 张芸,李琨,梁清涛,等. 胸腔积液游离核酸检测在结核性胸膜炎早期诊断中的价值[J]. 中国防痨杂志,2022, 44(8): 835-843.
[59] Ngangue Y R, Mbuli C, Neh A, et al. Diagnostic accuracy of the Truenat MTB plus assay and comparison with the Xpert MTB/RIF assay to detect tuberculosis among hospital outpatients in Cameroon [J]. J. Clin. Microbiol., 2022, 60(8): e0015522.
[60] Meaza A, Tesfaye E, Mohamed Z, et al. Diagnostic accuracy of Truenat tuberculosis and rifampicin-resistance assays in Addis Ababa, Ethiopia[J]. PLoS One, 2021, 16(12): e0261084.
[61] Engel N, Ochodo E A, Karanja P W, et al. Rapid molecular tests for tuberculosis and tuberculosis drug resistance: a qualitative evidence synthesis of recipient and provider views[J]. Cochrane Database Syst. Rev., 2022, 4(4): CD014877.
[62] Sharma K, Sharma M, Sharma V, et al. Evaluating diagnostic performance of Truenat MTB Plus for gastrointestinal tuberculosis[J]. J. Gastroenterol. Hepatol., 2022, 37(8):1571-1578.
[63] Huang Z, LaCourse S M, Kay A W, et al. CRISPR detection of circulating cell-free *Mycobacterium tuberculosis* DNA in adults and children, including children with HIV: a molecular diagnostics study[J]. Lancet Microbe, 2022, 3(7): e482-e492.
[64] World Health Organization. Multisectoral accountability framework to accelerate progress to end tuberculosis by 2030[M]. Geneva:World Health Organization, 2019.
[65] Liu C, Zhao Z, Fan J, et al. Quantification of circulating *Mycobacterium tuberculosis* antigen peptides allows rapid diagnosis of active disease and treatment monitoring[J]. Proc. Natl. Acad. Sci. U S A, 2017,114(15):3969-3974.
[66] Liu C, Lyon C J, Bu Y, et al. Clinical evaluation of a blood assay to diagnose paucibacillary tuberculosis via bacterial antigens[J]. Clin. Chem.,2018,64(5):791-800.
[67] He Y, Lyon C J, Nguyen D T, et al. Serum-based diagnosis of pediatric tuberculosis by assay of Mycobacterium tuberculosis factors: a retrospective cohort study [J]. J. Clin. Microbiol., 2021, 59 (2): e01756-20.
[68] Seifert M, Vargas E, Ruiz-Valdepeñas Montiel V, et al. Detection and quantification of *Mycobacterium tuberculosis* antigen CFP10 in serum and urine for the rapid diagnosis of active tuberculosis disease[J]. Sci. Rep.,2021,11(1):19193.
[69] Phunpae P, Chanwong S, Tayapiwatana C, et al. Rapid diagnosis of tuberculosis by identification of Antigen 85 in mycobacterial culture system[J]. Diagn. Microbiol. Infect. Dis.,2014,78(3):242-248.
[70] Peláez E C, Estevez M C, Mongui A, et al. Detection and quantification of HspX antigen in sputum samples using plasmonic biosensing: Toward a real point-of-care (POC) for tuberculosis diagnosis[J]. ACS Infect. Dis.,2020, 6(5):1110-1120.
[71] Cao X J, Li Y P, Wang J Y, et al. MPT64 assays for the rapid detection of *Mycobacterium tuberculosis* [J]. BMC Infect. Dis.,2021,21(1):336.

[72] Chakravorty S, Simmons A M, Rowneki M, et al. The New Xpert MTB/RIF Ultra: Improving Detection of *Mycobacterium tuberculosis* and resistance to rifampin in an assay suitable for point-of-care testing[J]. mBio, 2017, 8(4): e00812-17.

[73] Georghiou S B, Penn-Nicholson A, de Vos M, et al. Analytical performance of the Xpert MTB/XDR (R) assay for tuberculosis and expanded resistance detection [J]. Diagn. Microbiol. Infect. Dis., 2021, 101(1): 115397.

[74] Cao Y, Parmar H, Gaur R L, et al. Xpert MTB/XDR: a 10-color reflex assay suitable for point-of-care settings to detect isoniazid, fluoroquinolone, and second-line-injectable- drug resistance directly from *Mycobacterium tuberculosis*-positive sputum [J]. J. Clin. Microbiol., 2021, 59 (3): e02314-20.

[75] Metcalf T, Soria J, Montano S M, et al. Evaluation of the GeneXpert MTB RIF in patients with presumptive tuberculous meningitis[J]. PLoS One, 2018, 13(6): e0198695.

[76] Stucki D, Ballif M, Egger M, et al. Standard genotyping overestimates transmission of *Mycobacterium tuberculosis* among immigrants in a low-incidence country [J]. J. Clin. Microbiol., 2016, 54 (7): 1862-1870.

[77] Zhou X, Wu H, Ruan Q, et al. Clinical evaluation of diagnosis efficacy of active *Mycobacterium tuberculosis* complex infection via metagenomic next-generation sequencing of direct clinical samples [J]. Front Cell Infect. Microbiol., 2019, 9:351.

[78] Shi C L, Han P, Tang P J, et al. Clinical metagenomic sequencing for diagnosis of pulmonary tuberculosis[J]. J. Infect., 2020, 81(4): 567-574.

[79] Zhao M, Tang K, Liu F, et al. Metagenomic next-generation sequencing improves diagnosis of osteoarticular infections from abscess specimens: A multicenter retrospective study [J]. Front Microbiol., 2020, 11:2034.

[80] Yan L, Sun W, Lu Z, et al. Metagenomic Next-Generation Sequencing (mNGS) in cerebrospinal fluid for rapid diagnosis of tuberculosis meningitis in HIV-negative population [J]. Int. J. Infect. Dis., 2020, 96:270-275.

[81] Mujuni D, Kasemire D L, Ibanda I, et al. Molecular characterisation of second-line drug resistance among drug resistant tuberculosis patients tested in Uganda: a two and a half-year's review [J]. BMC Infect. Dis., 2022, 22(1): 363.

[82] Barnard M, Warren R, Gey Van Pittius N, et al. Genotype MTBDRsl line probe assay shortens time to diagnosis of extensively drug-resistant tuberculosis in a high-throughput diagnostic laboratory [J]. Am. J. Respir. Crit. Care Med., 2012, 186(12):1298-305.

[83] Lin M, Chen Y W, Li Y R, et al. Systematic evaluation of line probe assays for the diagnosis of tuberculosis and drug-resistant tuberculosis [J]. Clin. Chim. Acta., 2022, 533: 183-218.

[84] Yadav R N, Bhalla M, Kumar G, et al. Diagnostic utility of GenoType MTBDRsl assay for the detection of moxifloxacin-resistant *Mycobacterium tuberculosis*, as compared to phenotypic method and whole-genome sequencing [J]. Int. J. Mycobacteriol., 2022, 11(2): 183-189.

[85] Pang Y, Xia H, Zhang Z, et al. Multicenter evaluation of genechip for detection of multidrug-resistant *Mycobacterium tuberculosis*[J]. J. Clin. Microbiol., 2013, 51(6):1707-1713.

[86] Eiu N, Krasnova M A, Kiu G, et al. Comparing performance of "TB-BIOCHIP", "Xpert MTB/RIF" and "genotype MTBDRplus" assays for fast identification of mutations in the Mycobacterium tuberculosis complex in sputum from TB patients [J]. Mol. Biol. (Mosk), 2013, 47(2):267-274.

[87] Sun Y, Gao L, Xia H, et al. Accuracy of molecular diagnostic tests for drug-resistant tuberculosis detection in China: a systematic review[J]. Int. J. Tuberc. Lung Dis., 2019, 23(8): 931-942.

[88] 李爱芳,崔晓利,康磊,等.荧光PCR探针熔解曲线法检测结核分枝杆菌耐药性的价值[J].中国防痨杂志,2020,42(9):998-1002.

[89] 邹远妩,王婷,王智存,等.荧光PCR溶解曲线法在耐药肺结核快速诊断中临床价值的探讨[J].临床肺科杂志,2019,24(10):1882-1885.

[90] 中国核酸质谱应用专家共识协作组.中国核酸质谱应用专家共识[J].中华医学杂志,2018,98(12):895-900.

[91] 中国人民解放军总医院第八医学中心结核病医学部.核酸基质辅助激光解吸电离飞行时间质谱技术在结核病和非结核分枝杆菌病诊断中的临床应用专家共识[J].中国防痨杂志,2023,45(6):543-558.

[92] Su K Y, Yan B S, Chiu H C, et al. Rapid sputum multiplex detection of the M. tuberculosis complex (MTBC) and resistance mutations for eight antibiotics by nucleotide MALDI-TOF MS[J]. Sci. Rep., 2017, 7: 41486.

[93] Wu X, Tan G, Yang J, et al. Prediction of *Mycobacterium tuberculosis* drug resistance by nucleotide MALDI-TOF-MS [J]. Int. J. Infect. Dis., 2022, 121: 47-54.

[94] Leung K S, Tam K K, Ng T T, et al. Clinical utility of target amplicon sequencing test for rapid diagnosis of drug-resistant *Mycobacterium tuberculosis* from respiratory specimens [J]. Front Microbiol., 2022, 13: 974428.

[95] Sodja E, Koren S, Toplak N, et al. Next-generation sequencing to characterise pyrazinamide resistance in *Mycobacterium tuberculosis* isolates from two Balkan countries [J]. J. Glob. Antimicrob. Resist., 2022, 29: 507-512.

[96] 刘原园,石金,初平,等.应用二代测序方法检测痰标本中结核分枝杆菌耐药性的探索性研究[J].中华结核和呼吸杂志, 2022, 45(6): 552-559.

[97] Gu J, Chen L, Zeng C, et al. A retrospective analysis of metagenomic next generation sequencing (mNGS) of cerebrospinal fluid from patients with suspected encephalitis or meningitis infections [J]. J. Healthc. Eng., 2022, 2022: 5641609.

[98] Chen Y, Wang Y, Liu X, et al. Comparative diagnostic utility of metagenomic next-generation sequencing, GeneXpert, modified Ziehl-Neelsen staining, and culture using cerebrospinal fluid for tuberculous meningitis: A multi-center, retrospective study in China [J]. J. Clin. Lab. Anal., 2022, 36(4): e24307.

[99] Song J, Du W, Liu Z, et al. Application of amplicon-based targeted NGS technology for diagnosis of drug-resistant tuberculosis using FFPE specimens [J]. Microbiol. Spectr., 2022, 10(1): e0135821.

[100] Allix-Béguec C, Arandjelovic I, Bi L, et al. Prediction of Susceptibility to First-Line Tuberculosis Drugs by DNA Sequencing[J]. N. Engl. J. Med., 2018, 379(15): 1403-1415.

[101] Wang Z, Sun R, Mu C, et al. Characterization of fluoroquinolone-resistant and multidrug-resistant *Mycobacterium tuberculosis* isolates using whole-genome sequencing in Tianjin, China [J]. Infect. Drug Resist., 2022, 15: 1793-1803.

[102] Wu X, Tan G, Sha W, et al. Use of Whole-genome sequencing to predict *Mycobacterium tuberculosis* complex drug resistance from early positive liquid cultures [J]. Microbiol. Spectr., 2022, 10(2): e0251621.

[103] Pankhurst L J, Del Ojo Elias C, Votintseva A A, et al. Rapid, comprehensive, and affordable myco-

bacterial diagnosis with whole-genome sequencing: a prospective study [J]. Lancet Respir. Med., 2016,4(1):49-58.

[104] Finci I, Albertini A, Merker M, Investigating resistance in clinical *Mycobacterium tuberculosis* complex isolates with genomic and phenotypic antimicrobial susceptibility testing: a multicentre observational study[J]. Lancet Microbe, 2022, 3(9): e672-e682.

[105] Walker T M, Miotto P, Köser C U, et al. The 2021 WHO catalogue of *Mycobacterium tuberculosis* complex mutations associated with drug resistance: A genotypic analysis[J]. Lancet Microbe, 2022, 3 (4): e265-e273.

[106] World Health Organization. Commercial sero-diagnostic tests for diagnosis of tuberculosis:policy statement[M]. Geneva:World Health Organization, 2011.

[107] World Health Organization. Who warms against thc use of inaccurate blood tests for active tuberculosis [M].Geneva:World Health Organization, 2011.

[108] World Health Organization. The use of lateral flow urine 1ipoarabinomannan assay(LF-LAM) for the diagnosis and screening of active tuberculosis in people living with HIV. Policy guidance[M].Geneva: World Health Organization, 2015.

[109] 张薇,赵立. 结核分枝杆菌感染的实验室诊断方法及检测技术研究进展[J]. 国际呼吸杂志,2019,39(20):1586-1591.

[110] World Health Organization. Latent tuberculosis infection: update and consolidated guidelines for programmatic management[M]. Geneva:World Health Organization, 2018.

[111] 中华医学会结核病学分会儿童结核病专业委员会,国家儿童医学中心,首都医科大学附属北京儿童医院,等. 儿童结核分枝杆菌潜伏感染筛查和预防性治疗专家共识[J]. 中华结核和呼吸杂志,2020,43(4):345-349.

[112] 中华人民共和国国家卫生和计划生育委员会. 肺结核诊断标准:WS288—2017[S]. 北京:人民卫生出版社,2017.

[113] Pai M, Denkinger C M, Kik S V, et al. Gamma interferon release assays for detection of *Mycobacterium tuberculosis* infection[J]. Clin. Microbiol. Rev., 2014, 27(1):3-20.

[114] Lalvani A. Diagnosing tuberculosis infection in the 21st century: new tools to tackle an old enemy[J]. Chest, 2007, 131(6):1898-906.

[115] Chapman A L, Munkanta M, Wilkinson K A. Rapid detection of active and latent tuberculosis infection in HIV-positive individuals by enumeration of *Mycobacterium tuberculosis*-specific T cells[J]. AIDS., 2002, 16(17):2285-93.

[116] Li F, Xu M, Zhou L, et al. Safety of recombinant fusion protein ESAT6-CFP10 as a skin test reagent for tuberculosis diagnosis: an open-label, randomized, single-center phase Ⅰ clinical trial [J]. Clin. Vaccine Immunol., 2016, 23(9):767-73.

[117] Zhou G, Luo Q, Luo S, et al. Interferon-γ release assays or tuberculin skin test for detection and management of latent tuberculosis infection: a systematic review and meta-analysis [J]. Lancet Infect. Dis., 2020, 20(12):1457-1469.

[118] Whitworth H S, Badhan A, Boakye A A, et al. Clinical utility of existing and second-generation interferon-γ release assays for diagnostic evaluation of tuberculosis: an observational cohort study [J]. Lancet Infect. Dis., 2019, 19(2):193-202.

[119] Lee M R, Chang C H, Chang L Y, et al. CD8 response measured by QuantiFERON-TB Gold Plus and tuberculosis disease status[J]. J. Infect., 2019, 78(4):299-304.

[120] World Health Organization. Use of alternative interferon-gamma release assays for the diagnosis of TB Infection:WHO policy statement[M].Geneva:World Health Organization, 2022.
[121] 中华医学会结核病学分会. 结核分枝杆菌γ-干扰素释放试验及临床应用专家意见(2021年版)[J]. 中华结核和呼吸杂志,2022,45(2):143-150.
[122] Zhou X X, Liu Y L, Zhai K, et al. Body fluid interferon-γ release assay for diagnosis of extrapulmonary tuberculosis in adults: a systematic review and meta-analysis[J]. Sci. Rep., 2015, 5:15284.
[123] Luo Y, Tan Y, Yu J, et al. The performance of pleural fluid T-SPOT.TB assay for diagnosing tuberculous pleurisy in China: a two-center prospective cohort study[J]. Front Cell Infect. Microbiol., 2019, 9:10.
[124] Wang F, Yu J, Zhou Y, et al. The use of TB-specific antigen/phytohemagglutinin ratio for diagnosis and treatment monitoring of extrapulmonary tuberculosis[J]. Front Immunol., 2018, 9:1047.
[125] Sudbury E L, Clifford V, Messina N L, et al. *Mycobacterium tuberculosis*-specific cytokine biomarkers to differentiate active TB and LTBI: A systematic review[J]. J. Infect., 2020, 81(6):873-881.
[126] Ahmad R, Xie L, Pyle M, et al. A rapid triage test for active pulmonary tuberculosis in adult patients with persistent cough[J]. Sci. Transl. Med.,2019, 11(515): eaaw8287.
[127] Acharya M P, Pradeep S P, Murthy V S, et al. $CD38^+CD27^-TNF\text{-}\alpha+$ on Mtb-specific $CD4^+$ T cells is a robust biomarker for tuberculosis diagnosis[J]. Clin. Infect. Dis.,2021,73(5):793-801.
[128] Yang Q T, Chen Q, Zhang M X, et al. Identification of eight-protein biosignature for diagnosis of tuberculosis[J]. Thorax,2020,75(7):576-583.
[129] Adekambi T, Ibegbu C C, Cagle S, et al. Biomarkers on patient T cells diagnose active tuberculosis and monitor treatment response[J]. J. Clin. Invest.,2015,125(5):1827-1838.
[130] Gupta R K, Turner C T, Venturini C, et al. Concise whole blood transcriptional signatures for incipient tuberculosis: a systematic review and patient-level pooled meta-analysis[J]. Lancet Respir. Med., 2020,8(4):395-406.
[131] Hoang L T, Jain P, Pillay T D, et al. Transcriptomic signatures for diagnosing tuberculosis in clinical practice: a prospective, multicentre cohort study[J]. Lancet Infect. Dis.,2021,21(3):366-375.
[132] Sun H, Pan L, Jia H, et al. Label-free quantitative proteomics identifies novel plasma biomarkers for distinguishing pulmonary tuberculosis and latent infection[J]. Front Microbiol.,2018,9:1267.
[133] Pan L, Zhang X, Jia H, et al. Label-free quantitative proteomics identifies novel biomarkers for distinguishing tuberculosis pleural effusion from malignant pleural effusion[J]. Proteomics. Clin. Appl., 2020,14(1): e1900001.
[134] Wang X, Wu Z, Zeng J, et al. Untargeted metabolomics of pulmonary tuberculosis patient serum reveals potential prognostic markers of both latent infection and outcome[J]. Front Public Health, 2022,10:962510.
[135] Lau S K, Lee K C, Curreem S O, et al. Metabolomic profiling of plasma from patients with tuberculosis by use of untargeted mass spectrometry reveals novel biomarkers for diagnosis[J]. J. Clin. Microbiol., 2015,53(12):3750-3759.

第四章　结核病分类新进展

结核病有多种分类，分别按照结核病的活动状态、病变部位、治疗史以及耐药情况等进行分类，不同类型结核病化疗的策略和具体用药都存在一定的差异。本章具体阐述结核病的分类，参照我国新修订的《结核病分类》(WS196—2017)标准，目前将结核病分为结核分枝杆菌潜伏感染、活动性结核病、非活动性结核病三类。

一、结核分枝杆菌潜伏感染

机体内感染了结核分枝杆菌，但没有发生临床结核病，没有临床细菌学依据或者影像学方面活动结核证据的患者为结核分枝杆菌潜伏感染者(latent tuberculosis infection，LTBI)。[1-4]

目前结核潜伏感染常用检测方法包括结核菌素皮肤试验(TST)、结核菌特异抗原皮肤试验、γ-干扰素释放试验等，其判断原则如下：① 在没有卡介苗接种和非结核分枝杆菌干扰时，PPD反应硬结≥5 mm被认为存在结核分枝杆菌感染。② 在卡介苗接种地区或非结核分枝杆菌流行地区，PPD反应硬结≥10 mm为结核分枝杆菌感染标准。③ 在卡介苗接种地区或非结核分枝杆菌流行地区，针对HIV阳性、接受免疫抑制剂治疗时间大于1个月和存在涂阳肺结核密接史的未接种卡介苗的5岁以下儿童，如PPD反应≥5 mm应视为结核分枝杆菌感染。④ γ-干扰素释放试验阳性说明存在结核分枝杆菌感染，临床上可用于LTBI的诊断。

二、活动性结核病

活动性结核病(active tuberculosis，ATB)是指患者具有结核病相关的临床症状和体征，同时结核分枝杆菌病原学、病理学、影像学等检查存在活动性结核的证据。[5-6]活动性结核可根据病变部位、病原学检查结果、耐药情况和治疗史分类。

(一) 按病变部位

1. 肺结核

指结核病变发生在肺、气管、支气管和胸膜等部位，共分为以下5种类型：① 原发性肺结核：包括原发综合征和胸内淋巴结结核(儿童尚包括干酪性肺炎和气管、支气管结核)。② 血行播散性肺结核：包括急性、亚急性和慢性血行播散性肺结核。③ 继发性肺结核：包括浸润性肺结核、结核球、干酪性肺炎、慢性纤维空洞性肺结核和毁损肺等。④ 气管、支气管结核：包括气管、支气管黏膜及黏膜下层的结核病。⑤ 结核性胸膜炎：包括干性、渗出性胸膜炎和结核性脓胸。

2. 肺外结核

指结核病变发生在肺以外的器官和部位。如淋巴结（除外胸内淋巴结）、骨、关节、泌尿生殖系统、消化系统、中枢神经系统等部位。

（二）按病原学检查结果

病原学检查结果如下：① 涂片阳性肺结核：涂片抗酸染色阳性。② 涂片阴性肺结核：涂片抗酸染色阴性。③ 培养阳性肺结核：分枝杆菌培养阳性。④ 培养阴性肺结核：分枝杆菌培养阴性。⑤ 分子生物学阳性肺结核：结核分枝杆菌核酸检测阳性。⑥ 未痰检肺结核：患者未接受痰抗酸染色涂片、痰分枝杆菌培养、分子生物学检查。肺外结核的病原学分类参照执行。

（三）按耐药情况

1. 非耐药结核病

结核患者感染的结核分枝杆菌在体外未发现对检测所使用的抗结核药物耐药。

2. 耐药结核病

结核患者感染的结核分枝杆菌在体外被证实在一种或多种抗结核药物存在时仍能生长。耐药结核病分为以下几种类型：① 单耐药结核病：指结核分枝杆菌对一种一线抗结核药物耐药。② 多耐药结核病：结核分枝杆菌对一种以上的一线抗结核药物耐药，但不包括对异烟肼、利福平同时耐药。③ 耐多药结核病（MDR-TB）：结核分枝杆菌对包括异烟肼、利福平同时耐药在内的至少两种的一线抗结核药物耐药。④ 准广泛耐药结核病（pre-XDR-TB）：结核病患者感染的MTB经体外DST证实在耐多药的基础上对一种氟喹诺酮类或一种二线注射类抗结核药物耐药。⑤ 利福平耐药结核病：结核分枝杆菌对利福平耐药，无论对其他抗结核药物是否耐药。

（四）按治疗史

1. 初治结核病

初治患者指符合下列情况之一：① 从未因结核病应用过抗结核药物治疗的患者。② 正进行标准化疗方案规则用药而未满疗程的患者。③ 不规则化疗未满1个月的患者。

2. 复治结核病

复治患者指符合下列情况之一：① 因结核病不合理或不规则用抗结核药物治疗≥1个月的患者。② 初治失败和复发患者。

三、非活动性结核病

（一）非活动性肺结核病

无活动性结核相关临床症状和体征，细菌学检查阴性，影像学检查符合以下一项或多项表现，并排除其他原因所致的肺部影像改变可诊断为非活动性肺结核：① 钙化病灶（孤立性或多发性)。② 索条状病灶(边缘清晰)。③ 硬结性病灶。④ 净化空洞。⑤ 胸膜增厚、粘连或伴钙化。

(二) 非活动性肺外结核病

非活动性肺外结核诊断参照非活动性肺结核执行。

四、全身各脏器结核病的定义

(一) 肺结核

1. 原发性肺结核(primary tuberculosis)

原发性肺结核为结核分枝杆菌初次侵入肺部后发生的感染局部的炎性病变,是儿童肺结核最常见类型。原发性肺结核包括原发综合征和胸内淋巴结结核,前者由肺部原发灶和局部肿大淋巴结以及二者相连的淋巴管炎组成,后者以胸腔内肿大淋巴结为主。[7-9]原发综合征的肺部原发灶多见于通气较好的部分,如上叶底部、中叶或下叶上部。

初染结核时,由于早期特异性免疫力尚未形成,结核分枝杆菌迅速沿引流淋巴管侵入肺门淋巴结,引起淋巴结肿大及周围炎症。结核分枝杆菌可随着淋巴结肿大破溃进入血液循环,造成不同程度的血行播散形成局部菌血症,从而播散至机体其他器官。多数肺部原发病灶、淋巴管炎和淋巴结炎症较轻并可自愈,少数由于机体免疫力明显低下或结核分枝杆菌毒力强、数量大及机体剧烈变态反应,发展为原发性肺结核。

2. 血行播散性肺结核(hematogenous disseminated pulmonary tuberculosis)

血行播散性肺结核是结核分枝杆菌通过血行播散至肺部所致,根据结核分枝杆菌进入血液循环的数量、次数、间隔时间和机体反应性的不同,可将血行播散性肺结核分为急性、亚急性及慢性三种。[10-14]血行播散性肺结核可发生于任何年龄段,急性血行播散性肺结核多见于儿童和青少年,未接种过卡介苗的儿童发生概率更大,而亚急性或慢性血行播散性肺结核则多见于成人。其发病原因与机体免疫力低下有关,常见于劳累、妊娠、分娩、营养不良、长期使用免疫抑制剂及其他免疫受损人群等。

结核分枝杆菌侵入血流的途径不同,导致病变发生的部位及类型不同。当结核分枝杆菌进入肺动脉或支气管动脉时,仅肺部受累而发生血行播散性肺结核;若结核分枝杆菌侵入肺静脉,将会随着血流进入体循环而播散至全身各脏器,发生全身血行播散性结核病。

3. 继发性肺结核(secondary pulmonary tuberculosis)

结核分枝杆菌初次感染机体后(多在儿童时期),经早期菌血症播散至体内,其潜伏病灶中的结核分枝杆菌重新活动引起病灶复燃,称为内源性复发。或机体再次由外界感染结核分枝杆菌而发病,称为外源性再感染。继发性肺结核可以发生在原发感染后任何年龄,以成人多见,是成人肺结核的最常见类型。临床上由于机体免疫状态的不同而在病理上变化多样,表现为渗出性浸润性病灶、增殖性病灶、干酪性肺炎、纤维空洞性病变、结核球等,常是多种病灶并存,以某种表现为主。继发性肺结核常有干酪坏死和空洞形成,排菌量大,是主要的传染源,在流行病学上具有重要的意义。

内源性复发是继发性肺结核的主要发病原因。儿童时期原发综合征多可自愈，但部分患者可存在病灶残留，或经血行淋巴播散和支气管播散形成潜伏病灶，这些病灶内潜伏的结核分枝杆菌处于"休眠状态"或"持留状态"。当机体抵抗力降低时，病灶内的结核分枝杆菌可再度活跃并繁殖、生长，导致机体内部病灶重新活动、恶化。而外源性再感染一般存在两种情况：一是曾有过结核分枝杆菌感染者，再次与排菌肺结核患者接触，吸入结核分枝杆菌后引起肺内病灶；二是初次感染的结核分枝杆菌已完全死亡，病灶静止，机体对结核分枝杆菌的过敏反应消失，当结核分枝杆菌再次进入人体，机体再次出现阳性变态反应并产生活动性结核病灶。

4. 气管、支气管结核（endobronchial tuberculosis，EBTB）

气管、支气管结核是指发生在气管、支气管黏膜、黏膜下层、平滑肌、软骨及外膜的结核病变，常与肺结核、支气管旁淋巴结结核并发，多发生于中青年人，女性发病率是男性的2～3倍。国外文献报道10%～40%的活动性肺结核患者合并有EBTB，而在活动性菌阳肺结核患者中，支气管结核的发生率为40%～80%，如患者在发病早期处理不当，可遗留下严重的气道狭窄，导致远端肺段或肺叶不张，反复出现感染甚至肺不张、窒息等，严重危害患者健康，因此EBTB的早期诊断十分重要。[15-16]

支气管结核多数继发于肺结核，直接接触感染为最常见的感染途径。当含有大量结核分枝杆菌的痰液通过支气管、气管时，或吸入含结核分枝杆菌的空气时，结核分枝杆菌直接侵及气管、支气管黏膜，或经黏液腺管口侵及支气管壁，形成结核病变。[17-18]当肺部结核病变蔓延至支气管、气管，或肺门及纵隔淋巴结结核发生溃破时，可侵及或穿破邻近支气管壁，形成支气管结核或支气管淋巴瘘。另外，结核分枝杆菌也可沿支气管周围的淋巴管、血管侵及气管、支气管，但发生概率小。

支气管结核的分型及分期，现有指南共识及最新文献研究根据支气管镜下气道大体形态改变及组织病理学特征将气管支气管结核分为8型：

Ⅰ型（炎性浸润型）：病变以充血、水肿为主，局部黏膜表面可见灰白色粟粒状结节，气道黏膜及黏膜下组织肿胀而存在不同程度的狭窄，此型抗酸杆菌检出率较高，属结核病变的早期组织学改变。

Ⅱ型（溃疡坏死型）：病变以局部溃疡及坏死为主，表现为病变区域局部出现边缘不整、深浅不一的溃疡，轻者仅限于黏膜层，重者深达黏膜下层，并可导致气管、支气管软骨的破坏，溃疡表面常有灰白色的干酪样坏死组织覆盖，病变区域触之易出血，此型抗酸杆菌检出率亦较高，属结核病变损伤的明显期。

Ⅲ型（肉芽增殖型）：病变以局部肉芽组织增生为主，气管支气管黏膜溃疡面开始修复，病变明显处可见肉芽组织增生，并将管腔部分阻塞，属结核性损伤向修复期过渡的阶段，活检常见到典型的多核巨细胞及朗汉斯巨细胞。

Ⅳ型（淋巴结瘘型）：纵隔或肺门淋巴结结核溃破入气道形成支气管淋巴结瘘。前期表现为淋巴结结核外压支气管导致管腔黏膜充血水肿、狭窄；淋巴结溃破入支气管时，干酪样坏死物溢入支气管管腔；而溃破后期则表现为炎症消失，组织修复，瘘口肉芽肿形成，瘘口愈合闭塞。

Ⅴ型（管壁软化型）：结核病变使受累的气管、支气管软骨环破坏、缺失或断裂，气管、支气管壁因失去支撑结构而塌陷，形成不同程度的管腔阻塞，尤以呼气相及胸内压增高时明显，病变远端支气管可出现不同程度的支气管扩张。此型结核病变多已稳定或痊愈。

Ⅵ型（瘢痕狭窄型）：病变以瘢痕形成、管腔狭窄为主，正常的气管、支气管黏膜组织被增生的瘢痕纤维组织所取代，纤维组织增生及瘢痕挛缩常导致病变所累及的支气管管腔狭窄，重者可导致管腔闭塞。此型结核病变多已稳定或痊愈，痰涂片及支气管镜刷检找抗酸杆菌多为阴性。

Ⅶ型（管腔闭塞型）：瘢痕狭窄继续进展，形成管腔闭塞，是气道狭窄的最严重类型。支气管黏膜组织被增生的纤维组织取代，形成纤维瘢痕，瘢痕挛缩导致所累及的支气管开口闭锁或开口狭窄致远端管腔闭锁。

Ⅷ型（反复回缩型）：该类型是建立在介入治疗前后的基础上进行疗效评估，球囊导管扩张术为该类型的首选介入治疗措施。暂将短期内（每次间隔1～2周）连续反复行球囊导管扩张术（如瘢痕严重，扩张前可进行瘢痕热消融松解术）5次以上，气道仍反复回缩且回缩狭窄程度≥50％者称之为“反复回缩型”。

5. 结核性胸膜炎（tuberculous pleurisy）

结核性胸膜炎是由于结核分枝杆菌直接感染，和（或）胸膜对结核分枝杆菌感染产生高度变态反应而发生的炎症，为最常见的一种胸膜炎症性疾病，可发生于任何年龄，临床上常分为干性胸膜炎、渗出性胸膜炎、结核性脓胸三种类型。[19-21]干性胸膜炎是结核性胸膜炎的早期表现，受累胸膜局限，炎性反应较轻；如患者免疫力低，超敏反应高，炎性反应重，引起胸膜广泛充血、水肿，产生大量炎性渗出物，出现渗出性胸膜炎；如果渗出性胸膜炎治疗不当或胸膜下病灶向胸腔破溃或大量结核分枝杆菌侵犯脏壁层胸膜，则形成结核性脓胸。

正常情况下，脏层和壁层胸膜表面上有一层很薄的液体，起润滑作用，胸膜腔的形状和压力随呼吸运动变化，胸腔内液体的产生和吸收处于动态平衡。结核分枝杆菌侵犯胸膜和（或）机体引起的超敏反应使胸腔内液体产生多于吸收，是结核性渗出性胸膜炎产生的主要机制。结核分枝杆菌通过直接蔓延、血行播散、淋巴道播散三种途径侵犯胸膜。

（二）肺外结核

1. 淋巴结结核

淋巴结结核一般按照其发生部位及脏器命名，可分为浅表淋巴结结核、肺门纵隔淋巴结结核和腹腔淋巴结结核。

（1）浅表淋巴结结核

浅表淋巴结结核是指结核分枝杆菌侵入浅表淋巴组织所引起的慢性疾病，其中以颈部淋巴结结核最为多见，占淋巴系统结核病的80％～90％。颈部淋巴结结核多由头颈或口咽部原发灶内结核分枝杆菌沿淋巴管侵及颈部淋巴结，亦可由纵隔内病灶向上蔓延累及颈部淋巴结。血源感染通过血行播散至颈部淋巴结，常表现为双侧淋巴结病变。另外，既往被感染的淋巴结结核病变当遇到机体免疫功能低下时引起疾病复发。

浅表淋巴结结核以青壮年多见，起病缓慢，以单侧多见，临床多表现为受累的多个淋巴结可粘连成串或融合成簇，全身症状多轻微。局部症状按照病程发展分为4型：① 结节型：初期出现一至数个渐进增大的无痛性肿块，质稍硬，活动度可，随着病情进展，形成淋巴结周围炎。② 浸润型：肿大的淋巴结及周围炎性组织粘连，自觉疼痛或压痛。③ 脓肿型：肿块逐渐软化，表皮发红，触之波动感，合并继发感染时有局部疼痛。④ 窦道型：脓肿自行破溃，经久不愈，形成窦道或溃疡。

(2) 肺门纵隔淋巴结结核

肺门纵隔淋巴结结核是指结核分枝杆菌侵入肺门纵隔内多组淋巴结引起的慢性疾病。受累的淋巴结多为上纵隔淋巴结、气管旁淋巴结、气管支气管淋巴结和隆突下淋巴结等。结核分枝杆菌经由呼吸道感染形成肺内原发病灶，在炎症阶段结核分枝杆菌沿淋巴管流入肺门纵隔淋巴结引起多组淋巴结炎性肿大或干酪样坏死。[22]

肺门纵隔淋巴结结核急性起病者可出现寒战、高热、头痛、全身酸痛等症状，抗炎、抗病毒治疗均无效，慢性起病者亦常有如午后低热、盗汗、乏力等结核病中毒症状。肺门纵隔淋巴结肿大可产生不同的压迫症状，如气管旁、主支气管旁淋巴结肿大可压迫气管和主支气管引起呼吸困难，尤其是幼儿，常表现为吸气性呼吸困难、发绀，重者出现"三凹征"。随着病情发展，淋巴结内不断液化坏死，压力增高，侵犯并穿破气管壁形成气管、支气管淋巴瘘，瘘口较小者表现为刺激性咳嗽，可咳出干酪样坏死物；瘘口较大者大量干酪样坏死物可阻塞气管者引起呼吸困难或窒息。纵隔淋巴结脓肿穿破纵隔胸膜者可形成脓胸。食管旁淋巴结肿大可压迫食管引起吞咽困难，长期压迫甚至发生食管穿孔。肿大淋巴结压迫喉返神经可出现声音嘶哑，压迫膈神经可引起呃逆，压迫交感神经可引起Horner综合征等。

(3) 腹腔淋巴结结核

腹腔淋巴结结核是由结核分枝杆菌侵犯腹腔淋巴结从而引起淋巴结肿大和干酪样坏死，为腹部结核常见的表现，可单独出现，也可与肠道、腹膜、肝脾等腹腔脏器结核同时存在，分为原发性和继发性两种。原发性多为结核分枝杆菌直接穿过肠壁进入淋巴结，好发于机体细胞免疫功能低下的患者，如HIV感染者、糖尿病、年老体弱者；继发性是由其他部位结核分枝杆菌经淋巴、血行途径播散或由肠结核、结核性腹膜炎直接蔓延而来。

其临床表现与腹部其他脏器病变相比无特异性，局部多为腹痛、腹胀、腹部肿块、腹泻或便秘等，可伴有全身结核病中毒症状，如低热、盗汗、乏力、食欲减退等，也可伴有不同程度的营养不良、贫血等。出现并发症时可表现为急慢性肠梗阻、腹腔结核性脓肿、脓肿穿破肠壁形成肠穿孔出血等。

2. 骨与关节结核

骨与关节结核是由结核分枝杆菌感染引起的慢性骨关节炎症性疾病，可分为骨结核、滑膜结核、关节结核三种类型。主要累及脊柱、髋关节、膝关节、肘关节、腕关节、肩关节等部位。

(1) 脊柱结核

脊柱结核在骨与关节结核中发病率最高，约占50%，病变多发生在椎体，以腰椎受累最为多见，胸椎次之，颈椎更次之，至于骶、尾椎结核则甚为罕见。脊柱结核常常因为骨质破坏，脓肿窦道形成，病变椎体塌陷移位，造成脊柱后凸畸形和侧弯，出现疼痛、肌肉痉挛以及神经压迫症状，甚至导致截瘫的发生。一般认为脊柱结核是一种继发性病变，原发灶多数在肺部，可通过血行播散、直接扩散和经蛛网膜下腔扩散所致，血行播散最为常见，结核分枝杆菌主要通过动脉系统进入椎体，少数通过静脉和淋巴管逆流。

(2) 下肢关节结核

髋关节结核在骨与关节结核中居第二位，仅次于脊柱结核，它好发于青壮年与儿童，多为单侧发病。髋关节结核除了体内原发病灶通过血或淋巴等途径感染髋关节发病外，尚可因髋臼外方的骼骨结核、大转子结核，后方骶髂关节结核等蔓延致病。此外，脊椎结核亦可通过腰大肌流注脓肿，经髂耻囊而引发髋关节结核。

膝关节结核是人体最具典型意义的关节结核病，因关节活动多、负重大，故发病率较高。当膝关节结核发生渗出性病变或脓肿时，常通过滑膜囊向膝关节周围蔓延。关节软骨和软骨下骨板逐渐变薄甚至破溃、破坏、剥脱，使病变由单纯性滑膜结核进入全关节结核阶段。

(3) 上肢关节结核

肘关节结核较为常见，腕关节其次，肩关节发病率最低。双侧同时发病者罕见。肘关节结核多发生在青壮年，肘关节位于上肢中部，杠杆作用较大，劳损较多，故结核发病率较高。与其他关节一样，肘关节结核病变初期进展缓慢常被忽视，常表现为上肢软弱无力、关节伸直活动受限，继之以屈曲受限。以后则有运动后疼痛和局部压痛，关节肿胀、运动功能受限。全关节结核时，上臂肌萎缩明显，全关节肿胀，肘关节呈梭形，疼痛和局部触痛明显。关节功能明显受限。脓肿常向前臂流注，并破溃形成窦道，严重者常可发生关节后脱位。

腕关节结核以成人为多，儿童少见，多为全关节结核，主要表现为关节疼痛、肿胀、脓肿、窦道形成及功能障碍和畸形的发生。全关节结核疼痛较重，患者多避免使用患手，自觉无力。随病情进展，患手呈屈曲位，不能握拳，手指活动受限且持物无力。关节肿胀较明显，易破溃形成窦道，常合并混合感染。

肩关节结核在上肢关节中发病少，以青壮年最为多见，以全关节结核最为多见。局部疼痛是最早出现的症状。如形成窦道，疼痛反而减轻。肩关节活动受限，患臂高举、外旋、外展、前屈和后伸均受限，患者不能搔背、梳头，脱衣困难。患侧三角肌、冈上、下肌萎缩，出现方肩畸形。全关节结核较多见，脓肿可沿肱二头肌妥沟至上臂内侧，也可在腋前、后方或腋窝内，常破溃形成窦道。

3. 泌尿生殖系统结核

(1) 泌尿系统结核

发生于泌尿系统器官的结核病称为泌尿系统结核病。泌尿系统结核最先发生、最主要的是肾结核。肾结核可下行形成输尿管结核、膀胱结核及尿道结核。普遍认为泌尿系统结核属于继发性结核病。

结核分枝杆菌从原发病灶经血流到达肾脏引起继发感染，首先引起双侧肾皮质结核，此时尿中可找到结核分枝杆菌，但可无其他泌尿系临床症状，称"病理肾结核"。如患者免疫力低下，肾皮质结核不愈，发展成肾髓质结核，随后出现干酪坏死，蔓延至肾盏、肾盂，此时出现临床症状，称"临床肾结核"。

(2) 男性生殖系统结核

男性生殖系统包括前列腺、睾丸、附睾、输精管、射精管、尿道及尿道海绵体(阴茎)。发生于这些器官的结核病称为男性生殖系统结核病。其中以附睾结核最常见。男性生殖系统结核病的感染途径有两种：尿路感染，多数是由泌尿系统结核经射精管口直接蔓延，逆行感染所致；血行感染，则是身体其他器官结核病灶的继发性病变。结核分枝杆菌由血液侵入男性生殖系统，引起前列腺结核、精囊结核、睾丸结核、附睾结核或输精管结核等。

(3) 女性生殖系统结核

女性生殖系统结核是指由结核分枝杆菌引起的女性生殖器炎症，包括卵巢结核、输卵管结核、子宫内膜结核、宫颈结核、外阴和阴道结核、腹膜盆腔结核，常好发于20～40岁成熟期女性。血行传播为最常见的传播途径，腹腔内脏结核亦可直接蔓延到生殖器。

4. 消化系统结核

(1) 结核性腹膜炎

结核性腹膜炎是由结核分枝杆菌感染腹膜引起腹腔慢性炎症，是临床常见的腹腔结核病，可发生于任何年龄，以中青年多见。结核性腹膜炎多数继发于腹腔内各器官结核灶的蔓延，如肠结核、肠系膜淋巴结结核或泌尿生殖系统结核，少数是肠系膜淋巴结干酪样坏死的溃破。肺结核病灶中结核分枝杆菌可以通过淋巴、血行播散感染腹膜引起粟粒型结核性腹膜炎，是全身血行播散性结核的一部分。

(2) 肠结核

肠结核是由结核分枝杆菌引起的肠道慢性特异性感染性疾病，是最常见的肺外结核病之一。消化道感染是主要的感染途径，患者多患有开放型肺结核或喉结核，因经常吞下含结核分枝杆菌的痰液使结核菌进入消化道而引起感染。通过血行播散侵犯肠道，是全身播散的一部分，常伴有结核性腹膜炎和肠系膜淋巴结结核。另外，邻近器官的结核病灶如女性盆腔结核、结核性腹膜炎、肠系膜淋巴结结核可以直接蔓延至肠道，从而引起肠结核。肠结核好发于回盲部，一般占80%～90%，其余依次为升结肠、回肠、空肠、阑尾、横结肠、降结肠、十二指肠、乙状结肠及直肠，按照病理变化分为增生型、溃疡型和混合型肠结核。

(3) 肝结核

肝结核是指肝脏由于结核分枝杆菌感染引发的结核病，临床上少见，多数肝结核是全身粟粒结核的一部分，故称继发性肝结核，临床表现常为其他部位结核所掩盖。肝脏血运丰富，多数肝结核由全身血行播散性结核沿肝动脉血流入肝；其次为消化道结核经门脉系统进入肝脏造成感染；少数如腹腔结核或脊柱结核可通过淋巴系统或邻近器官直接侵入。

5. 中枢神经系统结核

中枢神经系统结核是结核分枝杆菌经血液循环或直接途径侵入蛛网膜下腔引起软脑膜、蛛网膜进而累及脑神经、脑实质、脑血管和脊髓的疾病，是最严重的结核病之一，临床分为脑膜炎型、脑内结核球型、脊髓型和混合型四种类型。结核分枝杆菌由肺内原发病灶恶化直接侵入血流，经脑膜动脉到达脑膜称为真性血行感染。或结核分枝杆菌经血行播散至脉络丛形成结核病灶，随后病灶破入脑室，引起脉络丛炎、室管膜炎。颅内或脊髓已形成的结核灶、颅骨(例如中耳、乳突)或椎骨的结核病灶均可破入颅内，引起结核性脑膜炎。

6. 皮肤结核

皮肤结核是指由结核分枝杆菌直接侵犯皮肤，或者由其他脏器结核灶内的结核分枝杆菌经血行或淋巴系统播散到皮肤组织所致的皮肤损害，可以发生于全身各个部位。内源性感染大多数皮肤结核病系由此途径感染，结核分枝杆菌经血行或淋巴系统，由内脏器官或深在组织里的结核灶传播到皮肤而发病。

7. 眼耳鼻喉结核

(1) 眼结核

眼结核是由结核菌感染引起的一种眼部肉芽肿性疾病。临床包括前葡萄膜炎、中间葡葡膜炎、后葡萄膜炎。患者常眼部疼痛,尤其是在眼球活动或触碰时加剧。视力受损是眼结核的常见症状,与视网膜、葡萄膜或视神经的受累有关。另外,患者还出现结膜充血、眼睑肿胀、畏光、流泪和异物感、眼部肿块等表现,检查时可行荧光素眼底血管造影、吲哚青绿血管造影、超声检查以进一步明确。

(2) 结核性中耳炎

病原菌是结核菌,分为原发性及继发性。多继发于其他结核病变,主要是肺结核。结核性中耳炎的典型临床特征为无痛性耳漏、多发性鼓膜穿孔、同侧面神经麻痹、大量苍白肉芽及早期严重听力下降。难治性的稀薄、水样耳漏可能提示结核性中耳炎。结核性中耳乳突炎颞骨CT扫描通常呈慢性化脓性中耳乳突炎表现,可见乳突气房模糊,鼓室、鼓窦及乳突腔内软组织影,骨质破坏,甚至死骨形成。胸部X线检查可伴有肺结核的表现。

(3) 鼻结核

鼻部结核分枝杆菌感染性疾病分为原发性与继发性。多继发于肺结核,女性多于男性,一般不并发肺结核。鼻结核起病缓慢,症状无特异性,表现为患侧鼻腔进行性持续性鼻塞、流脓涕,鼻前庭囊肿糜烂可伴血涕,患侧耳内有闭塞感、耳鸣。若侵及鼻窦可表现为眼球胀痛,患侧偏头痛伴呕吐。细菌学检查方面可通过鼻腔、鼻窦分泌物涂片查抗酸杆菌,培养法目前是诊断结核病的金标准,药敏试验结果可指导临床用药及耐药性监测。鼻内镜下局部活检是确诊鼻结核最有效的方法。

(4) 喉结核

喉结核是结核菌引起的喉部感染性疾病,绝大多数继发于肺结核。好发年龄为20~40岁的青年男性。早期症状为喉部灼热、干燥等,声嘶为主要症状,晚期可完全失声。常有喉痛,吞咽时加重。喉部病损广泛者可因肉芽增生及软组织水肿而出现呼吸困难。喉镜检查时见黏膜肿胀,或充血、苍白,可有虫蚀状溃疡,溃疡底部为肉芽及白膜,会厌及杓会厌襞可增厚、水肿,会厌可因严重溃疡的破坏而致部分缺损。疑似喉结核患者应做胸部X线拍片,少数患者肺部亦可无阳性发现,或仅有钙化灶或陈旧性病灶。细菌学检查包括痰液涂片、集菌等查抗酸杆菌、结核菌培养等。必要时可以检测PCR、DNA和rRNA探针等基因诊断技术。本病的确诊依靠病变组织的病理学检查。

参考文献

[1] 中国防痨协会.高危人群结核分枝杆菌潜伏感染检测及预防性治疗专家共识[J].中国防痨杂志,2021,43(9):874-878.

[2] Burman M, Zenner D, Copas A J, et al. Treatment of latent tuberculosis infection in migrants in primary care versus secondary care [J]. Eur. Respir. J.,2024, 64(5): 2301733.

[3] Alpaydın A Ö, Turunç T Y, Avkan-Oğuz V, et al. Latent tuberculosis infection management in solid organ transplantation recipients: a national snapshot [J]. Thorac. Res. Pract.,2024, 25(3):130-135.

[4] Moro R N, Mehaffy C, De P, et al. Assessment for antibodies to rifapentine and isoniazid in persons developing flu-like reactions during treatment of latent tuberculosis infection[J]. J. Infect. Dis., 2024, 230(5):1271-1278.

[5] Chen L, Zhang L, Zhang L, et al. Incidence of active tuberculosis in HIV-infected individuals not receiving universal tuberculosis preventive treatment [J]. Chin. Med. J. (Engl.), 2024, 137(22):

2761-2763.

[6] Huang C K, Huang J Y, Chang C H, et al. The effect of statins on the risk of anti-tuberculosis drug-induced liver injury among patients with active tuberculosis: a cohort study [J]. J. Microbiol. Immunol. Infect., 2024, 57(3): 498-508.

[7] Riaz S M, Hanevik K, Helgeland L, et al. novel insights into the pathogenesis of human post-primary tuberculosis from archival material of the pre-antibiotic era, 1931-1947 [J]. Pathogens, 2023, 12(12): 1426.

[8] He Y, Zheng W. Evaluation of the treatment efficacy of systemic care combined with thymopentin and 2HRZE/4HR for primary tuberculosis [J]. Am. J. Transl. Res., 2021, 13(4): 2891-2898.

[9] Habous M, Elimam M, AlDabal L, et al. Pattern of primary tuberculosis drug resistance and associated risk factors at Dubai health authority in Dubai [J]. Int. J. Mycobacteriol., 2020, 9(4): 391-396.

[10] Mishra G V, Luharia A, Khandelwal S, et al. Imaging of pulmonary miliary tuberculosis with multiple intracranial tuberculomas [J]. Cureus, 2024, 16(9): e70373.

[11] Tian Y, Liang Y, Chen Y, et al. Early screening of miliary tuberculosis with tuberculous meningitis based on few-shot learning with multiple windows and feature granularities [J]. Sci. Rep., 2024, 14 (1): 23620.

[12] Wei X, Xie M, Wu S, et al. The clinical features and prognostic factors of miliary tuberculosis in a high tuberculosis burden area [J]. Ann. Med., 2024, 56(1): 2356647.

[13] Taniguchi J, Aso S, Jo T, et al. Factors affecting in-hospital mortality in patients with miliary tuberculosis: a retrospective cohort study [J]. Respir. Investig., 2024, 62(4): 520-525.

[14] Grant L M C, Hassan N, Gerber J S, et al. Pediatric miliary tuberculosis diagnosed by endobronchial ultrasound-guided biopsy [J]. Pediatr. Pulmonol., 2024, 59(4): 1089-1091.

[15] Sarkar S, Gonuguntla H K, Vidyasagar P. Mimicking metastasis: endobronchial tuberculosis presenting as a mass in a pediatric patient with yolk sac tumor [J]. Cureus, 2024, 16(7): e65277.

[16] Eskandari S K, Akkerman O W. Endobronchial tuberculosis [J]. Lancet Infect. Dis., 2024, 24(5): e343.

[17] Zhou Y, Dang L, Ruan C, et al. Identification of potential genes in endobronchial tuberculosis after bronchoscopic cryotherapy by transcriptome sequencing [J]. Infect. Genet. Evol., 2022, 100: 105269.

[18] Toyoshima H, Tanigawa M. Asymptomatic endobronchial tuberculosis represented as a solitary airway stenosis without tree-in-bud appearance on computed tomography [J]. Clin. Case Rep., 2021, 9(9): e04742.

[19] Hong Y J, Kim H W, Kim Y S, et al. Microbiological confirmation of tuberculous pleurisy with medical thoracoscopy: targeted pleural washing and pleural biopsy [J]. J. Thorac. Dis., 2024, 16 (8): 4904-4913.

[20] Du W L, Liang J Q, Yang X T, et al. Accuracy of cell-free *Mycobacterium tuberculosis* DNA testing in pleural effusion for diagnosing tuberculous pleurisy: a multicenter cross-sectional study [J]. Mil. Med. Res., 2024, 11(1): 60.

[21] Xu F, Du W, Li C, et al. Evaluation of droplet digital polymerase chain reaction by detecting cell-free deoxyribonucleic acid in pleural effusion for the diagnosis of tuberculous pleurisy: a multicentre cohort study [J]. Clin. Microbiol. Infect., 2024, 30(9): 1164-1169.

[22] 张红军,杨巧娟,张海涛,等. EBUS-TBNA标本检测荧光定量TB-PCR对纵隔淋巴结核的诊断价值[J]. 中华肺部疾病杂志(电子版),2020,13(2): 159-163.

第五章　结核病化学药物及其发展

传统上将结核病化学药物分为一线和二线，异烟肼、利福平、乙胺丁醇、吡嗪酰胺、利福布汀、利福喷丁和链霉素属于一线抗结核药物，其余药物被归类为二线抗结核药物，见表1.5.1。随着分子生物学的发展，对利福平耐药结核病患者的早期发现成为可能，2018年世界卫生组织根据药物的杀菌活性、临床疗效和安全性，将利福平耐药结核病治疗药物分为A、B、C三个组，见表1.5.2。近年来，对结核病的全球关注促进了抗结核新药的开发利用，目前共有20余种抗结核药物进行Ⅰ期、Ⅱ期、Ⅲ期临床试验。[1]

表1.5.1　结核病化学药物传统分类

抗结核治疗药物类别	药　物　名　称（英文缩略词）
一线抗结核药物	异烟肼（INH，H）；利福平（RFP，R）；乙胺丁醇（EMB，E）；吡嗪酰胺（PZA，Z）；利福布汀（Rfb）；利福喷丁（Rft）；链霉素（Sm，S）
二线抗结核药物	左氧氟沙星（Lfx）；莫西沙星（Mfx）；阿米卡星（Am）；卷曲霉素（Cm）；环丝氨酸（Cs）；丙硫异烟胺（Pto）/乙硫异烟胺（Eto）；特立齐酮（Trd）；对氨基水杨酸（PAS）；帕司烟肼（Pa）；氯法齐明（Cfz）；利奈唑胺（Lzd）；普托马尼（pretomanid）；贝达喹啉（Bdq）；德拉马尼（Dlm）

表1.5.2　利福平耐药结核病所用抗结核治疗药物分类

抗结核治疗药物类别	药　物　名　称（英文缩略词）
A组	左氧氟沙星（Lfx）；莫西沙星（Mfx）；贝达喹啉（Bdq）；利奈唑胺（Lzd）；普托马尼（pretomanid）
B组	氯法齐明（Cfz）；环丝氨酸（Cs）；特立齐酮（Trd）
C组	乙胺丁醇（EMB，E）；德拉马尼（Dlm）；吡嗪酰胺（PZA，Z）；亚胺培南-西司他丁（Ipm-Cln）；美罗培南（Mpm）；阿米卡星（Am）；链霉素（Sm）；卷曲霉素（Cm）；乙硫异烟胺（Eto）；丙硫异烟胺（Pto）；对氨基水杨酸（PAS）；帕司烟肼（Pa）

一、一线口服类抗结核药物

（一）异烟肼（isoniazid，INH，H）

1. 作用机制

本品的作用机制尚未完全阐明，可能是抑制敏感细菌分枝菌酸的合成而使细胞壁破裂。[2]

2. 特点

异烟肼是目前使用的重要抗结核药物，对结核分枝杆菌(MTB)有高度选择性抗菌活性，影响其细胞壁的合成。异烟肼对生长旺盛的MTB呈杀菌作用，对静止期MTB仅有抑菌作用。异烟肼易渗入吞噬细胞，对细胞内外的MTB均有杀菌作用，故称“全效杀菌药”。本品耐药性最不稳定，即便在耐药情况下仍具有一定的抗结核作用，并可延缓或防止MTB对其他抗结核药物产生耐药性。对于初治单异烟肼耐药患者可考虑使用600 mg/d。本品口服后吸收快，分布于全身组织和体液中，包括脑脊液(脑膜炎时与血浆浓度近似，非脑膜炎时只有血浆浓度的20%)、胸腔积液、腹腔积液、皮肤、肌肉、乳汁和干酪样组织。可穿过胎盘，进入胎儿血液循环。血浆蛋白结合率仅0%～10%。口服4～6 h后血药浓度因患者的乙酰化快慢而异，乙酰化的速率由遗传所决定。主要在肝脏经乙酰化代谢成无活性代谢产物，其中有的代谢产物具有肝毒性。慢乙酰化者常有肝脏N-乙酰转移酶缺乏，未乙酰化的异烟肼可被血浆蛋白部分结合。消除半衰期($t_{1/2}\beta$)在快乙酰化者为0.5～1.6 h，慢乙酰化者为2～5 h，肝、肾功能损害者$t_{1/2}\beta$可能延长。本品约70%经肾在24 h内排出，大部分为无活性的代谢物。快乙酰化者93%以乙酰化型在尿液中排出，慢乙酰化者为63%；快乙酰化者尿液中7%的异烟肼呈游离型或结合型，而慢乙酰化者则为37%。本品亦可从乳汁排出，少量可自唾液、痰液和粪便中排出。相当量的异烟肼可经血液透析与腹膜透析清除。

3. 用法用量

(1) 每日常规剂量为4～6 mg/(kg·d)；成人0.3 g/d；儿童10～15 mg/(kg·d)；不宜超过0.3 g/d。每日剂量1次顿服。大剂量异烟肼16～20 mg/(kg·d)或者600 mg/d。

(2) 隔日用药剂量为成人每次0.6 g。

(3) 用药途径一般采用口服法，可静脉滴注。

4. 不良反应

(1) 使用常规剂量时，不良反应少见，慢乙酰化代谢者较易出现神经炎等不良反应。

(2) 异烟肼所致的肝损伤，一般认为与对药物过敏或药物的肝毒性有关。单用异烟肼进行预防性治疗的患者，10%～20%出现一过性转氨酶升高，大多无自觉症状，严重肝损伤者少见。大多数肝炎患者于用药2个月内出现肝损伤，并随着年龄增长而增加，20岁以下者少见。异烟肼与利福平联用时肝毒性增加。

(3) 异烟肼的其他不良反应，包括超敏反应；内分泌障碍，如性欲减退、痛经、男子乳房发育、甲状腺功能障碍等；血液系统可有粒细胞减少、嗜酸性细胞增多、高铁血红蛋白血症；老年患者可偶见排尿困难、便秘。其他不良反应还包括视神经炎、关节痛、中枢神经系统的变化，以及药物诱发的狼疮、腹泻等。

5. 注意事项

(1) 老年人、产后妇女和哺乳婴儿，或并发有HIV感染、慢性肝病、糖尿病、尿毒症等疾病，以及癫痫、酒精滥用、营养不良、外周神经病变或大剂量服用异烟肼者，可加用维生素B_6，但应与异烟肼分开服用。鉴于维生素B_6在试管内能降低异烟肼的抗菌作用，故常规剂量应用时一般无需加服维生素B_6。

(2) 本品可加强香豆素类抗凝血药物、某些抗癫痫药物、降压药物、抗胆碱药物、三环抗抑郁药物等的作用，联用时需注意。

(3) 肝功能异常、有精神病和癫痫病史者、孕妇等慎用。

(4) 多脂肪饮食、抗酸药物尤其是氢氧化铝可抑制本品的吸收，不宜同服，空腹吸收效果最好。

(二) 帕司烟肼(对氨基水杨酸异烟肼，isoniazid aminosalicylate，Pa)

本品的化学名称为4-吡啶甲酰肼-4-氨基水杨酸，系异烟肼与对氨基水杨酸的化学合成物。

1. 作用机制

尚未阐明，可能与抑制敏感细菌分枝菌酸的合成而使细胞壁破裂有关。[3]

2. 特点

本品在血液中维持的浓度较高，并有较持久的异烟肼浓度。临床分别服用等量的异烟肼和本品后发现，12 h时前者异烟肼的血药浓度仅有0.03 mg/L，而后者却有2.6 mg/L；14 h时前者异烟肼的血药浓度已为0 mg/L，而后者仍高达2 mg/L，为MIC的2倍。这不仅增强了药物的杀菌作用，同时也延迟了细菌耐药性的产生。临床上可用于对异烟肼敏感的单耐药和多耐药结核病，以及部分耐异烟肼但对本品仍敏感的耐药结核病。其余特点参见异烟肼和对氨基水杨酸。

3. 用法用量

(1) 成人剂量为10～20 mg/(kg·d)；体质量<50 kg者，0.8 g/d；体质量≥50 kg者，1.0 g/d；不宜超过1.2 g/d。

(2) 儿童剂量为20～40 mg/(kg·d)。

(3) 每日剂量1次顿服或分次服用。

(4) 用药途径：口服。

4. 不良反应

偶有头晕、头痛、失眠、发热、皮疹、恶心、乏力、黄疸、周围神经炎、视神经炎及血细胞减少等不良反应发生。

5. 注意事项

(1) 孕妇、哺乳期妇女、肝肾功能不良者和有精神病史、癫痫病史及脑外伤病史者慎用。

(2) 精神病、癫痫、严重肝功能障碍患者禁用。

(3) 治疗过程中出现视神经炎症状，需立即进行眼部检查，并定期复查。

(4) 抗酸药物(尤其是氢氧化铝)可抑制本品吸收，不宜同服。

(5) 本品可加强香豆素类抗凝血药物、某些抗癫痫药物、降压药物、抗胆碱药物、三环抗抑郁药物的作用，联用时需注意。

(6) 儿童、老年人用该药物目前尚未进行相关临床试验，且无可靠参考文献。

(三) 利福平(rifampicin，RFP，R)

1. 作用机制

本品为杀菌剂，通过与依赖于DNA的RNA多聚酶的β亚单位牢固结合，抑制细菌RNA的合成，防止该酶与DNA连接，从而阻断RNA转录过程，最终抑制细菌的蛋白质合成。[4]

2. 特点

本品为脂溶性，易进入细胞内杀灭其中的敏感细菌，对革兰阳性、阴性菌和MTB等均有抗菌活性。单独用于治疗结核病时可迅速产生细菌耐药性，故必须与其他抗结核药物合用。亦可与其他药物联合用于麻风、非MTB感染的治疗。

本品口服吸收良好，血浆蛋白结合率为80%～91%，进食或高脂肪饮食后服药可使达峰时间延迟和峰浓度减低或减少吸收。吸收后可分布至全身大部分组织和体液中，包括脑脊液。当脑膜有炎症时脑脊液内药物浓度增加。在唾液中亦可达有效治疗浓度。本品可通过胎盘进入胎儿血液循环。$t_{1/2}\beta$ 为3～5 h，多次给药后缩短为2～3 h。本品在肝脏中可被自身诱导微粒体氧化酶作用而迅速去乙酰化，成为具有抗菌活性的代谢物25-去乙酰利福平，水解后形成无活性的代谢物由尿排出。

本品主要经胆汁从肠道排泄，有肠-肝循环，但25-去乙酰利福平则无肠-肝循环。60%～65%的给药量经粪便排出，6%～15%的药物以原形、15%为活性代谢物经尿排出；7%则以无活性的3-甲酰衍生物排出。亦可经乳汁分泌。在肾功能减退患者中本品无蓄积。由于自身诱导肝微粒体氧化酶的作用，在服用利福平6～10天后本品在体内的消除增加；采用高剂量后由于经胆汁排泄达到饱和，本品的排泄可能延缓。利福平不能经血液透析或腹膜透析清除。

3. 用法用量

(1) 每日用药剂量为8～12 mg/(kg·d)；成人体质量<50 kg者，0.45 g/d；体质量≥50 kg者，0.6 g/d。儿童10～20 mg/(kg·d)；不宜超过0.6 g/d。每日剂量1次顿服，空腹。

(2) 隔日用药剂量为成人0.6 g/d。

(3) 用药途径为口服，也可静脉滴注。

4. 不良反应

(1) 患者可出现转氨酶升高、黄疸和肝大等；其转氨酶多表现为一过性无症状的升高，在治疗过程中可自行恢复。老年人和嗜酒、营养不良、原有肝胆疾病患者易发生肝脏损害。利福平与异烟肼并用可增加肝毒性。

(2) 消化道常见不良反应有上腹不适、厌食、恶心、呕吐、腹痛、腹泻或便秘等，轻者不影响继续用药。

(3) 可发生精神系统障碍，出现头痛、嗜睡、眩晕、疲乏、肢体麻木、视力障碍、共济失调等症状。

(4) 超敏反应，如药物热、皮疹、荨麻疹、嗜酸性粒细胞增多、白细胞及血小板减少、凝血酶原减少、溶血、紫癜、急性肾衰竭等。

(5) 流感样综合征，常在间歇给药方案中出现。

(6) 体液呈橘红染色。

5. 注意事项

(1) 孕妇、酒精中毒、肝功能损害者慎用。注意利福平的肝酶诱导作用。

(2) 利福平用于间歇疗法时，最高剂量不宜超过0.6 g/d。

(3) 对利福霉素类药物有过敏史者禁忌使用。

(4) 本品与其他利福霉素类药物有交叉耐药性。

（四）利福布汀（rifabutin，Rfb）

1. 作用机制

本品的作用机制与利福平相似，主要是抑制DNA依赖性RNA多聚酶。[5]

2. 特点

本品为杀菌剂，是由利福平衍生而来的半合成的抗生素，适用于与其他抗结核药物联合治疗MTB所致的各型结核病，亦可用于非MTB感染的治疗，还适用于晚期HIV感染患者预防鸟-胞内分枝杆菌复合体（MAC）的播散。本品具有高亲脂性，血浆蛋白结合率约85%。吸收后分布广泛，易进入组织、细胞内，生物利用度为85%，高脂肪餐使吸收减慢但并不影响吸收总量。利福布汀在肺组织中的浓度可达到血清中的10～20倍。本品代谢后生成5种代谢产物，其中以25-氧及31-氢氧最为重要，前者的活性与母药相似，占药物全部抗菌活性的10%。本品53%的口服用药通过尿液排出，30%从粪便排出。利福布汀在血浆中清除缓慢，$t_{1/2}\beta$约(45±17)h。老年人与健康成年人相比，利福布汀的药代动力学更易变化，剂量的选择应该慎重。目前，尚未研究过18岁以下人群的利福布汀药代动力学。针对肾功能不全者的研究提示，与肌肝清除率（Ccr）为61～74 mL/min者相比，严重肾功能不全患者（Ccr＜30 mL/min）血药浓度-时间曲线下面积（area under the curve，AUC）增加了71%，轻、中度肾功能不全患者（Ccr为30～61 mL/min）AUC增加了41%。建议对于Ccr＜30 mL/min患者应减少使用利福布汀的剂量。

3. 用法用量

（1）成人剂量为体质量＜50 kg者，0.15～0.3 g/d；体质量≥50 kg者，0.3 g/d。

（2）儿童剂量尚未确定。

（3）每日剂量1次顿服。

（4）用药途径为口服。

4. 不良反应

（1）皮疹、胃肠道反应、中性粒细胞减少，偶尔出现血小板功能不全。

（2）发生率＜1%的不良反应包括流感样综合征、肝炎、溶血、关节痛、骨髓炎、呼吸困难。

（3）尚不能完全确立的不良反应包括惊厥、麻木、失语、心电图非特异性T波改变。

（4）需要关注的不良反应还有眼部疼痛、视觉改变或畏光。

5. 注意事项

（1）HIV感染或艾滋病并发活动性结核病患者在没有其他抗结核药物联合治疗的情况下，利福布汀不能用于预防MAC，易导致MTB对利福布汀和利福平产生耐药。

（2）因在动物实验中本品对胎儿骨骼生长有影响，故妊娠妇女只有在利大于弊时方可使用。

（3）老年人、并发严重肾功能损害者用药时，应注意调整剂量。

（4）利福布汀和利福平存在高度交叉耐药，利福布汀对耐利福平菌株的敏感性不足20%，应避免使用。

（5）基于抗结核和抗病毒药物间的相互影响，在耐药结核病患者并发艾滋病的情况下，宜选用利福布汀。

(6) 对利福霉素类药物有过敏史者禁忌使用。

(五) 利福喷丁(rifapentine, Rft)

1. 作用机制

本品的作用机制同利福平。

2. 特点

本品为半合成广谱杀菌药,MIC为0.12~0.25 mg/L,较利福平强2~10倍。[6]常与其他抗结核药联合用于初治与复治结核病,不宜用于结核性脑膜炎;与其他抗麻风药联合用于麻风病的治疗可能有效;亦可用于非MTB感染的治疗,如堪萨斯分枝杆菌、蟾蜍分枝杆菌感染,但鸟分枝杆菌对本品耐药。本品半衰期长为其特点,$t_{1/2}\beta$为19.9 h,更适合直接督导下的短程化疗(directly observed treatment short-course, DOTS)。体内抗结核试验表明,采用利福喷丁10 mg/kg给小鼠一次性灌胃,其体内抗结核活性可维持4~5天,而利福平不足1天;以相同剂量利福喷丁每周1次用药,可获得利福平每周6次用药相似的疗效。本品与利福平存在100%的交叉耐药,单独使用多产生耐药性。利福喷丁口服吸收缓慢,在胃肠道中吸收不完全,但本品的微晶生物利用度可提高。血浆蛋白结合率>98%。本品吸收后在体内分布广,尤其在肝组织中分布最多,其次为肾,其他组织中亦有较高浓度,但不易透过血-脑屏障。利福喷丁吸收后主要在肝内去乙酰化,但较利福平慢,生成活性代谢产物25-去乙酰利福平,其血浆蛋白结合率为93%。本品有肝-肠循环,由胆汁排入肠道的原药部分可被再吸收。本品及其活性代谢产物25-去乙酰利福平主要经胆汁随粪便排出,仅部分由尿中排出。

3. 用法用量

(1) 成人体质量<50 kg,每次0.45 g;体质量≥50 kg,每次0.6 g,每周1~2次;每次不宜超过0.6 g,空腹顿服。

(2) 儿童:每次10 mg/kg,每周1次。≥12岁:体质量<45 kg,每次450 mg,每周1次;体质量≥45 kg,每次600 mg,每周1次。

(3) 用药途径为口服。

4. 不良反应

同利福平,但较轻微。

5. 注意事项

同利福平。

(1) 对本品及利福平、利福布汀过敏者禁用。

(2) 肾衰竭和(或)血液透析者无需调整剂量(约17%通过肾脏排泄)。

(3) 不建议与大部分抗逆转录病毒药物联用。

(六) 吡嗪酰胺(pyrazinamide, PZA, Z)

1. 作用机制

本品的作用机制可能与吡嗪酸有关,吡嗪酰胺渗透入吞噬细胞后并进入MTB菌体内,菌体内的酰胺酶使其脱去酰胺基,转化为吡嗪酸而发挥抗菌作用。[7]另外,吡嗪酰胺在化学结构上与烟酰胺相似,通过取代烟酰胺而干扰脱氢酶,阻止脱氢作用,妨碍MTB对氧的利用，而影响其正常代谢。本品对半静止状态下的MTB有杀菌作用，但机制不明。[8]

2. 特点

本品为烟酰胺的衍生物，仅对MTB有效，对其他分枝杆菌及其他微生物无效。对MTB具有抑菌或杀菌作用，但取决于药物浓度和细菌敏感度。本品仅在pH偏酸时（pH≤5.6）有抗菌活性。MTB容易对本品迅速产生耐药性，单用时约6周即可产生耐药，与其他抗结核药物联用可延缓耐药性的产生。吡嗪酰胺与其他抗结核药物无交叉耐药。本品主要是在细胞内抗菌，在胞内的杀菌活性可因氟喹诺酮类药物的应用而得到加强，如果患者仅使用过标准的初、复治化学治疗方案，也就是使用吡嗪酰胺的总疗程在4～5个月时，仍然有治疗耐药结核病的价值。基于大多数耐多药结核病患者伴有肺部慢性炎症，吡嗪酰胺在炎症的酸性环境中可充分发挥作用的原理，在无可靠DST证明吡嗪酰胺耐药的情况下，推荐吡嗪酰胺在耐药结核病的治疗中全程使用。吡嗪酰胺口服后吸收快而完全，广泛分布于全身组织和体液中，包括肺、脑脊液、肾、肝及胆汁；脑脊液内药物浓度可达同期血药浓度的87%～105%。血浆蛋白结合率为10%～20%。主要在肝内代谢，水解生成活性代谢产物吡嗪酸，继而羟化成为无活性的代谢物。经肾小球滤过排泄，24 h内用药量的70%主要以代谢物从尿中排出（其中吡嗪酸约占33%），3%以原形排出。$t_{1/2}\beta$为9～10 h，肝、肾功能减退时可能延长。血液透析4 h可减低吡嗪酰胺血药浓度的55%，血中吡嗪酸减低50%～60%。

3. 用法用量

（1）成人每日用药剂量为20～30 mg/kg；体质量＜50 kg，1.5 g/d；体质量≥50 kg，1.75 g/d。儿童每日用药剂量为30～40 mg/kg，不宜超过2 g/d。每日剂量1次顿服或分次服用。

（2）成人隔日用药剂量，体质量＜50 kg，1.5 g/d；体质量≥50 kg，2 g/d。

（3）肾功能不全患者25～35 mg/kg，每周3次。

（4）用药途径为口服。

4. 不良反应

（1）吡嗪酰胺可引起转氨酶升高，肝大。长期大剂量应用时可发生中毒性肝炎，造成严重肝细胞坏死、黄疸、血浆蛋白降低等。肝损伤与剂量和疗程有关，常规用量下较少发生肝损伤，老年人、酗酒和营养不良者肝损伤的发生率增加。

（2）吡嗪酰胺的代谢产物吡嗪酸能抑制肾小管对尿酸的排泄（促进尿酸的重吸收），从而引起高尿酸血症，导致痛风发作，引起关节疼痛。

（3）胃肠道反应，可有食欲降低、恶心、呕吐等症状。过敏反应，偶见发热及皮疹，重者可出现黄疸。个别患者可发生光敏反应，皮肤暴露部位呈红棕色。

5. 注意事项

（1）糖尿病、痛风、严重肝功能减退者、孕妇慎用；对本品过敏者禁用。

（2）本品毒性较强，除非必须，通常儿童不宜使用。

（七）乙胺丁醇（ethambutol，EMB，E）

1. 作用机制

本品抑制分枝杆菌细胞壁的合成，可渗入分枝杆菌体内干扰RNA的合成从而抑制细菌的繁殖[9]，但是作用机制尚未完全阐明。

2. 特点

本品对MTB和非MTB中的堪萨斯和鸟分枝杆菌等有抑菌作用，在pH中性环境中作用最强。本品为抑菌药，仅对生长繁殖期的MTB有作用，其对细胞壁的破壁作用有效地促进了其他药物进入细菌体内的速度，提升了胞内的药物浓度；与其他一线抗结核药物有协同作用，且可延缓其他药物耐药性的产生；对静止期细菌几乎无影响。[10]经复治标准化学治疗方案治疗失败者，如无可靠的DST结果证明乙胺丁醇敏感，原则上不推荐使用。乙胺丁醇在试管内耐药性出现较慢，临床应用3～4个月可出现耐药。迄今未发现本品与其他抗结核药物有交叉耐药性。本品口服给药，生物利用度为75%～80%，血浆蛋白结合率为20%～30%。吸收后广泛分布于全身各组织和体液中(除脑脊液外)。红细胞内药物浓度与血浆浓度相等或为其2倍，并可持续24 h；肾、肺、唾液和尿液内的药物浓度都很高；但胸腔积液和腹腔积液中的浓度则很低。本品不能渗透正常脑膜，但结核性脑膜炎患者脑脊液中可有微量渗入；可通过胎盘进入胎儿血液循环；可从乳汁分泌，乳汁中的药物浓度约相当于母体的血药浓度。本品主要经肝脏代谢，约15%的给药量代谢成为无活性代谢物。给药后约80%在24 h内经肾小球滤过和肾小管分泌排出，其中至少50%以原形排泄，约15%为无活性代谢物；在粪便中以原形排出者约占20%。$t_{1/2}\beta$为3～4 h，肾功能减退者可延长至8 h。相当量的乙胺丁醇可经血液透析和腹膜透析从体内清除。

3. 用法用量

(1) 每日用药剂量为15～25 mg/kg，不宜超过1.5 g/d。上限剂量仅在强化期使用，继续期推荐每日剂量为15 mg/kg。成人体质量<50 kg，0.75 g/d；体质量≥50 kg，1.0 g/d；儿童每日剂量为15～25 mg/kg。每日剂量1次顿服或分2次服用。

(2) 成人隔日用药剂量，体质量<50 kg，1.0 g/d；体质量≥50 kg，1.25～1.5 g/d。

(3) 肾功能不全患者15～25 mg/kg，每周3次用药。

(4) 用药途径为口服。

4. 不良反应

(1) 主要不良反应是视神经毒性，早期表现为视力模糊、眼球胀满感、异物感、流泪、畏光等。严重者可出现视力减退、视野缺损、辨色力减弱，也有引起失明者，视神经毒性与剂量呈正相关。

(2) 一般口服常用量(每日15 mg/kg)的不良反应较少且轻微；除视神经损害的不良反应外，其他不良反应有过敏、瘙痒、皮疹、头痛、眩晕、关节痛、胃肠道反应、全身不适、精神反应、肝功能异常、血粒细胞减少等。

5. 注意事项

(1) 本品不宜用于小儿，婴幼儿禁用。

(2) 有痛风、视神经炎、不能准确表达症状者慎用。

(3) 肾功能减退时排泄减少，可引发蓄积中毒，故肾功能减退者慎用。

(4) 球后视神经炎的发生与剂量相关，肾功能减退或肾衰竭时风险加大。

(5) 治疗期间应注意检查视野、视力、红绿鉴别力等。

二、二线口服类抗结核药物

(一) 左氧氟沙星(levofloxacin,Lfx)

本品为氧氟沙星光学异构体的左旋体。

1. 作用机制

本品主要通过作用于细菌DNA旋转酶(拓扑异构酶Ⅱ),致使细菌染色体上DNA链断裂,并抑制DNA旋转酶A亚单位,从而抑制DNA的复制与转录[11],达到杀菌目的。当DNA旋转酶A亚单位的*gyrA*基因突变则意味着对氟喹诺酮类药物发生中高度耐药,*gyrB*基因突变则发生低度耐药。[12]

2. 特点

MIC为0.5 μg/mL,体外抗菌活性是氧氟沙星的2倍,用于敏感菌所致的感染。因具有抗结核作用,主要用于耐药结核病的治疗。本品口服吸收好,生物利用度约为99%,血浆蛋白结合率为30%~40%。组织渗透性较好,在胆汁、气管、肺、肾、前列腺、皮肤中具有相对聚集作用,组织浓度可达血药浓度的2~3倍。其中肺组织中药物浓度可达同期血药浓度的2~5倍,皮肤组织、水疱液、扁桃体、前列腺组织、女性生殖道组织、泪液、痰液、唾液中药物浓度一般为同期血药浓度的1~2倍。脑脊液浓度较低,仅为血浓度的16%~20%。与食物同服时,达峰时间略推迟(约1 h),血药峰浓度略降低(约降低14%)。本品在体内代谢甚少,主要通过肾脏排泄,半衰期为4~6 h;肾功能减退时,该药半衰期延长,清除缓慢,需调整剂量。本品不被血液透析和腹膜透析清除。

3. 用法用量

(1) 成人剂量。一般为10~15 mg/(kg·d);体质量<50 kg,0.4 g/d;体质量≥50 kg,0.5 g/d;成人剂量可用至0.6 g/d;WHO推荐成人剂量为0.75 g/d,最大剂量可达到1.0 g/d。每日剂量可1次或分次使用。

(2) 儿童剂量。≤5岁为15~20 mg/(kg·d),早晚2次服用;>5岁为10~15 mg/(kg·d),每日1次服用。

(3) 肾衰竭/透析患者使用时,当肌酐清除率(Ccr)<30 mL/min,每次750~1000 mg,每周3次,不可每日服用。

(4) 用药途径主要为口服,亦可静脉滴注,用量同口服。

4. 不良反应

(1) 中枢神经系统损害。表现为头痛、眩晕、失眠。重者出现幻觉、抑郁、精神异常及精神错乱,甚至引发癫痫发作。有精神病史及癫痫病史者禁用。

(2) 胃肠道反应。腹部不适、腹泻、恶心或呕吐。

(3) 超敏反应和光敏反应。皮肤瘙痒,皮疹多为麻疹样斑丘疹,偶可发生渗出性多形性红斑;光敏反应较少见。

(4) 肝肾损伤。1%~3%的患者使用氟喹诺酮类药物后出现轻度的血清转氨酶升高,但是可逆的,通常情况下不需要停药。不同品种的氟喹诺酮类药物对肝肾的影响程度不一,如左氧氟沙星偏重对肾脏的影响，莫西沙星则偏重对肝脏的影响。

(5) 血液系统损伤。可引起白细胞和血小板减少，以及贫血等。

(6) 肌腱炎。表现为肌腱疼痛、肿胀，肌腱断裂等肌腱功能障碍。

(7) Q-Tc间期(以心率矫正后的Q-T间期)延长。氟喹诺酮类药物的使用与Q-Tc间期延长相关，能导致尖端扭转型室性心动过速(TdP)，从而危及生命。不同品种的氟喹诺酮类药物对Q-Tc间期延长的作用有差异，左氧氟沙星对此的作用相对较轻。

(8) 糖代谢异常。氟喹诺酮类药物可影响糖尿病患者的血糖控制水平。不同品种的氟喹诺酮类药物其影响程度不一，莫西沙星使用后发生高血糖症的比率为6‰，发生低血糖的比率为10‰；左氧氟沙星使用后发生高血糖症的比率为3.9‰，发生低血糖的比率为9.3‰。

5. 注意事项

(1) 左氧氟沙星属于浓度依赖型，以1次顿服为佳。

(2) 需与其他抗结核药物联合应用。

(3) 18岁以下青少年，尤其是儿童不宜使用本品。

(4) 有精神病史者、癫痫病史者慎用或禁用。

(5) 应用此药物时，注意不要与含铝、镁、铁、锌、钙的制剂同服，防止干扰氟喹诺酮类药物吸收。亦不可与茶碱、咖啡因同服，预防茶碱中毒。

(6) 与抗结核药物联合应用时，需注意监测中枢神经系统、造血系统、肌肉骨骼系统和肝肾功能的损害，以及出现超敏反应和光敏反应。

(7) 用药后避免日光照射，也可涂抹防晒霜以预防光敏反应。

(8) 氟喹诺酮药物可引起过敏性休克、喉头水肿等严重超敏反应，因此本品禁用于对任何氟喹诺酮药物有过敏史者。

(9) 肾功能障碍者慎用，老年患者应用此药需检测肾功能。哺乳期妇女应用此药时需暂停授乳。

(10) 应用本品可引起血糖波动，需注意调节降糖药物的用量。

(11) 碱性药物(碳酸氢钠、氢氧化铝、胃得乐、西咪替丁、碳酸钙)和抗胆碱药(阿托品、东莨菪碱、颠茄)，可减少氟喹诺酮类药物的吸收，要避免长期并用。

(12) 禁止非甾体类抗炎药(阿司匹林、丁苯羟酸、双氯芬酸)与氟喹诺酮类药物并用，防止加剧中枢神经系统毒性反应和诱发癫痫发作。

(13) 氟喹诺酮类药物可干扰细胞色素P450系统从而减少茶碱在体内的代谢，故同时应用茶碱、咖啡因等药时需注意调整剂量或进行血药浓度监测，预防茶碱中毒。

(二) 莫西沙星(moxifloxacin，Mfx)

1. 作用机制

本品通过对细菌的拓扑异构酶Ⅱ(DNA旋转酶)和拓扑异构酶Ⅳ的抑制作用阻断细菌DNA复制而起抗菌作用。[13-14]

2. 特点

莫西沙星为新一代氟喹诺酮类药物，具有广谱抗菌作用，用于各种感染的治疗，对MTB具有较强的杀菌活性，主要用于耐药结核病的治疗。口服后吸收良好，生物利用度约90%，血浆蛋白结合率约50%。高脂肪餐不影响本品的吸收，但同服抗酸药可减少吸收。口服吸收后在体内广泛分布，在肺泡巨噬细胞、肺泡上皮细胞衬液、上颌窦黏膜、支气管黏膜、鼻息肉中的药物浓度与同期血药浓度之比为1.7～21.2不等。可通过血-脑屏障，渗透性良好。该药主要通过肝脏代谢，经尿排出只占22%，血浆半衰期为11～15 h。在肝内通过与葡萄糖苷酸和硫酸酯结合而代谢，不经细胞色素酶P450系统。该药的代谢物M1硫酸酯结合物约占给药量的38%，主要自粪便中排出；口服或静脉给药量的14%转化为葡萄糖苷酸结合物(M2)，主要自尿中排出。M2和M1的血药峰浓度(C_{max})分别约为母体同期血药浓度的40%和<10%。老年健康志愿者口服及静脉给药后，C_{max}、AUC和$t_{1/2}\beta$与年轻者相比无明显差别，提示老年人应用时不需调整剂量。在轻、中、重度肾功能减退者中，该药的药代动力学参数均无明显改变，提示肾功能减退患者不需调整剂量。在肝功能减退呈轻度(Child-Pugh分级A)和中度(Child-Pugh分级B)患者中，莫西沙星原药的AUC分别较健康受试者增加78%和102%，C_{max}增加79%和84%；代谢物M1和M2的AUC及C_{max}亦有不同程度升高；但轻度和中度肝功能减退患者均不需调整剂量。严重肝功能减退者(Child-Pugh分级C)的药代动力学研究资料尚缺乏。

3. 用法用量

(1) 每日用量为7.5～10.0 mg/(kg·d)；成人每日0.4 g/d。每日剂量1次或分次服用，以1次顿服为佳。

(2) 用药途径主要为口服，亦可静脉滴注，用量同口服。

4. 不良反应

同左氧氟沙星，对Q-Tc间期延长的作用更强。

5. 注意事项

同左氧氟沙星。

(1) 肾功能受损包括透析患者应用莫西沙星时不需减量。

(2) 莫西沙星可以与食物一同服用，但是需要注意在服用该药前2 h或服用后4 h进食，并且不要服用乳制品、抗酸剂(尤其是含铝类药)、维生素、硫糖铝等可能影响吸收的食物或药物。

(三) 乙硫异烟胺(ethionamide，Eto)

1. 作用机制

本品为异烟酸的衍生物，其作用机制尚不清楚，但可能与抑制肽类的合成或抑制霉菌酸的合成有关。[15]

2. 特点

本品对MTB有抑菌作用，抗菌活性仅为异烟肼的1/10。对渗出性及浸润性干酪病变疗效较好。常与其他抗结核药物联合应用以增强疗效和避免病原菌产生耐药性。[16]氨硫脲常与乙硫异烟胺有部分交叉耐药，耐氨硫脲的MTB常对乙硫异烟胺敏感，但耐乙硫异烟胺时，则很少对氨硫脲敏感。本品口服后吸收快，生物利用度约为100%。广泛分布于全身组织和体液中，在各种组织中和脑脊液内的药物浓度与同期血药浓度接近。可穿过胎盘进入胎儿血液循环。血浆蛋白结合率约为30%。主要在肝内代谢，代谢为亚砜，仍有部分活性；

然后生成无活性代谢产物。主要经肾排泄，其中1%为原形，5%为活性代谢产物，其余均为失活性代谢产物。$t_{1/2}\beta$为2～3 h。

3. 用法用量

(1) 成人体质量<50 kg，0.5～0.6 g/d；体质量≥50 kg，0.75～0.8 g/d；不宜超过1 g/d。每日剂量分2～3次服用，也可1次顿服，睡前或（和）食物同服。

(2) 儿童每日用量为12～15 mg/kg，不宜超过1 g/d。服用方法同成年人。

4. 不良反应

(1) 服药后有恶心、呕吐、腹痛、腹泻、厌食、胃部不适等症状，多于服药2～3周后发生；如不能耐受，可酌减剂量或暂停服药，待症状消失后继续服用。如合用碳酸氢钠，或口服乙硫异烟胺的肠溶片，可减轻反应。在发生呕吐时，可同时使用止吐药。

(2) 少数患者有糙皮病症状，以及精神抑郁、视力紊乱和头痛、末梢神经炎、致畸、经期紊乱、男子乳房女性化、脱发、关节痛、皮疹、痤疮等。

5. 注意事项

(1) 不适宜间歇用药。

(2) 对异烟肼、吡嗪酰胺和烟酸过敏者，可能对本品也过敏。

(3) 孕妇禁用（致畸性），哺乳期妇女使用本品对乳儿的危害不能排除。

(4) 20%～30%患者可对肝功能有影响，引起转氨酶升高，并可发生黄疸，故每月应测肝功能1次。

(5) 大剂量可引起体位性低血压。

(6) 逐渐增加剂量可减少胃部不适。

(7) 肾衰竭和（或）透析者无需改变剂量。

(8) 有专家建议所有服用乙硫异烟胺的患者应同时服用维生素B_6以减少不良反应发生率，但缺乏证据。

（四）丙硫异烟胺（protionamid，Pto）

1. 作用机制

本品为异烟酸的衍生物，其作用机制尚不清楚，但能抑制霉菌酸的合成。[17]

2. 特点

对MTB有抑菌作用，对MTB的MIC为0.6 μg/mL，能抑制异烟肼在肝内的乙酰化，增加异烟肼的抗结核作用。可治疗各类型的结核病，需与其他抗结核药物联合应用；适用于复治、耐药结核病，或用于不能使用其他药物的被治疗者；适用于非MTB病的治疗。本品药代动力学同乙硫异烟胺。

3. 用法用量

同乙硫异烟胺。

4. 不良反应

参考乙硫异烟胺，与乙硫异烟胺相比，本品不良反应较轻。

(1) 不良反应发生率较多者有：精神忧郁（中枢神经系统毒性），同时服用环丝氨酸可能加大神经系统毒性；胃肠道不适和食欲不佳，可以通过进食和卧床休息减轻；金属味觉；肝毒性。

(2) 不良反应发生率较少者有:步态不稳或麻木、针刺感、烧灼感、手足疼痛(周围神经炎)、精神错乱或其他精神改变(中枢神经系统毒性)、巩膜或皮肤黄染(黄疸、肝炎)。

(3) 不良反应发生率极少者有:视力模糊或视力减退、并发或不并发眼痛(视神经炎)、月经失调或怕冷、性欲减退及乳腺发育(男子)、脱发、皮肤干而粗糙、可逆性甲状腺功能减退(可予以甲状腺素替代治疗)、关节疼痛、僵直肿胀。

(4) 如持续发生以下情况者应予注意:腹泻、唾液增多、流口水、食欲减退、口中金属味、恶心、口痛、胃痛、胃部不适、呕吐(胃肠道紊乱、中枢神经系统毒性)、眩晕(包括从卧位或坐位起身时)、嗜睡、软弱(中枢神经系统毒性)。

5. 注意事项

参考乙硫异烟胺。

(1) 不适宜间歇用药。

(2) 慢性肝病患者、精神病患者、孕妇禁用。

(3) 因胃肠不良反应不能接受者,可酌情减量,或从小剂量开始,逐步递增用量。同时使用抗酸药物、解痉药物等可减轻胃肠反应。

(4) 本品亦可引起烟酰胺的代谢紊乱,部分患者宜适当补充B族维生素,尤其补充维生素B_6、维生素B_2。

(5) 需定期检测肝功能,营养不良者、糖尿病患者和酗酒者需适当缩短检测周期。

(6) 长期服药者不宜长时间在阳光下暴晒,避免发生光敏反应。

(7) 乙硫异烟胺和丙硫异烟胺均属于硫胺类,两者药效相似,具有完全性交叉耐药性,可视为同一种药,但不良反应以乙硫异烟胺略多。我国仅生产丙硫异烟胺。在耐多药结核病化疗方案中丙硫异烟胺常为一个基本的组成部分。

(8) 丙硫异烟胺(或乙硫异烟胺)与异烟肼有部分的交叉耐药性,一旦耐药则不易恢复敏感性,停药后亦如此。

(9) 考虑到丙硫异烟胺(或乙硫异烟胺)的消化道反应,可从小剂量(300 mg)开始使用,3~5天后逐渐加大至足量。

(五) 环丝氨酸(cycloserine,Cs)

1. 作用机制

本品系D-丙氨酸类,通过竞争性抑制D-丙氨酸的消旋酶和合成酶,抑制细菌细胞壁的合成。[18]

2. 特点

对MTB和其他分枝杆菌具有抗菌活性,对MTB的MIC为5~20 μg/mL。主要用于复治、耐药尤其是耐多药和广泛耐药结核病的治疗。本品与其他抗结核药物没有交叉耐药,和其他抗结核药物联合应用时可延缓其耐药性的产生。[19]环丝氨酸口服后吸收快而完全(70%~90%),广泛分布于机体的组织和体液或生理、病理性积液中,如肺、胆汁、腹腔积液、胸膜腔积液、滑膜液、淋巴液和痰液。有非常好的脑脊液渗透性(脑脊液中的浓度可达到血清浓度的80%~100%,脑膜炎时更高)。能通过胎盘,进入胎儿血液循环;也可经乳汁分泌。

本品60%～70%通过肾小球过滤，以原形经尿排出，少量随粪便排泄，少量通过代谢清除。肾功能减退者本品可蓄积。$t_{1/2}\beta$为10 h，肾功能减退者将延长。本品可通过血液透析清除。

3. 用法用量

(1) 成人每日用量为15 mg/kg，常用量每日0.5 g，每日剂量不宜超过1.0 g。推荐体质量<50 kg，0.5 g/d；体质量≥50 kg，0.75 g/d。每日剂量分2～3次服用，如0.75 g/d分2次使用时，推荐上午0.25 g，晚上0.5 g。儿童每日用量为10 mg/kg，不宜超过1 g/d。服用方法同成年人。

(2) 用药途径为口服。

4. 不良反应

(1) 常见者有神经精神症状，包括头痛、易怒、睡眠障碍、有进攻性，以及震颤、齿龈炎、皮肤苍白、抑郁、意识模糊、眩晕、不安、焦虑、噩梦、严重的头痛和嗜睡。

(2) 偶见者有视觉改变、皮疹、麻木、手脚刺痛或烧灼感、黄疸、眼睛疼痛。

(3) 罕见者有Stevens-Johnson综合征、惊厥、自杀意念。

5. 注意事项

(1) 最初2周每12 h口服本品250 mg，然后根据情况小心加量，最大加至每6～8 h口服250 mg，并监测血药浓度。

(2) 进食会轻度减少药物的吸收（最好空腹服药），70%～90%可被吸收；抗酸剂和橙汁对吸收无明显影响。

(3) 妊娠或哺乳的安全等级为C。哺乳时应同时给予婴儿补充维生素B_6。

(4) 肾脏疾病致严重肾损伤患者要减少环丝氨酸的用量，甚至不用。当Ccr低于30 mL/min，建议剂量为250 mg/d；或每次500 mg，每周3次；但上述剂量是否合适尚未确定。

(5) 仔细监测神经毒性的症状；如有可能，测量血药浓度，调整用药方案。

(6) 严重焦虑、精神抑郁或精神病者禁用，有癫痫发作史者禁用，酗酒者禁用。

(7) 与异烟肼或丙硫异烟胺联合应用时，两药均可促进其血药浓度升高，加重中枢神经系统毒性作用，如嗜睡、眩晕、步态不稳。

(8) 与苯妥英钠联合应用时，可使后者代谢减慢、毒性作用增强。

(9) 肾功能不全和（或）透析患者使用剂量可调整为250～500 mg/d，每周3次。

(10) 成人剂量达1 g/d时，建议同时服用维生素B_6；每服用250 mg的环丝氨酸可给予50 mg维生素B_6。

(11) 早在利福平问世以前，环丝氨酸就已经是复治结核病化学治疗方案中的主要成分之一。其特点是除本身不易产生耐药性外，还可以防止细菌对丙硫异烟胺（或乙硫异烟胺）耐药，但环丝氨酸耐药后的稳定性强，再次使用无效，停药后亦不易恢复敏感性。

（六）特立齐酮（terizidone，Trd）

特立齐酮又名苯环丝氨酸，含有2个分子的环丝氨酸，与环丝氨酸同属吩嗪类衍生物，可替代环丝氨酸。两者的作用机制、药效和不良反应等相似，具有完全性交叉耐药。[20-21]

1. 用法用量

(1) 成人每日用量为体质量<50 kg,0.6 g/d;体质量≥50 kg,0.6~0.9 g/d。儿童用量参照环丝氨酸,不宜超过0.9 g/d,每日剂量分2~3次服用。

(2) 用药途径:口服。

2. 注意事项

(1) 特立齐酮毒性较环丝氨酸低,不良反应较环丝氨酸少。

(2) 对于肝功能不全及Ccr<30 mL/min者,尚无推荐剂量。

(3) 目前有关特立齐酮的研究,以及安全性和有效性的报道较少,有报道血液透析患者普遍能够较好地耐受特立齐酮。

(七) 对氨基水杨酸(para-aminosalicylic acid,PAS)

1. 作用机制

本品的结构类似对氨基苯甲酸,通过对MTB叶酸合成的竞争性抑制作用而抑制MTB的生长繁殖。[22]

2. 特点

对氨基水杨酸对MTB有抑菌作用,对非MTB无效。与异烟肼、链霉素联合应用可加强后两者的抗结核作用。必须与其他抗结核药物配伍应用。与杀菌药联合应用有延缓耐药产生的作用。[23]适用于复治、耐药结核病。本品口服吸收良好,较其他水杨酸类吸收快。吸收后迅速分布至肾、肺、肝等组织和各种体液中,在干酪样组织中可达较高浓度,在胸腔积液中也可达到很高浓度,但在脑脊液中的浓度很低(脑膜炎时有增加)。血浆蛋白结合率低(15%)。$t_{1/2}\beta$为45~60 min,肾功能损伤者可达23 h。本品在肝中代谢,50%以上经乙酰化成为无活性代谢物。给药量的85%在7~10 h内经肾小球滤过和肾小管分泌迅速排出,14%~33%为原形,50%为代谢物。本品亦可经乳汁分泌。血液透析能否清除本品情况不明。

3. 用法用量

一般不适宜间歇用药。

(1) 成人:片剂,体质量<50 kg,8 g/d;体质量≥50 kg,10 g/d。颗粒剂,8 g/d。针剂(对氨基水杨酸钠,PAS-Na),用量参照片剂;不宜超过12 g/d。

(2) 儿童:200~300 mg/kg。

(3) 每日剂量1次顿服或分2~3次服用。

(4) 用药途径:① 口服。② 静脉滴注:根据成人或儿童用量,用生理盐水或5%葡萄糖液将本品稀释成3%~4%浓度,避光下进行静脉滴注,2~3 h内完成。

4. 不良反应

(1) 胃肠道症状,主要为食欲缺乏、恶心、呕吐、胃烧灼感、腹上区疼痛、腹胀及腹泻,甚至可致溃疡和出血,饭后服药可减轻反应。

(2) 肝脏损伤,表现为转氨酶升高、胆汁瘀滞,出现黄疸等。

(3) 超敏反应,表现为皮肤瘙痒、皮疹、剥脱性皮炎、药物热及嗜酸粒细胞升高等,应立即停药。

(4) 肾脏刺激症状,如结晶尿、蛋白尿、管型尿、血尿等。

(5) 甲状腺功能低下,合用乙硫异烟胺时会增加产生甲状腺功能低下的风险。

(6) 罕见不良反应,包括可逆性甲状腺功能减退(可给予甲状腺素替代治疗),与乙硫异烟胺合用时此风险增大;大剂量能抑制凝血酶原的生成,使凝血时间延长。

5. 注意事项

(1) 需与其他抗结核药物配伍应用。

(2) 使用本品需定期做肝、肾功能检查;本品偶可引起低血钾、低血钙、白细胞和粒细胞减少,需定期做血常规和电解质检查。

(3) 静脉滴注本品时,其药液需新鲜配制并避光保存,变色后不能使用,以避免分解成间位氨基酸引起溶血。

(4) 本品可干扰利福平的吸收,与之联用时两者给药时间宜相隔6~8 h;本品可降低强心苷的吸收,与之并用时需注意调整后者的剂量。

(5) 可促使抗凝血药物、苯妥英钠作用增强,联用时要注意观察是否有出血征象。

(6) 与阿司匹林联用时,可加重肠道刺激,严重时可产生溃疡。

(7) 不宜长期与丙磺舒、氯化铵、维生素C联合应用。丙磺舒可减慢对氨基水杨酸的排泄,长期服用可提高对氨基水杨酸血浓度,并易引起肝功能损伤。氯化铵、维生素C可酸化尿液,长期联用易造成对氨基水杨酸结晶,引起肾损伤。

(8) 肝、肾功能减退者慎用。

(9) 发生超敏反应,应立即停药并进行抗过敏治疗。

(10) 使用颗粒剂时,建议和酸性饮料一起服用。

(11) 对氨基水杨酸的主要应用价值在于自身能抑制MTB,还可以预防耐异烟肼菌群的产生,是异烟肼有效的联用药。对氨基水杨酸和异烟肼联合应用不但对耐异烟肼菌株可能有效,还可以防止耐药的进一步加剧。可用于从未使用过对氨基水杨酸或对其敏感的耐药结核病患者。

(八) 利奈唑胺(linezolid,Lzd)

1. 作用机制

本品为合成的抗革兰阳性菌药物,其作用为抑制细菌蛋白质合成[24],特点是与细菌核糖体50S亚单位结合,抑制mRNA与核糖体连接,阻止70S起始复合物的形成,从而抑制细菌蛋白质的合成。[25]

2. 特点

本品结构特殊,与其他抗生素无交叉耐药性,特别对于耐甲氧西林的金黄色葡萄球菌(MRSA)、耐万古霉素的肠球菌(VREF)等微生物有良好的抗菌作用,为治疗耐万古霉素肠球菌感染的唯一药物。利奈唑胺对支原体属和衣原体属、MTB、鸟分枝杆菌等病原微生物亦有一定抑制作用。[26]已有研究提示,采用本品治疗耐多药和(或)广泛耐药结核病取得了比较好的临床效果,但尚需更多的观察研究。本品口服吸收快速且完全,生物利用度为100%。为时间依赖性抗生素。在体内广泛分布于血液灌注良好的组织,脑脊液浓度为血药浓度的1/3(已用来治疗脑膜炎)。血浆蛋白结合率为31%。在体内氧化生成2个失活代谢产物——氨基乙氧乙酸(A)和羟乙基氨基乙酸(B)。非肾清除率约占本品总清除率的65%。

稳态时，有30％的药物以原形药物的形式、40％以代谢产物B的形式、10％以代谢产物A的形式随尿排泄。本品的肾脏清除率低(总清除率(CL)和肾清除率(CLr)分别为120 mL/min和40 mL/min)，提示有肾小管重吸收。大约有6％和3％的药物分别以代谢产物B和A的形式经粪便排出。$t_{1/2}\beta$为4.5～5.5 h。

3. 用法用量

(1) 成人用量为300～600 mg/d，不宜超过600 mg/d。

(2) 儿童用量为每次10 mg/kg，每8 h一次，不宜超过600 mg/d。

(3) 用药途径为口服或静脉滴注。

4. 不良反应

主要不良反应有腹泻、头痛、恶心。另外，还有口腔念珠菌、阴道念珠菌感染，以及低血压、消化不良、局部腹痛、瘙痒、舌变色、骨髓抑制、多发神经炎、精神改变等。

5. 注意事项

(1) 对本品过敏者禁用；孕妇与哺乳期妇女慎用。

(2) 口服用药时如有胃部不适，与食物一起服用。

(3) 本品可能引起血小板减少症，对于易出血者、有血小板减少症者、与有减少血小板药物同服或使用本品超过2周的患者，均应监测血小板计数。

(4) 本品可引起假膜性结肠炎。

(5) 本品具有单胺氧化酶抑制剂的作用，如与肾上腺素能药物同服，可引起可逆性血压增高；如与5-羟色胺神经药物联合应用，应注意发生5-羟色胺综合征。

(6) 本品与华法林、苯妥英、氨曲南、庆大霉素、右美沙芬等药物无相互作用。

(九) 氯法齐明(氯苯吩嗪，clofazimine，Cfz)

1. 作用机制

本品抗菌作用可能通过干扰麻风分枝杆菌的核酸代谢[27]，与其DNA结合，抑制依赖DNA的RNA聚合酶，阻止RNA的合成，从而抑制细菌蛋白的合成[28]，发挥其抗菌作用。

2. 特点

本品可进入巨噬细胞，不仅对麻风分枝杆菌有缓慢的杀菌作用，与其他抗分枝杆菌药物合用时对MTB有效[29]，以及对溃疡分枝杆菌等部分非MTB亦有效。在体外具有抗结核活性，而体内活性数据不多。口服吸收率为45％～62％，个体差异大，与食物同服可增加其吸收。本品具有高亲脂性，主要沉积于脂肪组织和单核-吞噬细胞系统内，被全身的巨噬细胞摄取，其组织浓度高于血浆浓度。组织半衰期约70天。本品大多数经粪、胆汁排泄，少量由尿液、痰液、皮脂、汗液排泄，乳汁中也含有药物。

3. 用法用量

(1) 成人剂量在最初2个月为200～300 mg/d，以后100 mg/d。

(2) 儿童相关的资料有限。

(3) 每日剂量1次或分次服用。

4. 不良反应

(1) 光敏反应、皮肤黏膜着色为其主要不良反应。服药2周后即可出现皮肤和黏膜红染，呈粉红色、棕色，甚至黑色。着色程度与剂量、疗程呈正比。停药2个月后色素逐渐减退，1～2年才能退完。本品可使尿液、汗液、乳汁、精液和唾液呈淡红色，且可通过胎盘使胎儿着色，但未有致畸的报道。应注意个别患者因皮肤着色反应而导致抑郁症；曾有报道，个别患者继皮肤色素减退后，因精神抑郁而自杀。

（2）70%～80%用本品治疗的患者皮肤有鱼鳞病样改变，以四肢和冬季为主。停药后2～3个月可好转。

（3）本品可致食欲减退、恶心、呕吐、腹痛、腹泻等胃肠道反应。

（4）个别患者可产生眩晕、嗜睡、肝炎、上消化道出血、皮肤瘙痒等。

（5）个别患者可产生皮肤色素减退、阿斯综合征。

5. 注意事项

（1）对本品过敏者禁用，有胃肠疾患史、肝功能损伤及对本品不能耐受者慎用。

（2）应与食物或牛奶同时服用。

（3）每日剂量超过100 mg时应严密观察，疗程应尽可能缩短。

（4）可致红细胞沉降率加快，以及血糖、血清氨基转移酶及胆红素升高，血钾降低。

（5）用药期间患者出现腹部绞痛、恶心、呕吐、腹泻时，应减量、延长给药间期或停药。偶有服药期间发生脾梗死、肠梗阻或消化道出血等并发症而需进行剖腹探查者。因此，应高度注意并及时处理服药期间出现急腹症症状者。

（6）本品能透过胎盘并进入乳汁，使新生儿和哺乳儿的皮肤染色。孕妇要避免应用本品，哺乳期妇女不宜应用本品。

三、注射类抗结核药物

（一）链霉素（streptomycin，Sm，S）

1. 作用机制

本品主要作用于MTB的核糖体，诱导遗传密码的错读，抑制信使RNA转译，干扰转译过程中的校对，从而抑制蛋白质合成。

2. 特点

链霉素属氨基糖苷类抗生素，半效杀菌药；对多种革兰阴性杆菌及葡萄球菌的某些菌株有效，对MTB的作用最为突出，呈强抑菌作用，高浓度有杀菌作用。碱性环境可增强其抗菌作用。在抗结核注射剂中链霉素抗结核活性最强。大多数非MTB对本品耐药。结核病患者单用链霉素迅速发生耐药，耐药菌的毒力不减，也不可再转为敏感，而且可产生链霉素依赖菌，故耐药后一般不考虑再用链霉素。本品肌内注射后吸收良好，蛋白结合率为20%～30%。主要分布于细胞外液，并可分布于除脑以外的所有器官和组织。本品到达脑脊液和支气管分泌液中的量很少（脑膜有炎症时可渗透增加），可到达胆汁、胸腔积液、腹腔积液、结核性脓肿和干酪样组织中。在尿液中浓度高，可穿过胎盘组织。本品在体内不代谢，主要经肾小球过滤排出，80%～98%在24 h内排出；约1%从胆汁排出，此外亦有少量从乳汁、唾液和汗液中排出。本品有相当量可经血液透析清除。

2. 特点

对MTB具有杀菌作用，适用于复治、耐药结核病治疗。本品对链霉素耐药的菌株仍然敏感，对卡那霉素或阿米卡星耐药的菌株部分敏感[33]，是治疗耐药结核病的药物之一。本品很少经胃肠道吸收，需肌内注射。在尿中浓度甚高，也可穿过胎盘进入，不能渗透进入脑脊液。$t_{1/2}\beta$为3～6 h，主要经肾小球滤过以原形排出，给药12 h内以原形排出50%～60%；少量经胆汁排出。肾功能损伤患者$t_{1/2}\beta$延长，血清中可有卷曲霉素蓄积。本品可经血液透析清除。

3. 用法用量

(1) 成人常用剂量为15～20 mg/(kg·d)，不超过1.0 g/d。体质量<50 kg者0.75 g/d；体质量≥50 kg者1.0 g/d。

(2) 儿童常用剂量为15～30 mg/(kg·d)，不超过1.0 g/d。

(3) 老年患者剂量需酌减。年龄>59岁：每次10 mg/kg，5～7次/周；或每次15 mg/kg，每周3次；每次最大剂量为0.75 g。

(4) 肾衰竭/透析患者，每次12～15 mg/kg，每周2～3次，不可每日使用。

(5) 用药途径为深部肌内注射，或静脉滴注。

4. 不良反应

(1) 发生相对较多的不良反应有血尿、尿量或排尿次数显著增加或减少，食欲减退或极度口渴。

(2) 发生较少的不良反应有超敏反应、耳毒性、肾毒性、神经肌肉阻滞等。

(3) 电解质紊乱，尤其是低钾血症。

5. 注意事项

(1) 用药期间应做电解质、肾功能、尿常规检查。有电解质紊乱的患者，需在电解质获得纠正后使用。

(2) 必须与其他抗结核药物联合应用。

(3) 用药期间严密观察头晕、耳鸣、听力减退等反应。

(4) 本品与阿片类镇痛药并用时有抑制呼吸的作用。

(5) 与抗真菌、万古霉素、杆菌肽、抗癌等药物联用，可增加肾毒性和耳毒性。

(6) 禁止应用于有听力障碍或肾功能障碍、重症肌无力、帕金森综合征患者。禁用于妊娠和哺乳期妇女及对本品有过敏史者。

四、其他抗结核药物

(一) 亚胺培南-西司他丁(imipenem-cilastatin，Ipm-Cln)

1. 作用机制

亚胺培南可与多种青霉素结合蛋白(PBPs)，尤其是PBP1a、PBP1b和PBP2结合，抑制细菌细胞壁合成，导致其细胞溶解和死亡。[34]

2. 特点

亚胺培南为碳氢霉素类抗生素，既有极强的广谱抗菌活性，又有抑制β-内酰胺酶的作用。本品具有第一代头孢菌素强大的抗革兰阳性菌的作用，又具有第三代头孢菌素对阴性杆菌产生的广谱内酰胺酶的高度稳定性；对阴性杆菌，包括耐药阴性杆菌有极强的抗菌活性，包括极易对β-内酰胺类抗生素产生耐药性的铜绿假单胞杆菌、金黄色葡萄球菌、粪链球菌、脆弱拟杆菌等，对本品也高度敏感。亚胺培南在胃酸中不稳定，因此不能口服给药。临床应用亚胺培南与西司他丁为1∶1复合制剂，与西司他丁合用时亚胺培南的AUC可增加5%～36%。亚胺培南在人体内分布广泛，在肺组织、痰液、渗出液、女性生殖系统、胆汁、皮肤等组织和体液中，可达到对多数敏感菌的有效治疗浓度。亚胺培南血浆蛋白结合率约为20%，西司他丁约为40%，两者的$t_{1/2}$β均为1 h。其代谢产物主要经尿液排出，血液透析可清除亚胺培南与西司他丁。

3. 用法用量

(1) 成人体质量<50 kg，用药剂量为1500 mg/d；体质量≥50 kg，2000 mg/d，不宜超过4000 mg/d。WHO推荐每日剂量为2000 mg亚胺培南与2000 mg西司他丁。使用时因产地不同，剂量和剂型不尽相同，注意严格参照说明书执行。

(2) 儿童用药剂量为60 mg/(kg·d)，不宜超过2000 mg/d。

(3) 肾功能不全，Ccr 20～40 mL/min者，用药剂量为750 mg/12 h；Ccr<20 mL/min，500 mg/12 h。

(4) 每日剂量分2～3次使用。

(5) 用药途径：静脉滴注或肌内注射。每500 mg本品静脉滴注时间应>15～30 min；肌内注射时，以本品500 mg加1%利多卡因2 mL稀释，750 mg时加3 mL稀释，混匀后注射。

4. 不良反应

(1) 常见不良反应有腹泻、恶心、呕吐。

(2) 不常见者有癫痫发作(并发中枢神经系统感染)，儿童脑膜炎使用亚胺培南者引起癫痫的风险较大(对于脑膜炎及儿童推荐使用美罗培南)；另外还可能发生心悸、假膜性结肠炎。

5. 注意事项

(1) 妊娠和(或)哺乳期患者的临床应用资料较少。

(2) 肾脏疾病患者Ccr 20～40 mL/min时，用药剂量为750 mg/12 h；Ccr<20 mL/min时，用药剂量为500 mg/12 h。不推荐本品用于体质量<30 kg的儿童肾功能不全患者。

(3) 肝脏疾病患者采用本品，有报道约6%的患者有转氨酶增高。

(4) 不能耐受碳青霉烯类药物者禁用。

(5) 我国缺乏亚胺培南-西司他丁用于治疗耐多药与广泛耐药结核病的临床经验和资料。

(二) 美罗培南(美洛培南，meropenem，Mpm)

1. 作用机制

美罗培南是碳青霉烯β-内酰胺类抗生素，其作用机制和用法与亚胺培南相似，通过抑制细菌细胞壁的合成而产生抗菌作用；美罗培南容易穿透大多数革兰阳性和阴性细菌的细胞壁达到其作用靶点PBPs，并与之结合抑制细菌细胞壁的合成而起到抗菌作用。[35]除金属β-内酰胺酶以外，其对大多数β-内酰胺酶(包括由革兰阳性和阴性菌所产生的青霉素酶和头孢菌素酶)的水解作用具有较强的稳定性。

2. 特点

美罗培南不宜用于治疗对甲氧西林耐药的葡萄球菌感染,有时对其他碳青霉烯类药物的耐药菌株亦表现出交叉耐药性。体外试验显示,对一些铜绿假单胞杆菌的分离菌株,美罗培南与氨基糖苷类抗生素联合应用可产生协同作用。与亚胺培南比较,本品对肾脱氢肽水解酶Ⅰ更稳定,用于治疗敏感菌所致感染,不需要与酶抑制剂如西司他丁联用。本品在大多数组织和体液中分布良好,在痰、肺组织、胆管、腹腔渗出液、尿液、女性生殖系统和皮肤、软组织中可达到或超过抑制大多数敏感菌所需浓度。正常脑脊液中浓度较低,但脑膜有炎症时脑脊液药物浓度提高。血浆蛋白结合率约2%。主要通过肾小管分泌和肾小球滤过从尿中排泄,经过12 h的代谢,约有70%的药物以原形从尿中排泄。血浆$t_{1/2}\beta$为1 h;肾有损伤者,$t_{1/2}\beta$会延长;儿童$t_{1/2}\beta$会轻微延长。

3. 用法用量

(1) 成人常用剂量为每次500~1000 mg,1次/8 h,每日3次用药。WHO推荐1000~2000 mg/d,分为每日2~3次用药。

(2) 3个月至12岁和体质量不足50 kg的儿童,每8 h给药剂量为10~20 mg/kg;脑膜炎患儿可增至每8 h 40 mg/kg。

(3) 肾损伤的患者需要减少美罗培南的用量,根据肌酐清除率进行调整。① 肌酐清除率26~50 mL/min:给予1次/12 h常用剂量。② 肌酐清除率10~25 mL/min:给予1次/12 h常用剂量的1/2。③ 肌酐清除率<10 mL/min:给予1次/24 h常用剂量的1/2。

(4) 缓慢注射给药,需3~5 min以上;静脉滴注给药需要15~30 min以上。

4. 不良反应

参见亚胺培南。

(1) 过敏反应主要有皮疹、瘙痒、药物热等不良反应;偶见过敏性休克。

(2) 消化系统主要有腹泻、恶心、呕吐、便秘、味觉异常、牙舌变色等症状。可发生非敏感菌,如粪肠球菌、获得性耐药铜绿假单胞菌、真菌的二重感染,可能导致轻微至危及生命的假膜性结肠炎。对使用美罗培南后引起腹泻或腹痛加剧的患者,应确诊其是否为艰难梭菌(难辨梭状芽孢杆菌,clostridium difficile)引起的假膜性结肠炎。

(3) 偶见肝功能异常、胆汁淤积型黄疸等。

(4) 偶见排尿困难和急性肾衰竭。

(5) 偶见失眠、焦虑、意识模糊、眩晕、神经过敏、感觉异常、幻觉、抑郁、痉挛、意识障碍等中枢神经系统症状;与亚胺培南比较,本品不易引起癫痫。

(6) 偶见胃肠道出血、鼻出血和腹腔积血等出血症状,偶可出现Coomb试验阳性。

(7) 注射给药时可致局部疼痛、红肿、硬结,严重者可致血栓性静脉炎。

5. 注意事项

(1) 对碳青霉烯类抗生素、青霉素类或其他β-内酰胺类抗生素过敏的患者慎用。

(2) 对肾功能不全的患者不必要进行剂量调整,但应认真监测患者的肾功能。

(3) 本品不推荐用于耐甲氧西林葡萄球菌引起的感染。

(4) 我国缺乏美罗培南用于治疗耐多药和(或)广泛耐药结核病的临床经验和资料。

（三）氨硫脲（thioacetazone，Thz）

1. 作用机制

本品对MTB具有抑菌作用，可能与其阻碍分枝杆菌核酸合成，以及与铜生成一种活性复合物有关。[36]对麻风分枝杆菌亦有作用。

2. 特点

本品为抗结核药，对MTB的最低抑菌浓度为1 mg/L。其抗结核作用相似于但逊于对氨基水杨酸，在碱性液中作用稍强。本品对MTB无延缓生长期，故不能实施间歇疗法。单用本药4～6个月约有30%的MTB菌株可对本品产生耐药。由于其耐药稳定性好，发生耐药后少见有复敏现象，不能再次使用。与乙硫异烟胺或丙硫异烟胺有单向交叉耐药性，即耐本品者对乙硫异烟胺或丙硫异烟胺仍敏感，而耐乙硫异烟胺或丙硫异烟胺时则对本品不再敏感，发生后一种情况时不应再使用氨硫脲。本品口服后吸收良好，$t_{1/2}\beta$约为12 h，约20%以原形随尿排出。肾衰竭者本品可在体内蓄积。

3. 用法用量

（1）成人体质量＜50 kg，用药剂量为100 mg/d；体质量≥50 kg，150 mg/d，不宜超过150 mg/d。

（2）儿童用药剂量为5 mg/(kg·d)；体质量＜10 kg，25 mg/d；10～20 kg，50 mg/d；20～40 kg，100 mg/d。

（3）每日剂量分2～3次服用。

（4）用药途径：口服。

4. 不良反应

氨硫脲的不良反应与剂量有关，如每日剂量＞100 mg，不良反应发生率为68%；每日剂量＜100 mg，不良反应发生率为26%。

（1）消化道症状：恶心、呕吐及腹泻等胃肠道反应最多见。

（2）肝毒性：可发生伴有黄疸的严重肝损伤，偶可致死；多见于同时接受异烟肼治疗患者。

（3）血液系统：表现为粒细胞、血小板减少等骨髓抑制现象；也可发生溶血性贫血。

（4）耳毒性：可出现头晕、眩晕、共济失调、耳鸣、听力下降。

（5）超敏反应：可出现皮疹，偶见剥脱性皮炎或Stevens-Johnson综合征（多形糜烂性红斑，见于皮肤、口、鼻黏膜和眼结膜）。

（6）肾损伤：尿中出现蛋白、管型、红细胞，以及血尿素氮升高。

5. 注意事项

（1）成人每日最初25～50 mg，以后渐增至每日100～150 mg。

（2）氨硫脲可引起严重的药物性皮炎，尤其在HIV阳性患者中常见，甚至可引起Stevens-Johnson综合征及死亡，建议避免用于结核病并发HIV感染或AIDS患者。

（3）不宜与链霉素合用，因其可加重对前庭的毒性作用。

（4）不宜与氨基比林、氯霉素等同时使用，以防增加造血系统毒性。

（5）加用小量硫酸铜能增加疗效。

（6）对本品过敏、肝肾功能不全、糖尿病及贫血患者禁用。

(7) 我国缺乏采用氨硫脲治疗耐多药和(或)广泛耐药结核病的临床经验和资料。

五、正式上市的抗结核新药

(一) 贝达喹啉(富马酸贝达喹啉,bedaquiline,Bdq)

1. 作用机制

贝达喹啉是一种二芳基喹啉类抗分枝杆菌药,可抑制分枝杆菌ATP(5′-三磷酸腺苷)合成酶[37],该酶是MTB能量生成所必需的。通过抑制该合成酶质子泵的活性而影响MTB的ATP合成,发挥抗菌及杀菌作用。[38-39]

2. 特点

适用于作为药物联合治疗的一部分用于成人耐多药肺结核。本品不适用于治疗潜伏性结核感染、肺外结核病或非耐药性结核病。本品应在直接面视督导下化疗(DOT)。贝达喹啉的代谢主要以氧化代谢的方式进行,生成N-单去甲基代谢物(M2)。[40]M2对临床疗效无显著作用,在人体内M2平均暴露量较低(23%~31%),抗分枝杆菌活性也较母药低(仅为母药的1/4~1/6)。M2浓度似乎与Q-T间期延长有关。

3. 用法用量

(1) 成人剂量为前2周400 mg/d,1次/d;后22周每次200 mg,每周3次,两次用药之间至少间隔48 h,每周总剂量600 mg;餐时服用;总疗程24周(由于在临床试验中缺乏继续服用>24周的经验,因此更长时间的用药应权衡风险与获益,慎重判断)。

(2) 儿童剂量暂未确定。

(3) 如果前2周中服药有遗漏,不需要弥补,而只需完成余下的服药疗程。从第3周开始,若有漏服应尽快补服,然后恢复每周3次的方案。

4. 不良反应

(1) 常见者有胃肠道反应(恶心、呕吐、腹痛、食欲不佳)、关节疼痛、头痛(相对于安慰剂组,使用贝达喹啉组咯血和胸痛更为常见)。

(2) 少见者有Q-T间期延长[41]、高尿酸血症、磷脂在身体组织中的积累、转氨酶增高、胰腺炎。

5. 药物相互作用

贝达喹啉通过细胞色素P450 3A4酶(CYP3A4)进行代谢,因此在与CYP3A4诱导剂联用期间,其全身暴露量及治疗作用可能减弱。所以,在采用本品治疗期间,应避免与全身用药的利福霉素类药(如利福平、利福喷丁和利福布汀)或其他强效CYP3A4诱导剂联用。将本品与强效CYP3A4抑制剂联用时可能增加贝达喹啉的全身暴露量,从而可能增加发生不良反应的风险。因此,除非药物联用的治疗获益超过风险,应避免将本品与全身用药的强效CYP3A4抑制剂一起连续使用超过14天。建议对本品相关的不良反应进行适当的临床监测。

6. 注意事项

(1) 在一项安慰剂对照试验中(基于120周访视窗),观察到本品治疗组的死亡风险(11.4%,9/79)较安慰剂治疗组(2.5%,2/81)增加。[42]在24周本品用药期间,发生了1例死亡。无法解释两组间的死亡差异,未观察到死亡与痰培养转阴、复发、对其他抗结核药物的敏感性、HIV感染状态或者疾病严重程度之间存在相关性。

（2）Q-T间期延长>500 ms、室性心律失常患者禁用。治疗开始之前，以及本品治疗开始之后至少2周、12周和24周时，应进行心电图检查（ECG）。基线时应检测血清钾、钙和镁，并在异常时进行纠正。若出现Q-T间期延长，应进行电解质的监测。患者接受本品治疗时，下列情况可增加Q-T间期延长的风险，因此应密切监测ECG：① 尖端扭转型室性心动过速病史。② 先天性长Q-T综合征病史。③ 甲状腺功能减退和缓慢性心律失常病史。④ 失代偿性心力衰竭病史。⑤ 血清钙、镁或钾水平低于正常值下限。

（3）当贝达喹啉与延长Q-T间期其他药物联用时，有相加或协同作用（如氯法齐明、氟喹诺酮类药、德拉马尼、磺胺甲恶唑等磺胺类药物，以及抗真菌药物等）。

（4）一旦发生晕厥应立即进行临床评估及心电图检查。

（5）本品用于轻度或中度肝损伤患者时不需要进行剂量调整。尚未获得在重度肝损伤患者中的药代动力学研究数据，但建议严重肝脏疾病患者禁用。

（6）肾脏排泄贝达喹啉原形的量很少（<0.001%）。轻度或中度肾损伤的患者用药时不需要进行剂量调整，重度肾损伤或肾病终末期需要血液透析或腹膜透析的患者应谨慎使用。

（二）德拉马尼（delamanid，Dlm）

1. 作用机制

德拉马尼是一种硝基咪唑噁唑类衍生物，其作用的药理机制涉及抑制分枝杆菌细胞壁成分甲氧基分枝菌酸和酮基分枝菌酸的合成。[43]德拉马尼的代谢产物未显示具有抗分枝杆菌活性。

2. 特点

适用于作为联合治疗的一部分治疗成人耐多药肺结核。体外试验结果表明，分枝杆菌对德拉马尼产生自然耐药的发生率类似于异烟肼，较利福平高。[44]有文献报道了德拉马尼在治疗期间发生耐药。[45]MTB的辅酶F420相关基因的突变可能是其对德拉马尼产生耐药的机制。已有的研究提示，德拉马尼与目前使用的抗结核药物无交叉耐药性。[46]餐后口服德拉马尼的生物利用度相比于空腹状态提高了约2.7倍。增加德拉马尼的服用剂量，血药浓度不会因此而成比例地增加。德拉马尼与所有血浆蛋白高度结合，总蛋白结合率≥99.5%，血浆清除半衰期为30～38 h。血浆中德拉马尼的生物转化主要通过白蛋白代谢，通过CYP3A4代谢相对较少。德拉马尼在人体的完整代谢及分布尚未完全阐明。

3. 用法用量

（1）成人推荐剂量为每次100 mg，2次/天，连续服药24周；由于在临床试验中缺乏继续服用>24周的经验，因此更长时间的用药应权衡风险与获益，慎重判断。

（2）儿童、18岁以下青少年和老年患者（>65岁）服用本品的安全性和有效性尚不明确。无可用参考数据。

（3）餐后服用。

4. 不良反应

以下列出的不良反应是德拉马尼临床研究中所见，尚不能完全确定为德拉马尼所特有，其中部分不良反应可能是由背景治疗方案中的药物引起，有待进一步研究考证。

(1) 心血管系统:心悸、Q-T间期延长。

(2) 消化系统:恶心、腹泻、胃痛、食欲下降。

(3) 神经系统:头痛、感觉异常、震颤、头晕、耳鸣。

(4) 精神症状:失眠、精神不振。

(5) 骨骼肌肉:关节或肌肉疼痛。

(6) 血液系统:网织红细胞增多。

(7) 代谢异常:低血钾、高尿酸血症。

(8) 呼吸系统:咯血。

5. 注意事项

(1) 治疗前必须进行心电图检查,治疗期间每月应检查1次。如果在德拉马尼首次给药前或治疗期间观察到Q-T间期>500 ms,则不应给药或停止治疗。如果治疗期间Q-T间期持续超过450 ms,则应该接受频率更高的心电图监测。[47]同时注意血清电解质的变化,如有异常则及时纠正。

(2) 在有以下风险因素的患者中不得启动德拉马尼治疗,除非经权衡潜在获益大于潜在风险。此类患者在整个德拉马尼治疗期间应该接受高频率的心电图监测。① 已知先天性Q-T间期延长或已知可延长Q-T间期的任何临床疾病或Q-Tc>500 ms。② 症状性心律失常病史或患有临床相关性心动过缓。③ 任何心律失常的诱因性心脏疾病,例如严重高血压、左心室肥大(包括肥厚型心肌病)或充血性心力衰竭伴随左心室射血分数下降。④ 电解质紊乱,尤其是低钾血症、低钙血症或低镁血症。⑤ 正在服用已知可延长Q-Tc间期的药物。包括(但不限于)以下药物:抗心律失常药物(如胺碘酮、丙吡胺、多非利特、伊布利特、普鲁卡因胺、奎尼丁、氢化奎尼丁、索他洛尔);抗精神病药物(如吩噻嗪、舍吲哚、舒托必利、氯丙嗪、氟哌啶醇、美索达嗪、匹莫齐特、硫利达嗪);抗抑郁药物;某些抗生素,包括大环内酯类(如红霉素、克拉霉素)、氟喹诺酮类(莫西沙星、司帕沙星)、三唑类抗真菌药、喷他脒和沙奎那韦等药物;某些非镇静性抗组胺药物(特非那定、阿司咪唑、咪唑斯汀);其他药物,包括西沙必利、氟哌利多、多潘立酮、苄普地尔、二苯马尼、普罗布考、左美沙醇、美沙酮、长春碱类和三氧化二砷。⑥ 低白蛋白血症:在一项临床研究中,接受德拉马尼治疗的患者中低白蛋白血症的存在可增加Q-Tc间期延长的风险。因此,在服药前及服药期间,应定期进行心电图、电解质及血清白蛋白检查,出现异常时应给予适当处置。⑦ 与CYP3A强抑制剂联合使用:德拉马尼与CYP3A强抑制剂(洛匹那韦或利托那韦)联合使用可导致代谢产物DM-6705的暴露量增加30%,而该代谢产物暴露量的增加会导致Q-T间期延长。因此,如果认为必须将德拉马尼与任何CYP3A强抑制剂联合使用,则建议在整个德拉马尼治疗期间对患者进行高频率的心电图监测。⑧ 与氟喹诺酮类药物联合使用:所有延长超过60 ms的Q-T间期都与联用氟喹诺酮类药物有关。因此,如果为了组成适当的耐多药结核病治疗方案而不可避免地需要联合使用这两类药物(不推荐使用莫西沙星),则建议在整个德拉马尼治疗期间对患者进行高频率的心电图监测。

(3) 在中度至重度肝功能异常患者中不建议使用德拉马尼。

(4) 从尿液回收的德拉马尼不足口服剂量的5%,故轻度肾功能异常似乎不影响德拉马尼的用药剂量。因此,轻度或中度肾功能异常患者无需调整剂量。尚不明确血液透析或腹膜透析是否会显著清除德拉马尼及其代谢产物。

(5) 目前，在接受抗HIV治疗的耐多药结核病患者中尚无德拉马尼应用的经验。然而，在健康成人中开展的德拉马尼与3种主要抗逆转录病毒药物(替诺福韦、洛匹那韦-利托那韦、依非韦伦)联合应用的研究显示，抗病毒药物的暴露量均未受影响；德拉马尼的暴露量在与替诺福韦、依非韦伦联合应用后没有变化，与洛匹那韦-利托那韦联合应用后略有增加。

(6) 德拉马尼在妊娠女性中的应用数据极其有限。动物研究显示，德拉马尼具有生殖毒性，不建议妊娠女性或育龄期女性使用德拉马尼，除非采取可靠的避孕措施。

(7) 尚不明确德拉马尼或其代谢产物是否会在人类乳汁中分布。动物实验中，已有药代动力学数据表明德拉马尼和(或)其代谢产物可在乳汁中分布。由于不能排除其对母乳喂养婴幼儿的潜在风险，因此不建议在德拉马尼治疗期间进行母乳喂养。

(8) 德拉马尼对雄性和雌性动物的生育能力无影响，但缺乏德拉马尼对人类生育能力影响方面的临床数据。

(9) 尚未研究对驾驶和机械使用能力的影响。然而，如果患者出现任何可能会影响驾驶或机械使用能力的不良反应(例如头痛和震颤很常见)，则建议患者在治疗期间不要驾驶或操作机械。

(三) 普托马尼(pretomanid)

1. 特点

普托马尼是一种抗菌药物，与贝达喹啉和利奈唑胺联合使用治疗成人广泛耐药结核病(XDR-TB)、不能耐受或治疗无反应的耐多药结核病(MDR-TB)。[48]本品的临床安全性和有效性数据有限。

2. 用法用量

普托马尼与贝达喹啉和利奈唑胺联用方法如下：

普托马尼片200 mg，每日1次，口服，与水一起吞咽，服用26周。

贝达喹啉400 mg，每日1次，口服，连续2周；然后200 mg，每周3次，间隔至少48 h，24周；共服用26周。

利奈唑胺1200 mg，每日1次，口服，共服用26周，可与食物同服，如有利奈唑胺毒性反应，可分为600 mg/次，每日2次，口服，或酌情下调剂量。

因安全原因漏服的药物可在治疗结束时补上；因利奈唑胺不良反应而减少者则不补。

3. 不良反应

最常见的不良反应(≥10%)为周围神经病变、痤疮，以及贫血、恶心、呕吐、头痛、转氨酶升高、消化不良、食欲减退、皮疹、瘙痒、腹痛、胸膜疼痛、γ-谷氨酰转移酶升高、下呼吸道感染、高淀粉酶血症、咯血、背痛、咳嗽、视力障碍、低血糖、体质量异常下降、腹泻。[49]

4. 药物相互作用

与强或中度的CYP3A4诱导剂应避免联合用药，如利福平、依法韦伦等；对于有机阴离子转运蛋白-3(OAT3)底物为基质的药物，要监测相关不良反应，以及必要时考虑减少OAT3基质药物的剂量。

5. 注意事项和预防措施

不推荐哺乳期母乳喂养。

(1) 药物性肝损伤在普托马尼与贝达喹啉和利奈唑胺联用时有报道。[50]需要监测症状和体征,以及进行肝功能的相关实验室检测。如果有肝损伤的迹象,停用联合应用方案。

(2) 骨髓抑制在普托马尼与贝达喹啉和利奈唑胺联用时有报道。[51]应监测全血细胞计数。如果出现骨髓抑制显著进展或恶化,则减少利奈唑胺的剂量或停用。周围神经和视神经病变在普托马尼与贝达喹啉和利奈唑胺联用时有报道。[52]应监测视力,由眼科医生评估是否有视力损伤的症状。如果视神经病变进展或恶化,应减少或停用利奈唑胺。

(3) Q-T 间期延长在普托马尼与贝达喹啉和利奈唑胺联用时有报道[53],应监测心电图。与延长 Q-T 间期的药物一起使用可能导致额外的 Q-T 间期延长。如果有显著的室性心律失常或 Q-Tc 间期大于 500 ms,停止使用普托马尼、贝达喹啉和利奈唑胺的联用方案。

(4) 乳酸性酸中毒在普托马尼与贝达喹啉和利奈唑胺联用时有报道。[54]如果出现明显的乳酸性酸中毒,应考虑停止使用普托马尼、贝达喹啉和利奈唑胺联合应用方案。

(5) 普托马尼可导致雄性大鼠睾丸萎缩和生育能力受损。[55]需告知患者在动物研究中发现的生殖毒性,对人类男性生育能力的潜在影响尚未得到充分评估。

(6) 普托马尼不用于以下人群:对药物敏感(DS)的结核病;MTB 的潜伏感染;MTB 所致的肺外结核;可耐受或对标准耐多药结核病治疗方案有效的耐多药结核病。

(7) 普托马尼与贝达喹啉和利奈唑胺以外的其他药物联合使用的安全性和有效性尚未确定。

6. 禁忌证

普托马尼与贝达喹啉和利奈唑胺联用的禁忌证为对贝达喹啉和(或)利奈唑胺有禁忌证的患者。

参考文献

[1] World Health Organization. Global tuberculosis report 2023[EB/OL]. (2023-11-07)[2024-01-25]. https://www.who.int/teams/global-tuberculosis-programme/tb-reports/global-tuberculosis-report-2023.html.

[2] Sankar J, Chauhan A, Singh R, et al. Isoniazid-historical development, metabolism associated toxicity and a perspective on its pharmacological improvement[J]. Frontiers in Pharmacology, 2024, 15(6): 1441-1447.

[3] Sao Emani C, Reiling N. Spermine enhances the activity of anti-tuberculosis drugs[J]. Microbiology Spectrum, 2024, 12(1): e0356823.

[4] Amusengeri A, Khan A, Tastan Bishop Ö. The Structural Basis of *Mycobacterium tuberculosis* rpoB drug-resistant clinical mutations on rifampicin drug binding[J]. Molecules, 2022, 27(3): 885-899.

[5] Ahmad F, Fatima N, Ahmad S, et al. Treatment of *Mycobacterium tuberculosis* infected macrophages with Rifabutin loaded β-glucan microparticles induces macroautophagy mediated bacillary killing[J]. International Journal of Biological Macromolecules, 2024, 283(2): 1372-1398.

[6] Kumar G, C A. Natural products and their analogues acting against *Mycobacterium tuberculosis*: A recent update[J]. Drug Development Research, 2023, 84(5): 779-804.

[7] Alatawi E A, Alshabrmi F M. Structural and dynamic insights into the W68L, L85P, and T87A mutations of *Mycobacterium tuberculosis* inducing resistance to pyrazinamide[J]. International Journal

of Environmental Research and Public Health, 2022, 19(3):1615-1632.

[8] Requena D, Supo-Escalante R R, Sheen P, et al. Studying the dynamics of the drug processing of pyrazinamide in *Mycobacterium tuberculosis*[J]. PLoS One, 2024, 29;19(8): e0309352.

[9] Ghiraldi-Lopes L D, Campanerut-Sá P A Z, Evaristo G P C, et al. New insights on ethambutol targets in *Mycobacterium tuberculosis*[J]. Infectious Disorders - Drug Targets, 2022, 19(1):73-80.

[10] Safi H, Lingaraju S, Ma S, et al. Rapidly correcting frameshift mutations in the Mycobacterium tuberculosis orn gene produce reversible ethambutol resistance and small-colony-variant morphology [J]. Antimicrobial Agents and Chemotherapy, 2020, 64(9): e00213-20.

[11] Ghimire S, Maharjan B, Jongedijk E M, et al. Levofloxacin pharmacokinetics, pharmacodynamics and outcome in multidrug-resistant tuberculosis patients[J]. European Respiratory Journal, 2021, 53(4): 1802-1827.

[12] Malik A A, Brooks M B, Siddiqui S, et al. Pharmacokinetics of levofloxacin in children treated for exposure to drug-resistant tuberculosis[J]. Journal Clinical Pharmacology, 2022, 57(11):1369-1386.

[13 Gillespie S H. The role of moxifloxacin in tuberculosis therapy[J]. European Respiratory Review, 2020, 25(139):19-28.

[14] Naidoo A, Naidoo K, McIlleron H, et al. A Review of moxifloxacin for the treatment of drug-susceptible tuberculosis[J]. Journal Clinical Pharmacology, 2023, 57(11):1369-1386.

[15] Al-Shaer M H, Märtson A G, Alghamdi W A, et al. Ethionamide population pharmacokinetic model and target attainment in multidrug-resistant tuberculosis[J]. Antimicrobial Agents and Chemotherapy, 2020, 64(9): e00713-20.

[16] Gries R, Chhen J, van Gumpel E, et al. Discovery of dual-active ethionamide boosters inhibiting the *Mycobacterium tuberculosis* ESX-1 secretion system [J]. Cell Chemical Biology, 2024, 31(4): 699-711.e6.

[17] Thee S, Garcia-Prats A J, Donald P R, et al. A review of the use of ethionamide and prothionamide in childhood tuberculosis[J]. Tuberculosis, 2021, 97:126-36.

[18] Alghamdi W A, Alsultan A, Al-Shaer M H, et al. Cycloserine population pharmacokinetics and pharmacodynamics in patients with tuberculosis[J]. Antimicrobial Agents and Chemotherapy, 2019, 63(5): e00055-19.

[19] Zhu Y, Zhu L, Davies Forsman L, et al. Population pharmacokinetics and dose evaluation of cycloserine among patients with multidrug-resistant tuberculosis under standardized treatment regimens[J]. Antimicrobial Agents and Chemotherapy, 2023, 67(5): e0170022.

[20] van der Laan L E, Garcia-Prats A J, McIlleron H, et al. Optimizing dosing of the cycloserine pro-drug terizidone in children with rifampicin-resistant tuberculosis[J]. Antimicrobial Agents and Chemotherapy, 2023, 67(12): e0061123.

[21] Chirehwa M T, Court R, de Kock M, et al. Population pharmacokinetics of cycloserine and pharmacokinetic/pharmacodynamic target attainment in multidrug-resistant tuberculosis patients dosed with terizidone[J]. Antimicrobial Agents and Chemotherapy, 2020, 64(11): e01381-20.

[22] Wei W, Yan H, Zhao J, et al. Multi-omics comparisons of p-aminosalicylic acid (PAS) resistance in folC mutated and un-mutated *Mycobacterium tuberculosis* strains[J]. Emerging Microbes & Infections, 2019, 8(1):248-261.

[23] Chang M J, Jin B, Chae J W, et al. Population pharmacokinetics of moxifloxacin, cycloserine, p-aminosalicylic acid and kanamycin for the treatment of multi-drug-resistant tuberculosis [J]. International

Journal of Antimicrobial Agents, 2017, 49(6):677-687.

[24] Thwaites G, Nguyen N V. Linezolid for drug-resistant tuberculosis[J]. New England Journal of Medicine, 2022, 387(9):842-843.

[25] Ramesh Kumar S, Narendran G, Padmapriyadarsini C. Role for linezolid in drug sensitive tuberculosis [J]. Journal of Infection and Public Health, 2024, 17(1):172-174.

[26] Kadura S, King N, Nakhoul M, et al. Systematic review of mutations associated with resistance to the new and repurposed *Mycobacterium tuberculosis* drugs bedaquiline, clofazimine, linezolid, delamanid and pretomanid[J]. Journal of Antimicrobial Chemotherapy, 2020, 75(8):2031-2043.

[27] Mirnejad R, Asadi A, Khoshnood S, et al. Clofazimine: a useful antibiotic for drug-resistant tuberculosis [J]. Biomedicine & Pharmacotherapy, 2018, 105:1353-1359.

[28] Wang M G, Liu X M, Wu S Q, et al. Impacts of clofazimine on the treatment outcomes of drug-resistant tuberculosis[J]. Microbes and Infection, 2023, 25(1/2):105020.

[29] Sonnenkalb L, Carter J J, Spitaleri A, et al. Comprehensive resistance prediction for tuberculosis: an international consortium. bedaquiline and clofazimine resistance in *Mycobacterium tuberculosis*: an in-vitro and in-silico data analysis[J]. Lancet Microbe, 2023, 4(5): e358-e368.

[30] Sabur N F, Brar M S, Wu L, et al. Low-dose amikacin in the treatment of Multidrug-resistant tuberculosis (MDR-TB) [J]. BMC Infectious Diseases, 2021, 21(1):254-269.

[31] Griffith D E, Eagle G, Thomson R, et al. Amikacin liposome inhalation suspension for treatment-refractory lung disease caused by Mycobacterium avium complex (CONVERT): A Prospective, Open-Label, Randomized Study [J]. American Journal of Respiratory and Critical Care Medicine, 2018, 198(12):1559-1569.

[32] Shao Z, Tai W, Qiu Y, et al. Spray-dried powder formulation of capreomycin designed for inhaled tuberculosis therapy[J]. Pharmaceutics, 2021, 13(12):2044.

[33] Cegielski J P, Chan P C, Lan Z, et al. Aminoglycosides and capreomycin in the treatment of multidrug-resistant tuberculosis: individual patient data meta-analysis of 12 030 patients from 25 countries, 2009-2016[J]. Clinical Infectious Diseases, 2021,73(11): e3929-e3936.

[34] Winters N, Butler-Laporte G, Menzies D. Efficacy and safety of World Health Organization group 5 drugs for multidrug-resistant tuberculosis treatment[J]. European Respiratory Journal, 2015, 46(5): 1461-1470.

[35] Abulfathi A A, de Jager V, van Brakel E, et al. The population pharmacokinetics of meropenem in adult patients with rifampicin-sensitive pulmonary tuberculosis[J]. Frontiers in Pharmacology, 2021, 12:637618.

[36] Singh V, Grzegorzewicz A E, Fienberg S, et al. 1,3-Diarylpyrazolyl-acylsulfonamides target HadAB/BC complex in *Mycobacterium tuberculosis*[J]. ACS Infectious Diseases, 2022, 8(11):2315-2326.

[37] Lange C, Vasiliu A, Mandalakas A M. Emerging bedaquiline-resistant tuberculosis[J]. Lancet Microbe, 2023, 4(12): e964-e965.

[38] Martín-García M, Esteban J. Evaluating bedaquiline as a treatment option for multidrug-resistant tuberculosis[J]. Expert Opinion on Pharmacotherapy, 2021, 22(5):535-541.

[39] Mishra G P, Mulani J. Implications of bedaquiline-resistant tuberculosis[J]. Lancet Infectious Diseases, 2022, 22(2):166-178.

[40] Cohen K, Maartens G. A safety evaluation of bedaquiline for the treatment of multi-drug resistant tuberculosis[J]. Expert Opinion on Pharmacotherapy, 2019, 18(10):875-882.

[41] Berry C, du Cros P, Fielding K, et al. TB-PRACTECAL: study protocol for a randomised, controlled, open-label, phase Ⅱ-Ⅲ trial to evaluate the safety and efficacy of regimens containing bedaquiline and pretomanid for the treatment of adult patients with pulmonary multidrug-resistant tuberculosis [J]. Trials, 2022, 23(1):484-495.

[42] Derendinger B, Dippenaar A, de Vos M, et al. Bedaquiline resistance in patients with drug-resistant tuberculosis in Cape Town, South Africa: a retrospective longitudinal cohort study [J]. Lancet Microbe, 2023, 4(12): e972-e982.

[43] Liu Y, Matsumoto M, Ishida H, et al. Delamanid: From discovery to its use for pulmonary multidrug-resistant tuberculosis (MDR-TB) [J]. Tuberculosis (Edinb), 2018, 111:20-30.

[44] Mok J, Lee M, Kim D K, et al. 9 months of delamanid, linezolid, levofloxacin, and pyrazinamide versus conventional therapy for treatment of fluoroquinolone-sensitive multidrug-resistant tuberculosis (MDR-END): a multicentre, randomised, open-label phase 2/3 non-inferiority trial in South Korea [J]. Lancet, 2022, 400(10362):1522-1530.

[45] Pontali E, Centis R, D'Ambrosio L, et al. Recent evidence on delamanid use for rifampicin-resistant tuberculosis[J]. J. Thorac. Dis., 2019, 11(Suppl 3): S457-S460.

[46] Khoshnood S, Taki E, Sadeghifard N, et al. Mechanism of action, resistance, synergism, and clinical implications of delamanid against multidrug-resistant *Mycobacterium tuberculosis* [J]. Frontiers in Microbiology, 2021, 12(6):717-725.

[47] Ahmed S H, Haider H, Moeed A, et al. Efficacy and safety of bedaquiline and delamanid in the treatment of drug-resistant tuberculosis in adults: A systematic review and meta-analysis[J]. Indian Journal of Tuberculosis, 2024, 71(1):79-88.

[48] Gils T, Lynen L, de Jong B C, et al. Pretomanid for tuberculosis: a systematic review[J]. Clinical Microbiology and Infection, 2022, 28(1):31-42.

[49] Koehler N, Andres S, Merker M, et al. Pretomanid-resistant tuberculosis[J]. Journal of Infection, 2023, 86(5):520-524.

[50] Labuda S M, Seaworth B, Dasgupta S, et al. Bedaquiline, pretomanid, and linezolid with or without moxifloxacin for tuberculosis[J]. Lancet Respiratory Medicine, 2024, 12(2): e5-e6.

[51] Acuña-Villaorduña C, Sinha P. Bedaquiline, pretomanid, and linezolid for multidrug-resistant tuberculosis treatment in the United States: a big deal[J]. Clinical Infectious Diseases, 2023, 77(7): 1063-1064.

[52] Dooley K E, Hendricks B, Gupte N, et al. Assessing pretomanid for tuberculosis (APT), a randomized phase 2 trial of pretomanid-containing regimens for drug-sensitive tuberculosis: 12-week results[J]. American Journal of Respiratory and Critical Care Medicine, 2023, 207(7):929-935.

[53] Negi A, Perveen S, Gupta R, et al. Unraveling dilemmas and lacunae in the escalating drug resistance of *Mycobacterium tuberculosis* to bedaquiline, delamanid, and pretomanid[J]. Journal of Medicinal Chemistry, 2024, 67(4):2264-2286.

[54] Simanjuntak A M, Daenansya R, Aflandhanti P M, et al. Efficacy of pretomanid-containing regiments for drug-resistant tuberculosis: A systematic review and meta-analysis of clinical trials[J]. Narra. J., 2023, 3(3): e402.

[55] Conradie F, Bagdasaryan T R, Borisov S, et al. Bedaquiline-pretomanid-linezolid regimens for drug-resistant tuberculosis[J]. New England Journal of Medicine, 2022, 387(9):810-823.

第六章　新型抗结核化学药物研究进展

结核分枝杆菌在全球范围内出现广泛耐药现象，耐药肺结核的治疗面临治疗时间长、治疗流程复杂、治疗费用昂贵和药物不良反应严重等问题。[1]因此，临床上耐药结核的治疗也非常棘手，亟需研发有效的新型化学治疗药物。本章就近年来最新的抗结核化学药物，尤其是尚在研发中未上市的药物进展进行系统阐述。

一、抑制结核分枝杆菌细胞壁合成的新型抗结核化学药物

结核分枝杆菌的细胞壁主要由具有独特和非典型结构的多糖和脂质组成，从内向外依次为细胞膜、肽聚糖层、外膜、荚膜。[2]目前临床上使用的作用于细菌细胞壁的药物主要有异烟肼、乙硫异烟胺、德拉马尼和普托马尼。

（一）已上市的抗结核新药

1. 德拉马尼

由日本大冢制药研发而成，是一种硝基二氢咪唑并噁唑衍生物，其能抑制结核分枝杆菌分枝菌酸的合成。[3]德拉马尼对结核分枝杆菌体外的最低抑菌浓度为0.006～0.024 μg/mL。2014年Ⅱb期临床试验及2017年基于德拉马尼针对成人耐多药结核病（MDR-TB）的安全性和有效性Ⅲ期临床试验研究结果肯定了其在成人耐药结核病中的治疗效果。体内外实验均显示德拉马尼对耐药结核分枝杆菌有很强的抗菌活性，且德拉马尼通过循环白蛋白代谢，对细胞色素P450酶没有任何显著影响，避免了常见的药物-药物相互作用。[4]德拉马尼于2014年上市，已被WHO建议用于成人MDR-TB的治疗。

2. 普托马尼

普托马尼由全球结核病药物研发联盟研发，是一种硝基咪唑类药物，该药物的作用机制是抑制分枝杆菌的分枝菌酸合成从而抑制菌株生长，于2019年批准上市。在慢性结核分枝杆菌感染的小鼠模型中，与贝达喹啉、莫西沙星和吡嗪酰胺联合使用相比，添加普瑞马尼可显著降低肺部菌落形成单位计数，并降低贝达喹啉耐药菌株的形成和疾病复发的风险。[5]体外试验显示普托马尼对药物敏感结核分枝杆菌的MIC为0.015～0.25 μg/mL，对MDR-TB分离菌株的MIC为0.039～0.531 μg/mL。[6-7]Ⅱ期临床试验数据表明，在普托马尼杀菌活性的剂量范围内所有剂量都是安全的，且患者耐受性良好。[8]另一项Ⅱb期临床研究提示，BPaMZ（贝达喹啉、莫西沙星、普瑞马尼和吡嗪酰胺）方案治疗利福平耐药结核病的8周内显示出良好的杀菌活性。[9]此外，研究显示在高度耐药的结核病患者中，普托马尼与贝达喹啉、利奈唑胺联合治疗6个月使90%的患者获得良好的疗效，同时没有数据表明结核分枝杆菌

对普托马尼出现耐药。

（二）未上市的抗结核新药

1. 苯并噻嗪酮(BTZ-043)

BTZ-043是一类新的抗结核候选药物，由德国汉斯研究所研发，它可以抑制十烯丙烯基磷酸核糖酯酶(DprE1)，抑制该靶点可阻断阿拉伯聚糖的合成，该物质是组成结核分枝杆菌细胞壁的必要成分，目前该化合物正在进行Ⅱ期临床试验。慢性结核分枝杆菌感染的小鼠模型经过BTZ-043治疗4周后，肺和脾脏的细菌数量明显减少。BTZ-043对结核分枝杆菌H37Rv和耻垢分枝杆菌的MIC分别为0.001 μg/mL和0.004 μg/mL，对MDR-TB和广泛耐药结核病(XDR-TB)的临床分离株均保持较高抑制活性。[10]BTZ-043与几种抗结核药物及正在开发的抗结核分枝杆菌化合物之间无拮抗作用，大部分相互作用为纯粹的加性作用，而与贝达喹啉则存在协同作用。[11]

2. 马考齐酮(PBTZ-169)

PBTZ-169是一种新的含哌嗪的苯并噻嗪酮。与BTZ-043一样，马考齐酮通过抑制DprE1而抑制结核分枝杆菌细胞壁的合成，目前该药正在进行Ⅱ期临床试验。研究表明，马考齐酮与其他抗结核药物具有很强的协同作用。在结核病小鼠复发模型中具有强杀菌作用，并显著缩短治疗时间。[12]PBTZ-169在斑马鱼和TB小鼠模型中具有比BTZ-043更高的安全性和有效性。当与其他抗结核药物联合使用时，PBTZ-169显示出体外抗结核分枝杆菌的附加活性，与贝达喹啉联合使用时显示协同作用。在结核分枝杆菌感染的小鼠模型中发现，相比于标准的三药(异烟肼、利福平和吡嗪酰胺)联合治疗，由PBTZ-169、贝达喹啉和吡嗪酰胺组成的新的联合方案治疗更有效。因此，PBTZ-169是一种有吸引力的治疗人类结核病的候选药物。[10]

3. OPC-167832

OPC-167832是由日本大冢制药开发的一种新合成的二氢喹诺酮衍生物，其作用机制也是通过抑制DprE1来抑制结核分枝杆菌细胞壁的合成，目前正在进行Ⅱ期临床试验。OPC-167832在临床前研究中显示出抗结核活性和良好的安全性。OPC-167832在药物敏感肺结核患者中表现出良好的药代动力学特性和安全性，以及有效的早期杀菌活性。[13]OPC-167832对多种结核分枝杆菌(包括耐多药菌株)的MIC为0.24～2.0 ng/mL，对生长菌和胞内菌均有杀菌活性。[14]在结核分枝杆菌感染的小鼠模型中，OPC-167832显示出有效的杀菌活性，特别是与德拉马尼、贝达喹啉或左氧氟沙星联合使用，且未显示出与其他抗结核药物的拮抗作用。[14]最近的一项研究显示，OPC-167832的治疗与细菌负荷的降低相关。[15]因此，OPC-167832是一种有潜力的抗结核新药。

4. TBA-7371

TBA-7371是由阿斯利康公司研发，也是通过抑制DprE1而抑制结核分枝杆菌细胞壁的合成，该化合物正在开展Ⅱ期临床试验。TBA-7371对结核分枝杆菌H37Rv的MIC为0.28～1.12 μg/mL。在结核分枝杆菌感染小鼠模型中使用TBA-7371治疗8周后，肺部菌落平均减少1.5$\log_{10}$CFU。[15]TBA-7371具有良好的口服生物利用度和较高的安全性，半衰期为2 h。虽然TBA-7371的MIC高于PBTZ-169和OPC-167832，但其疗效与PBTZ-169一致，是一种有前景的抗结核候选药物。

5. SQ109

SQ109是由美国Sequella公司研发，该化合物是一种1,2-二胺类药物，作用机制是抑制海藻糖单菌酸转运体分枝杆菌膜蛋白3(MmpL3)。MmpL3是一种重要的膜蛋白，可参与结核分枝杆菌细胞外膜的合成。目前该化合物已进入Ⅲ期临床研究。SQ109结构与乙胺丁醇相似，但对耐乙胺丁醇结核分枝杆菌菌株仍具有良好的活性。SQ109具有良好的药代动力学特性，可在肺部结核分枝杆菌感染部位积累。此外，它还显示出对耐药结核分枝杆菌的抗菌活性。[16]另有研究显示：与贝达喹啉联用，SQ109可降低其MIC；SQ109不会与利福平产生药物-药物之间的相互作用。[17]多项研究表明，SQ109在药物有效性、治疗安全性和耐受性方面比乙胺丁醇更有优势[18-20]，是一种潜在的抗结核候选药物。

6. BVL-GSK098

BVL-GSK098是由BioVersys AG公司研发，是一种酰基哌啶化合物，该类化合物可能的作用机制是调节细菌转录调节因子通路，显著降低乙硫异烟胺(ETH)和丙硫异烟胺(PTH)的用药剂量[21]，目前该化合物正在进行Ⅱ期临床试验。ETH和PTH均属于二线抗结核药物，常见的不良反应为胃肠道不适和肝毒性等。研究显示，BVL-GSK098是ETH的一种酶激活剂，可增强ETH和PTH的杀菌活性，提高疗效，恢复ETH对耐药结核分枝杆菌的敏感性，克服ETH的耐药性。动物实验显示，该药的应用可能将口服ETH的有效剂量降低至原来的1/3，从而提高患者依从性，显著减少剂量依赖性不良反应。

二、抑制结核分枝杆菌蛋白质合成的新型抗结核化学药物

蛋白质是结核分枝杆菌的重要组成成分，抑制其蛋白质合成是治疗结核病的可行策略。噁唑烷酮类可抑制结核分枝杆菌蛋白质的合成。噁唑烷酮类药物如利奈唑胺、康替唑胺，已经被用于治疗结核病。此外，舒特唑利德、德尔帕唑胺、TBI-223、OTB-658和GSK3036656等都是目前正在开发的噁唑烷酮类的成员。

(一) 已上市的抗结核新药

1. 利奈唑胺

利奈唑胺是一种噁唑烷酮类抗菌药物，最初被用于治疗革兰阳性菌感染，它通过抑制细菌mRNA与核糖体的结合来阻止细菌蛋白质的合成，使细菌变性坏死。[22]目前已有研究结果证明，利奈唑胺联合其他药物(如氟喹诺酮类抗菌药物等)治疗耐药肺结核取得显著的临床疗效。利奈唑胺是第一个用于抗结核病的噁唑烷酮，现在已被纳入治疗RR/MDR/pre-XDR-TB的口服方案A组药物中。但其副作用(如骨髓抑制、视神经炎及周围神经病变等)使部分患者不得不中止使用。目前正在研发的其他噁唑烷酮类药物，希望可以达到利奈唑胺的治疗效果而不产生相应的副作用。

2. 康替唑胺

康替唑胺由上海盟科药业公司研发，主要用于治疗革兰阳性菌感染。该药是在利奈唑胺基础上进行改构的，它与利奈唑胺的抗菌活性相当，但神经毒性和血液学毒性明显低于利

奈唑胺,临床安全性较高。国内Ⅱ期临床试验的受试者主要是复杂性皮肤和软组织感染患者,以接受利奈唑胺治疗的患者为对照组,试验组患者随机分组,分别予以康替唑胺"600 mg,q12h"和"800 mg,q12h",试验结果显示受试者对康替唑胺的这两种剂量均可耐受,且存在剂量-效应关系。此外,在美国开展的Ⅱ期临床研究中受试者是急性细菌性皮肤及皮肤结构感染(cSSTI)人群,研究结果显示康替唑胺的有效性不亚于利奈唑胺,且安全性较高。Ⅲ期临床研究的受试者也是cSSTI患者,研究结果显示康替唑胺和利奈唑胺临床治愈率分别为93.0%和93.4%,两者抗菌活性相似。在抗结核方面,研究显示,康替唑胺对药物敏感和耐药菌株均表现出活性,康替唑胺对耐药菌株具有一定优势,治疗耐药结核分枝杆菌的MIC为0.125~4 μg/mL。一项体外研究测试了噁唑烷酮类药物(包括康替唑胺和利奈唑胺)对药物敏感和耐药结核分枝杆菌的作用,利奈唑胺与康替唑胺的MIC90分别为1 μg/mL和0.5 μg/mL,MIC50分别为0.5 μg/mL和0.125 μg/mL,康替唑胺对所有结核分枝杆菌的活性与利奈唑胺相同。[23]因此,康替唑胺可能是一种新型的、有发展前景的抗结核病药物。

3. 磷酸特地唑胺

磷酸特地唑胺是由韩国东亚制药(Dong-A Pharmaceutical)公司首先研制的一种较新的噁唑烷酮前药,在血清中转化为活性形式,随后抑制核糖体的50S亚基,损害蛋白质合成。[24] 2014年在美国批准上市。它不仅能抑制革兰阳性菌,还显示出对快生型和慢生型非结核分枝杆菌(NTM)的抗菌活性。[25]与利奈唑胺相比,磷酸特地唑胺具有更强的杀菌活性,即使在利奈唑胺耐药菌株中也具有更低的MIC,突出了其更强的效力。[24]在药物敏感结核病和耐药结核病的分离株中,磷酸特地唑胺体外疗效可能优于利奈唑胺。[26]磷酸特地唑胺的安全性似乎也优于利奈唑胺,具有更好的血液学安全性。[27]然而,到目前为止还没有使用磷酸特地唑胺治疗结核病的临床研究,而且磷酸特地唑胺相对于利奈唑胺毒性降低的数据在很大程度上仅限于在NTM感染。[28]但是,磷酸特地唑胺的毒性是否确实随着结核病所需治疗时间的延长而降低需要进一步证实。

(二)未上市的抗结核新药

1. 舒特唑利德(PNU-100480)

PNU-100480是由辉瑞公司研发的一种抗结核药物,通过抑制细菌蛋白质合成来抑制结核分枝杆菌。PNU-100480是利奈唑胺的结构类似物,目前处于Ⅱ期临床研究。研究显示在小鼠感染的结核病模型中,PNU-100480的抗结核分枝杆菌活性明显强于利奈唑胺。此外,该化合物与其他药物联用时未发现药物相互作用。[29]另一项动物试验结果显示,PNU-100480与一线方案联用可显著缩短治疗时间,提示药物存在协同杀菌作用,而利奈唑胺具有拮抗作用。[30]因此,舒替唑胺是一种潜在的新候选药物。

2. 德尔帕唑胺(LCB01-3707)

LCB01-3707是由LegoChem BioSciences公司研发的,机制为与细菌核糖体50S亚基的23S rRNA的V结构域结合,抑制mRNA的转录,从而阻断结核分枝杆菌蛋白质的合成[31],于2017年在韩国进入Ⅱ期临床试验。既往对德尔帕唑胺单次给药递增剂量和多次给药递增剂量的临床研究表明,口服制剂具有良好的安全性。[32]在一项EBA试验中,LCB01-3707单药治疗对结核分枝杆菌是有效的,与给予四药HRZE方案的组相比,当给予"800 mg, q24h”“400 mg，q12h”或“800 mg，q12h”的LCB01-3707时，痰中CFU约减少25%。[33]此外，与利奈唑胺和PNU-100480相比，LCB01-3707引起的线粒体毒性更小，且其他噁唑烷酮类药物观察到的血清素综合征发生的可能性也更小。[34]

3. TBI-223

TBI-223是由全球结核病药物研发联盟与中国医学科学院药物研究所合作研究，作用机制也是抑制细菌蛋白质合成，主要是抑制N-甲酰蛋氨酰-tRNA与核糖体结合。目前该化合物处于Ⅰ期临床试验。在结核分枝杆菌感染的小鼠模型中，TBI-223对敏感型结核分枝杆菌和耐药型结核分枝杆菌均具有抑制活性，提示该化合物具有较好的疗效。同时，研究结果显示该化合物的药代动力学、口服生物利用度良好。[35]TBI-223体外抗结核分枝杆菌的疗效接近利奈唑胺，但与利奈唑胺相比，TBI-223体外可降低人和小鼠骨髓毒性，体内可降低大鼠和狗模型的骨髓毒性。[36]此外，TBI-223联合BPa（贝达喹啉、普瑞马尼）可显著提高方案的杀菌活性。[37]TBI-223是一种有前景的抗结核药物。

4. OTB-658

OTB-658是由北京协和制药二厂有限公司研发的另一种噁唑烷酮类化合物，目前该化合物处于Ⅰ期临床研究。OTB-658可进入巨噬细胞抑制结核分枝杆菌的生长，急性和慢性小鼠结核病模型的早期和稳定状态下，OTB-658降低了肺内CFU，并抑制了脾脏中的细菌生长，它在体外和体内试验中均表现出良好的抗菌活性[38]，且体外实验结果表明，OTB-658对结核分枝杆菌的MIC比利奈唑胺低。OTB-658治疗的结核分枝杆菌突变频率也较低，有望成为治疗耐药结核病的药物。[39]

5. GSK3036656

GSK3036656由葛兰素史克公司合成。亮氨酰-转运RNA合成酶（leucyl-tRNA synthetase，LeuRS）是结核分枝杆菌蛋白合成的关键酶，GSK3036656能选择性地作用于LeuRS，从而抑制分枝杆菌蛋白的合成。目前该药处于Ⅱ期临床试验阶段。该化合物对结核分枝杆菌H37Rv的MIC为0.02 μg/mL。在结核病小鼠模型中表现出显著的抗结核作用。Ⅰ期临床试验结果显示，GSK3036656对敏感结核病和耐药结核病的临床分离株有良好的抗菌活性，且用药后无严重不良事件报告。[40]

三、干扰结核分枝杆菌能量代谢的新型抗结核化学药物

（一）已上市的抗结核新药——贝达喹啉

贝达喹啉是由美国强生公司研发的首个二芳基喹啉类药物，其作用机制是通过抑制ATP合成酶活性，消耗结核分枝杆菌的ATP，从而抑制DNA和蛋白质的合成以及氮代谢。[41]2005年首次报道贝达喹啉在体外对耐药结核分枝杆菌的MIC为0.06 μg/mL。[42]研究显示，MDR-TB患者使用贝达喹啉治疗后，痰菌培养阴转率高达65%～100%。贝达喹啉与利奈唑胺或德拉马尼联用均会明显提高痰培养阴转率。[43]Ⅱ期临床研究已经确定了贝达喹啉在MDR-TB患者的安全性、耐受性和更早的痰培养阴转时间。[44]2012年，FDA批准贝达喹啉用于治疗MDR-TB和XDR-TB。[45]

（二）未上市的抗结核新药

1. TBAJ-876

TBAJ-876是由全球结核病药物开发联盟研发的一种3,5-二氧基吡啶贝达喹啉类似物，作用机制也是通过抑制ATP合成酶来抑制结核分枝杆菌的生长[46]，目前处在Ⅱ期临床试验阶段。TBAJ-876不仅对结核分枝杆菌有活性，而且对体内外脓肿分枝杆菌也有良好的活性。[46-47]贝达喹啉具有高度亲脂性，终末半衰期长，且有与Q-T间期延长相关的心脏毒性等特点，导致其应用受到一定限制。而TBAJ-876亲脂性较低，清除率较高，且显示出较低的心脏毒性。在小鼠模型中，低剂量的TBAJ-876表现出与贝达喹啉相似的活性，高剂量的TBAJ-876表现出更强的杀菌作用，明显降低肺内CFU。[48]此外，在*Rv0678*突变菌株中，TBAJ-876比贝达喹啉更有效。因此，TBAJ-876作为贝达喹啉的潜在替代品，具有更佳的药代动力学特性和耐受性，是一种有前景的抗结核药物。

2. TBAJ-587

TBAJ-587也是由全球结核病药物开发联盟研发的一种3,5-二氧基吡啶类物质，其作用机制也是抑制分枝杆菌ATP合成酶，已进入Ⅰ期临床试验。[49]研究表明，TBAJ-587比贝达喹啉有更高的体外效力，并能降低心血管疾病发生风险。[50]目前已知的贝达喹啉耐药分子机制由三个基因*atpE*(*Rv1305*)、*Rv0678*(*mmpR5*)、*pepQ*(*Rv2535c*)的非同义突变导致，其中*Rv0678*突变最为普遍。[51]*Rv0678*的功能缺失突变显著降低了贝达喹啉在体内的疗效。[52]而TBAJ-587无论是单独使用还是与普托马尼、利奈唑胺或莫西沙星和吡嗪酰胺联合使用对结核分枝杆菌H37Rv和等基因突变体*Rv0678*的疗效都优于贝达喹啉。[53]因此，TBAJ-587是一种潜在的治疗结核分枝杆菌突变体的候选药物。

3. 舒达吡啶（WX-081）

WX-081是由我国辰欣药业股份有限公司研发的二芳基喹啉类药物，作用机制与贝达喹啉相似。目前已进入Ⅲ期临床研究。WX-081的MIC值基本等于或略高于贝达喹啉。体内动物研究表明，相同的给药剂量下，WX-081的血清浓度和肺组织浓度明显高于贝达喹啉，且WX-081亲脂性差，具有更好的药代动力学特征，可降低Q-T间期延长的风险。[54]此外，WX-081对敏感和耐药临床分离株（包括MDR-TB和XDR-TB临床分离株）均表现出相当的活性。

4. 特雷贝克（Q203）

特雷贝克是由Qurient公司开发的一种咪唑并吡啶类化合物，可以与细胞色素bc1复合物QcrB亚基结合，抑制结核分枝杆菌细胞色素复合物，从而干扰其产生能量的能力，目前该药处于Ⅱ期临床试验阶段。体内外实验均发现特雷贝克对结核分枝杆菌有抑制作用，其对结核分枝杆菌H37Rv株的MIC为2.7 nmol/L，对耐多药和广泛耐药的结核分枝杆菌的MIC分别为0.28 nmol/L和0.43 nmol/L。特雷克具有90%的口服生物利用度，并且不抑制细胞色素P450酶，因此无需担心药物-药物相互作用。[55]

5. 吡法齐明（TBI-166）

吡法齐明属于新型亚胺吩嗪类抗结核药物，化学结构类似氯法齐明，由我国医学科学院药物研究所研发，目前处于Ⅱ期临床试验阶段。氯法齐明在体内的积累会导致明显的皮肤色素沉着[56]，这导致很多患者，尤其女性患者拒绝使用该药物。TBI-166的抗菌活性高于氯法齐明，二者对结核分枝杆菌H37Rv的MIC分别为0.016 μg/mL和0.12 μg/mL。[57]此外，TBI-166的半衰期短于氯法齐明(41.25 h比70天)，这显著降低了皮肤色素沉着反应的发生率。[58]一项研究评估了TBI-166在体外和体内与几种抗结核药物的药理学相互作用，包括异烟肼、利福平、贝达喹啉、普托马尼、利奈唑胺和吡嗪酰胺，结果显示TBI-166与被试药物没有拮抗或协同作用[59]，是一种有前景的候选药物。

四、抑制DNA回转酶和拓扑异构酶新型抗结核化学药物

目前已上市的作用于结核分枝杆菌DNA回转酶和拓扑异构酶的抗结核药物主要是氟喹酮类药物，被重新作为A组药物用于治疗MDR-TB左氧氟沙星和莫西沙星。[60]尚未上市的这类抗结核新药包括：

1. fodrepodacin(SPR720)

SPR720(SPR719的磷酸前药)是由美国Vertex公司研发的一种新型氨基苯并咪唑细菌DNA回转酶GyrB抑制剂，正在被开发用于治疗NTM肺病和肺结核，该药目前处于Ⅱ期临床试验阶段。SPR720是一种化学性质稳定的磷酸前药，在体内可迅速转化为活性部分SPR719。SPR719已在体外、小鼠和空心纤维感染模型中显示出对临床相关分枝杆菌的活性，包括对目前使用的药物耐药的NTM分离株。SPR719对药物敏感结核分枝杆菌的MIC为0.03～0.30 μg/mL，对耐药结核分枝杆菌的MIC为0.08～5.48 μg/mL。SPR719以及其前药SPR720在小鼠动物模型中均显示出良好的疗效。[61]研究结果表明，SPR720按每日一次给药时，患者的耐受性良好。

2. GSK2556286

GSK2556286是由葛兰素史克开发的一种嘧啶-2,4-二酮，目前处于Ⅰ期临床试验。它干扰结核分枝杆菌从宿主体内分解胆固醇并将其作为碳源的能力，选择性杀伤巨噬细胞内结核分枝杆菌，与其他药物合用效果更好[62]，且不会与其他抗结核药物产生交叉耐药性。[63]

五、抗结核新药研发的展望

结核病防治仍然是全球公共卫生安全的重要领域之一，尤其是耐药肺结核，给结核病的防治带来了严峻的挑战。耐药结核治疗的复杂性、治疗时间长和不良反应多，都会影响患者的治疗依从性。因此，抗结核新药的研发备受关注，临床上迫切需要更有效、更安全的抗结核新药。这将是未来抗结核药物研究的主要方向。其次，希望出现更多的个体化治疗方案，这些方案可能会根据患者的具体病情和耐药性，为他们提供定制化的抗结核药物治疗方案。尽管抗结核药物的研究和开发仍面临许多挑战，但随着科技的不断进步和对于结核病认识的深入，相信未来会出现更加有效的抗结核药物，为全球的结核病患者带来福音。

参考文献

[1] Bagcchi S. WHO's global tuberculosis report 2022[J]. Lancet Microbe, 2023, 4(1): e20.

[2] Abrahams K A, Besra G S. Mycobacterial cell wall biosynthesis: a multifaceted antibiotic target [J]. Parasitology, 2018, 145(2): 116-133.

[3] Sasaki H, Haraguchi Y, Itotani M, et al. Synthesis and anti- tuberculosis activity of a novel series of optically active 6- nitro-2, 3-dihydroimidazo[2, 1-b] oxazoles [J]. J. Med. Chem., 2006, 49(26): 7854-7860.

[4] Liu Y, Matsumoto M, Ishida H, et al. Delamanid: From discovery to its use for pulmonary multidrug-resistant tuberculosis (MDR-TB) [J]. Tuberculosis (Edinb), 2018, 111: 20-30.

[5] Xu J, Li S Y, Almeida D V, et al. Contribution of pretomanid to novel regimens containing bedaquiline with either linezolid or moxifloxacin and pyrazinamide in murine models of tuberculosis [J]. Antimicrob Agents Chemother, 2019, 63(5): e00021-19.

[6] Lenaerts A J, Gruppo V, Marietta K S, et al. Preclinical testing of the nitroimidazopyran PA-824 for activity against *Mycobacterium tuberculosis* in a series of in vitro and in vivo models [J]. Antimicrob. Agents Chemother., 2005, 49(6): 2294-2301.

[7] Berry C, du Cros P, Fielding K, et al. TB-PRACTECAL: study protocol for a randomised, controlled, open-label, phase Ⅱ-Ⅲ trial to evaluate the safety and efficacy of regimens containing bedaquiline and pretomanid for the treatment of adult patients with pulmonary multidrug-resistant tuberculosis [J]. Trials, 2022, 23(1): 484.

[8] Diacon A H, Dawson R, du Bois J, et al. Phase Ⅱ dose-ranging trial of the early bactericidal activity of PA-824 [J]. Antimicrob. Agents Chemother., 2012, 56(6): 3027-3031.

[9] Tweed C D, Dawson R, Burger D A, et al. Bedaquiline, moxifloxacin, pretomanid, and pyrazinamide during the first 8 weeks of treatment of patients with drug-susceptible or drug-resistant pulmonary tuberculosis: a multicentre, open-label, partially randomised, phase 2b trial [J]. Lancet Respir. Med., 2019, 7(12): 1048-1058.

[10] Makarov V, Lechartier B, Zhang M, et al. Towards a newcombination therapy for tuberculosis with next generation benzothiazinones [J]. EMBO Mol. Med., 2014, 6(3): 372-383.

[11] Lechartier B, Hartkoorn R C, Cole S T. In vitro combination studies of benzothiazinone lead compound BTZ043 against *Mycobacterium tuberculosis* [J]. Antimicrob. Agents Chemother., 2012, 56(11): 5790-5793.

[12] Zhang G, Howe M, Aldrich C C. Spirocyclic and bicyclic 8-nitrobenzothiazinones for tuberculosis with improved physicochemical and pharmacokinetic properties [J]. ACS Med. Chem Lett., 2019, 10(3): 348-351.

[13] Dawson R, Diacon A H, Narunsky K, et al. Phase Ⅰ single ascending dose and food effect study in healthy adults and phase Ⅰ/Ⅱ a multiple ascending dose study in patients with pulmonary tuberculosis to assess pharmacokinetics, bactericidal activity, tolerability, and safety of OPC-167832 [J]. Antimicrob. Agents Chemother., 2023, 67(6): e0147722.

[14] Hariguchi N, Chen X, Hayashi Y, et al. OPC-167832, a novel carbostyril derivative with potent antituberculosis activity as a DprE1 inhibitor [J]. Antimicrob. Agents Chemother., 2020, 64(6): e02020-19.

[15] Robertson G T, Ramey M E, Massoudi L M, et al. Comparative analysis of pharmacodynamics in the

C3HeB/FeJ mouse tuberculosis model for DprE1 inhibitors TBA-7371, PBTZ169, and OPC-167832 [J]. Antimicrob. Agents Chemother., 2021, 65(11): e0058321.

[16] Tahlan K, Wilson R, Kastrinsky D B, et al. SQ109 targets MmpL3, a membrane transporter of trehalose monomycolate involved in mycolic acid donation to the cell wall core of *Mycobacterium tuberculosis* [J]. Antimicrob. Agents Chemother., 2012, 56(4): 1797-1809.

[17] Reddy V M, Einck L, Andries K, et al. In vitro interactions between new antitubercular drug candidates SQ109 and TMC207 [J]. Antimicrob. Agents Chemother., 2010, 54(7): 2840-2846.

[18] Jia L, Tomaszewski J E, Hanrahan C, et al. Pharmacodynamics and pharmacokinetics of SQ109, a new diamine-based antitubercular drug [J]. Br. J. Pharmacol., 2005, 144(1): 80-87.

[19] Heinrich N, Dawson R, du Bois J, et al. Early phase evaluation of SQ109 alone and in combination with rifampicin in pulmonary TB patients[J]. J. Antimicrob. Chemother., 2015, 70(5): 1558-1566.

[20] Boeree M J, Heinrich N, Aarnoutse R, et al. High-dose rifampicin, moxifloxacin, and SQ109 for treating tuberculosis: a multi-arm, multi-stage randomised controlled trial [J]. Lancet Infect. Dis., 2017, 17 (1): 39-49.

[21] Guieu B, Jourdan J P, Dreneau A, et al. Desirable drug-drug interactions or when a matter of concern becomes a renewed therapeutic strategy[J]. Drug Discov. Today, 2021, 26(2): 315-328.

[22] Watkins R R, Lemonovich T L, File T M Jr. An evidence-based review of linezolid for the treatment of methicillin-resistant Staphylococcus aureus (MRSA): place in therapy [J]. Core Evid., 2012, 7: 131-143.

[23] Shoen C, DeStefano M, Hafkin B, et al. In vitro and in vivo activities of contezolid (MRX-I) against *Mycobacterium tuberculosis*[J]. Antimicrob. Agents Chemother., 2018, 62(8): e00493-18.

[24] Ruiz P, Causse M, Vaquero M, et al. In vitro activity of tedizolid against *Mycobacterium tuberculosis* [J]. Antimicrob. Agents Chemother., 2019, 63(4): e01939-18.

[25] Iqbal K, Milioudi A, Wicha S G. Pharmacokinetics and pharmacodynamics of tedizolid[J]. Clin. Pharmacokinet., 2022, 61(4): 489-503.

[26] Aono A, Murase Y, Chikamatsu K, et al. In vitro activity of tedizolid and linezolid against multidrug-resistant *Mycobacterium tuberculosis*: a comparative study using micro- dilution broth assay and genomics[J]. Diagn. Microbiol. Infect. Dis., 2022, 103(3): 115714.

[27] Kishor K, Dhasmana N, Kamble S S, et al. Linezolid induced adverse drug reactions - an update[J]. Curr. Drug Metab., 2015, 16(7): 553-559.

[28] Poon Y K, La Hoz R M, Hynan L S, et al. Tedizolid vs linezolid for the treatment of nontuberculous mycobacteria infections in solid organ transplant recipients[J]. Open Forum Infect. Dis., 2021, 8(4): ofab093.

[29] Williams K N, Stover C K, Zhu T, et al. Promising antituberculosis activity of the oxazolidinone PNU-100480 relative to that of linezolid in a murine model[J]. Antimicrob. Agents Chemother., 2009, 53(4): 1314-1319.

[30] Williams K N, Brickner S J, Stover C K, et al. Addition of PNU-100480 to first-line drugs shortens the time needed to cure murine tuberculosis[J]. Am. J. Respir. Crit. Care Med., 2009, 180(4): 371-376.

[31] Choi Y, Lee S W, Kim A, et al. Safety, tolerability and phar - macokinetics of 21 day multiple oral administration of a new oxazolidinone antibiotic, LCB01-0371, in healthy male subjects[J]. J. Antimicrob. Chemother., 2018, 73(1): 183-190.

[32] Cho Y S, Lim H S, Lee S H, et al. Pharmacokinetics, pharmacodynamics, and tolerability of single-dose oral LCB01-0371, a novel oxazolidinone with broad-spectrum activity, in healthy volunteers [J]. Antimicrob. Agents Chemother., 2018, 62(7): e00451-18.
[33] Kim J S, Kim Y H, Lee S H, et al. Early bactericidal activity of delpazolid (LCB01-0371) in patients with pulmonary tuberculosis[J]. Antimicrob. Agents Chemother., 2022, 66(2): e0168421.
[34] Douros A, Grabowski K, Stahlmann R. Drug-drug interactions and safety of linezolid, tedizolid, and other oxazolidi- nones[J]. Expert Opin. Drug Metab. Toxicol., 2015, 11(12): 1849-1859.
[35] Shetye G S, Franzblau S G, Cho S. New tuberculosis drug targets, their inhibitors, and potential therapeutic impact [J]. Transl. Res., 2020, 220: 68-97.
[36] Edwards B D, Field S K. The Struggle to end a millennia long pandemic: novel candidate and repurposed drugs for the treatment of tuberculosis[J]. Drugs, 2022, 82(18): 1695-1715.
[37] Li S Y, Converse P J, Betoudji F, et al. Next-generation dia-rylquinolines improve sterilizing activity of regimens with pretomanid and the novel oxazolidinone TBI-223 in a mouse tuberculosis model[J]. Antimicrob. Agents Chemother., 2023, 67(4): e0003523.
[38] Jiang J, Liu Y, Liu X, et al. Simultaneous determination of a novel oxazolidinone anti-tuberculosis OTB-658 and its metabolites in monkey blood by LC-MS/MS[J]. J Chromatogr. B Analyt. Technol. Biomed. Life Sci., 2021, 1167: 122552.
[39] Guo S, Wang B, Fu L, et al. In vitro and In vivo activity of oxazolidinone candidate OTB-658 against *Mycobacterium tuberculosis*[J]. Antimicrob. Agents Chemother.,2021,65(11): e0097421.
[40] Tenero D, Derimanov G, Carlton A, et al. First-time-in-human study and prediction of early bactericidal activity for GSK3036656, a potent leucyl-tRNA synthetase inhibitor for tuberculosis treatment [J]. Antimicrob. Agents Chemother., 2019, 63(8): e00240-19.
[41] Sarathy J P, Gruber G, Dick T. Re-understanding the mechanisms of action of the anti-mycobacterial drug bedaquiline[J]. Antibiotics (Basel), 2019, 8(4): 261.
[42] Andries K, Verhasselt P, Guillemont J, et al. A diarylquinoline drug active on the ATP synthase of *Mycobacterium tuberculosis*[J]. Science, 2005, 307(5707): 223-227.
[43] Li Y, Sun F, Zhang W. Bedaquiline and delamanid in the treatment of multidrug-resistant tuberculosis: promising but challenging[J]. Drug Dev. Res., 2019, 80(1): 98-105.
[44] Sloan D J, Davies G R, Khoo S H. Recent advances in tuberculosis: new drugs and treatment regimens [J]. Curr. Respir. Med. Rev., 2013, 9(3): 200-210.
[45] Fitzsimons D W. World Health Organization[J]. Acta Med. Port., 2013, 26(3): 186-187.
[46] Sarathy J P, Ragunathan P, Shin J, et al. TBAJ-876 Retains bedaquiline's activity against subunits c and epsilon of *Mycobacterium tuberculosis* F-ATP synthase [J]. Antimicrob. Agents Chemother., 2019, 63(10): e01191-19.
[47] Sarathy J P, Ganapathy U S, Zimmerman M D, et al. TBAJ-876, a 3, 5-dialkoxypyridine analogue of bedaquiline, is active against Mycobacterium abscessus[J]. Antimicrob. Agents Chemother., 2020, 64(4): e02404-19.
[48] Sutherland H S, Tong A S T, Choi P J, et al. 3, 5-dialkoxypyri- dine analogues of bedaquiline are potent antituberculosis agents with minimal inhibition of the hERG channel[J]. Bioorg. Med. Chem., 2019, 27(7): 1292-1307.
[49] Ahmad T, Gao F, Li J, et al. Synergistic Li/Li bimetallic system for the asymmetric synthesis of antituberculosis drug TBAJ-587[J]. J. Org. Chem., 2023, 88(11): 7601-7606.

[50] Sutherland H S, Tong A S T, Choi P J, et al. Variations in the C-unit of bedaquiline provides analogues with improved biology and pharmacology[J]. Bioorg. Med. Chem., 2020, 28(1): 115213.

[51] Omar S V, Ismail F, Ndjeka N, et al. Bedaquiline-resistant tuberculosis associated with Rv0678 mutations[J]. N. Engl. J. Med., 2022, 386(1): 93-94.

[52] Andries K, Villellas C, Coeck N, et al. Acquired resistance of *Mycobacterium tuberculosis* to bedaquiline[J]. PLoS One, 2014, 9(7): e102135.

[53] Xu J, Converse P J, Upton A M, et al. Comparative efficacy of the novel diaryl quinoline TBAJ-587 and bedaquiline against a resistant Rv0678 mutant in a mouse model of tu- berculosis[J]. Antimicrob. Agents Chemother., 2021, 65(4): e02418-20.

[54] Yao R, Wang B, Fu L, et al. Sudapyridine (WX-081), a novel compound against *Mycobacterium tuberculosis*[J]. Microbiol. Spectr., 2022, 10(1): e0247721.

[55] Pethe K, Bifani P, Jang J, et al. Discovery of Q203, a potent clinical candidate for the treatment of tuberculosis[J]. Nat. Med., 2013, 19(9): 1157-1160.

[56] Grosset J H, Singer T G, Bishai W R. New drugs for the treatment of tuberculosis: hope and reality [J]. Int. J. Tuberc. Lung Dis., 2012, 16(8): 1005-1014.

[57] Lu Y, Zheng M, Wang B, et al. Clofazimine analogs with efficacy against experimental tuberculosis and reduced potential for accumulation [J]. Antimicrob. Agents Chemother., 2011, 55 (11): 5185-5193.

[58] Zhu H, Fu L, Wang B, et al. Activity of clofazimine and TBI-166 against *Mycobacterium tuberculosis* in different administration intervals in mouse tuberculosis models[J]. Antimicrob. Agents Chemother., 2021, 65(4): e02164-20.

[59] Zhang Y, Zhu H, Fu L, et al. Identifying regimens containing tbi-166, a new drug candidate against *Mycobacterium tuberculosis* in vitro and in vivo[J]. Antimicrob. Agents Chemother., 2019, 63(7): e02496-18.

[60] World Health Organization. WHO consolidated guidelines on tuberculosis: module 4: treatment: drug-resistant tuberculosis treatment[M]. Geneva: World Health Organization, 2020.

[61] Locher C P, Jones S M, Hanzelka B L, et al. A novel inhibitor of gyrase B is a potent drug candidate for treatment of tuberculosis and nontuberculosis mycobacterial infections [J]. Antimicrob. Agents Chemother., 2015, 59(3): 1455-1465.

[62] Fernandes G F S, Thompson A M, Castagnolo D, et al. Tuberculosis drug discovery: challenges and new horizons [J]. J. Med. Chem., 2022, 65(11): 7489-7531.

[63] Nuermberger E L, Martinez-Martinez M S, Sanz O, et al. GSK2556286 is a novel antitubercular drug candidate effective in vivo with the potential to shorten tuberculosis treatment[J]. Antimicrob. Agents Chemother., 2022, 66(6): e0013222.

第七章　结核病预防性治疗新进展

结核病预防性治疗(tuberculosis preventive treatment，TPT)是WHO消除结核病战略的重要组成部分。[1]TPT的管理涉及一套全面的干预措施，包括识别和检测那些应该接受测试的人，以一种安全有效的方式提供治疗，使大多数启动治疗的人能够在没有或只有最低不良事件风险的情况下完成治疗，进行监测和评估。[2-3]

一、确定结核病预防性治疗的人群

TPT的对象是结核潜伏感染(LTBI)人群。LTBI是指机体对结核分枝杆菌(MTB)抗原刺激产生的持久性的反应，临床上没有任何活动性结核病征象。[4]据估计，全世界约有四分之一的人口感染了MTB。[5]尽管存在发展为结核病的风险，但绝大多数LTBI者没有结核病的症状或体征，也没有传染性。近几十年来的几项研究表明，平均有5%～10%的感染者会在其一生中患上结核病[6]，通常是在初次感染后的前5年内[7]，5岁以下儿童和免疫力低下人群的风险尤其高。[8]由于任何治疗都存在危害风险和机会成本，因此TPT应选择性地针对结核病进展风险最高的人群。最有可能发展为结核病和(或)容易出现不良后果的人群是人类免疫缺陷病毒(human immunodeficiency virus，HIV)感染者、结核病患者的家庭接触者和其他高风险人群。[9]

(一) HIV感染者

(1) 感染HIV的成年人和青少年，在根据适当的临床评估不太可能患有结核病的情况下，应接受TPT，作为艾滋病综合保健的一部分[10]；应为接受抗逆转录病毒的治疗者、HIV孕妇和以前接受过结核病治疗的HIV感染者提供TPT，即使无法进行结核感染检测，且无论免疫抑制程度如何。[11-12]

(2) 年龄小于12个月的感染HIV的婴儿，如果与结核病患者接触，并且在根据适当的临床评估不太可能患有结核病的情况下，应接受TPT。[13]

(3) 年龄≥12个月的感染HIV的儿童，在根据适当的临床评估不太可能患有结核病的情况下，如果他们生活在结核病高传播环境中，无论是否接触过结核病，都应作为艾滋病预防和保健综合方案的一部分，为他们提供TPT。[14]

(4) 所有成功完成结核病治疗的HIV感染儿童都可以接受TPT。[15]

（二）结核病患者的家庭接触者

（1）年龄<5岁的儿童，如果与细菌学确诊的肺结核患者有家庭接触，并且经适当的临床评估确认未患结核病的情况下，即使没有结核感染检测，也应给予TPT。[16-17]

（2）年龄≥5岁的儿童、青少年和成年人，如果与细菌学确诊的肺结核患者有家庭接触，并且经适当的临床评估确认未患结核病的情况下，可以接受TPT。[18]

（三）与活动性肺结核患者密切接触的学生等新近LTBI人群

由于学校结核病聚集性疫情时有发生，新生入学体检LTBI的筛查和学校结核病患者密切接触者LTBI筛查应作为学校结核病防控策略的重要内容，新近LTBI学生可以接受TPT。[19-20]

（四）其他高风险人群

（1）正在进行抗肿瘤坏死因子治疗、接受透析、准备器官或血液移植或患有硅肺的人群应接受系统的结核感染检测和治疗[21-22]。

（2）可考虑对囚犯、卫生工作者、无家可归者和吸毒者进行结核感染的系统检测和治疗。[23-24]

二、启动结核病预防性治疗前应筛查并排除结核病

对患有结核病的人进行TPT将延缓疾病的消退，并导致耐药的出现。在开始预防性治疗之前排除结核病是TPT的关键步骤之一。根据HIV状态、症状、家庭接触、其他危险因素、年龄、LTBI检测结果和影像学，高危人群LTBI检测和TPT流程如图1.7.1所示。

（一）HIV感染者

（1）感染HIV的婴儿和儿童，如果体重增长缓慢、发热或咳嗽，或者有与结核病患者接触史，应进行结核病和其他引起此类症状的疾病评估。[25-26]如果经过适当的临床评估排除了结核病，则应为这些儿童提供TPT，无论其年龄大小。

（2）感染HIV的成年人和青少年应根据临床算法进行结核病筛查。那些没有报告当前存在咳嗽、发热、体重减轻或盗汗症状的感染者不太可能患有结核病。报告任何以上症状的感染者都可能患有结核病，应进行结核病和其他疾病的评估，如果排除结核病，则应提供TPT，无论其抗逆转录病毒治疗状况如何。[27-28]

（3）在感染HIV的成年人和青少年中，胸部X线检查可用于筛查结核病。[29]

（4）在感染HIV的成年人和青少年中，临界值>5 mg/L的C反应蛋白可用于筛查结核病。[30]

（5）在感染HIV的成年人和青少年中，可使用世界卫生组织推荐的分子快速诊断试验来筛查结核病。[31]

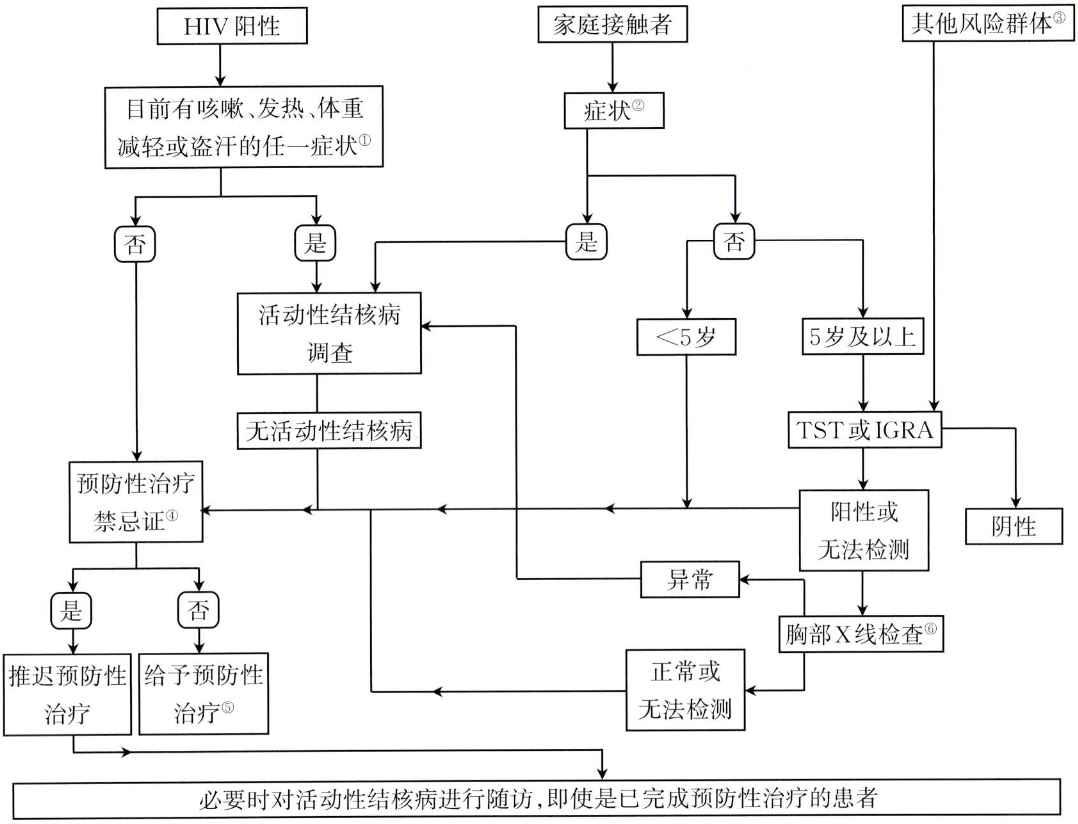

图 1.7.1　高危人群结核潜伏感染检测和结核病预防性治疗流程图

TST，结核菌素皮肤试验；IGRA，γ干扰素释放试验。

① 对于≥10 岁的儿童，使用四症状筛查（目前有咳嗽或发烧或体重减轻或盗汗）。对于 10 岁以下的儿童，考虑他们与结核病的接触史，或报告或确认的体重减轻或生长曲线变平，或年龄段体重 Z 值评分<−2。感染 HIV 的 1 岁以下无症状婴儿只有在与结核病患者有家庭接触的情况下才能接受结核病预防性治疗。

② 咳嗽、发烧、盗汗、咯血、体重减轻、胸痛、呼吸急促或疲劳。在儿童中，症状筛查还应包括体重增长缓慢（生长图上的平台期）、玩耍减少或嗜睡；可能不存在咳嗽。

③ 包括患有硅肺病的矿工、接受透析或抗 TNF 药物治疗的人、为移植做准备的人或国家指南中的其他风险。这类人应该排除结核病。

④ 包括急性或慢性肝炎，周围神经病变（如果使用异烟肼），经常大量饮酒。怀孕或既往结核病史不是禁忌证。感染者被告知结核病预防性治疗的益处和潜在风险。

⑤ 根据年龄、菌株（药物敏感或其他）、毒性风险、可用性和偏好选择治疗方案。坚持按规定完成。

⑥ 只有在前一步没有进行影像学检查的情况下才需要影像学检查。

（二）5 岁以下的婴儿和儿童

据报道，对于与结核病患者有密切接触的儿童，基于症状的筛查是一种安全可行的策略，即使在资源有限的环境中也是如此。[32-33]对高结核病负担环境参数的建模表明，对于 5 岁以下的儿童接触者，提供不进行 LTBI 检测的 TPT 具有成本效益。[34]

（三）年龄≥5岁的家庭接触者和其他风险人群

（1）在年龄≥5岁的HIV阴性家庭接触者和其他风险群体中，在TPT之前，没有任何结核病症状和没有异常的胸部X线检查结果可用于排除结核病。[35-36]

（2）在建议进行结核病筛查的人群中，年龄≥15岁的个体，可单独或联合进行症状筛查、胸部X线检查或WHO推荐的分子快速诊断试验，以进行结核病的系统筛查。[37]

（3）对于与结核病患者有密切接触的<15岁的人群，应进行系统的结核病筛查，包括咳嗽、发热或体重增加不良；或胸部影像学检查；或两者都进行。[38-39]

三、结核感染检测

结核感染的诊断没有“金标准”检测方法。目前所有可用的检测方法都是间接的，需要有足够的免疫反应才能得到有效的结果。任何一种方法的阳性检测结果本身都不是结核病进展风险的可靠指标。

（一）检测方法

1. 结核菌素皮肤试验（TST）

（1）原理：TST是基于Ⅳ型迟发型变态反应的一种皮肤试验。结核菌素有200多种抗原成分，其中，部分与卡介苗（BCG）和非结核分枝杆菌（NTM）的抗原成分相同，容易发生交叉反应。试验结果有可能出现假阳性，特别在NTM的高流行地区，TST的特异度将受到影响。常用的纯蛋白衍生物（PPD）是通过MTB或卡介苗菌经培养、杀菌、过滤去除菌体后纯化制成，其中可能仍有变性蛋白。

（2）试验方法：在左前臂掌侧前1/3中央皮内注射0.1 mL PPD，以局部出现7～8 mm大小的圆形橘皮样皮丘为宜。结果测量：72 h（48～96 h）检查反应。以皮肤硬结为准。试验结果判断标准和意义：阴性反应（－）：硬结平均直径<5 mm或无反应者为阴性。阳性反应（＋）：硬结平均直径≥5 mm者为阳性。硬结平均直径≥5 mm，<10 mm为一般阳性；硬结平均直径≥10 mm，<15 mm为中度阳性；硬结平均直径≥15 mm或局部出现双圈、水泡、坏死及淋巴管炎者为强阳性。

2. γ-干扰素释放试验（IGRA）

（1）原理：IGRA是采用MTB蛋白质的多肽抗原［包括早期分泌抗原靶6（ESAT-6）、培养滤液蛋白10（CFP-10）和TB7.7（p4）］，刺激效应T淋巴细胞分泌γ-干扰素（interferon-γ，IFN-γ），检测并定量分析IFN-γ的浓度，判断是否存在MTB特异性细胞免疫反应。[39-40]所有BCG菌株和绝大部分的NTM都不含有这三种蛋白质，因此，IGRA采用的抗原与BCG及绝大多数NTM无交叉，可避免BCG接种和NTM感染带来的假阳性。

（2）检测方法：① 采用酶联免疫吸附试验（ELISA）检测全血中致敏T细胞再次受到MTB特异性抗原刺激后释放IFN-γ水平，称之为全血检测或结核感染T细胞免疫检测。② 采用酶联免疫斑点技术（enzyme-linked，ELISPOT）测定在MTB特异性抗原刺激下，外周血单个核细胞中能够释放IFN-γ的效应T细胞数量，称之为细胞检测或结核感染T细胞检测。

3. 重组结核杆菌融合蛋白(EC)

(1) 原理:EC是由高效表达MTB的ESAT6-CFP10基因的大肠埃希菌,经发酵、分离和纯化后制成。重组结核杆菌融合蛋白(EC)皮肤试验反应的原理是迟发型细胞过敏反应,即Ⅳ型变态反应。ESAT-6蛋白不仅存在于早期培养滤液中,还存在于细胞质和细胞壁,基因和蛋白水平研究表明,ESAT-6仅存在于致病性分枝杆菌中,所有BCG菌株及绝大部分环境分枝杆菌基因组均丢失该基因,不表达ESAT-6,该蛋白与其他微生物的已知蛋白无明显同源性。[41]CFP-10蛋白可强烈诱导50%~90%的结核病患者外周血单核细胞产生增殖反应并分泌大量的IFN-γ,诱导T细胞释放IFN-γ,诱发迟发型变态反应,而接种BCG的健康人对该抗原反应水平低。[42]已感染MTB的机体T淋巴细胞对ESAT-6蛋白和(或)ESAT-6与CFP-10蛋白联合抗原的反应是敏感和特异的。重组结核杆菌融合蛋白(EC)皮肤试验又称新型结核菌素皮肤试验(creation tuberculin skin test,C-TST),可用来检测机体是否感染过MTB。目前,全球已研制成功的结核融合蛋白皮肤试验试剂包括丹麦研制的C-Tb、俄罗斯研制的Dia skin test和我国研制的重组结核杆菌融合蛋白(EC)等,该类试剂包含针对MTB特异性抗原ESAT-6和CFP-10,在卡介菌和其他大多数NTM中不含这些抗原,因此,该试验可以有效鉴别BCG接种与MTB感染。在我国上市使用的C-TST的制剂产品规格有3种:每瓶0.3 mL、0.5 mL和1.0 mL,用于6月龄及以上婴儿、儿童及65周岁以下成人。

(2) 试验方法:在前臂掌侧皮内注射,每人皮内注射0.1 mL(5 U)。结果测量:注射后48~72 h检查注射部位反应,测量记录红晕和硬结的横径及纵径的毫米数,以红晕或硬结大者为准。反应平均直径≥5 mm为阳性反应。凡有水泡、坏死、淋巴管炎者均属于强阳性反应。

(二) LTBI诊断标准

(1) 在没有BCG接种或NTM干扰时,以PPD反应硬结平均直径≥5 mm视为已受MTB感染。

(2) 在BCG接种地区或NTM感染地区,以PPD反应硬结平均直径≥10 mm视为MTB感染标准。

(3) 对HIV阳性或接受免疫抑制剂治疗大于1个月,以及与活动性肺结核患者有密切接触的未接种BCG的5岁以下儿童PPD反应硬结平均直径≥5 mm视为MTB感染。

(4) C-TST阳性即表明受到MTB感染。

(5) IGRA检测阳性说明存在MTB感染。

需注意的是,感染1个月内(变态反应前期)TST可呈阴性,IGRA阳性不能排除堪萨斯分枝杆菌、戈登分枝杆菌、海分枝杆菌和苏尔加分枝杆菌。

四、结核病预防性治疗方案

WHO推荐的对于被认为对药物敏感的MTB菌株感染的TPT可大致分为两类[43]:异烟肼单药治疗至少6个月(IPT)和含利福霉素(利福平或利福喷丁)的治疗方案。IPT是最广泛使用的TPT形式,但利福霉素方案的持续时间较短,具有明显的优势,使这些方案越来

（六）停药指征

（1）完成规定的抗结核预防性治疗疗程。

（2）任何方案出现药物不良反应、变态反应等时，原则上应停止治疗。

（3）因各种原因不规律服药或不能完成整个疗程治疗。

（4）预防性治疗期间发现身体任何部位的活动性结核病病灶时，应及时停药，并根据患者发病部位选择标准抗结核化疗方案。

六、免疫预防

感染MTB后患结核病的风险取决于几个因素，最重要的是免疫状态。WHO于近年陆续公布了全球十余项在进行的结核病疫苗研究，包括用于LTBI人群的免疫预防性疫苗研究。[46-47]在传染病防治国家科技重大专项的支持下，我国研发上市了“注射用母牛分枝杆菌”，该制剂用母牛分枝杆菌培养后收集的菌体，经高压均质、灭活后加入稳定剂冻干制成，主要有效成分为母牛分枝杆菌菌体蛋白，经药效学研究显示，注射用母牛分枝杆菌具有双向免疫调节功能。大规模的Ⅲ期临床研究显示，该产品用于预防LTBI人群发生肺结核，具有安全性好、保护效果稳定、疗程短等优势。该产品的研发上市，为我国LTBI者预防性治疗提供了新的方法，将促进我国LTBI防控策略和措施的发展，对控制结核病疫情具有十分重要的作用。

注射用母牛分枝杆菌的用量及用法：推荐每次给药1瓶，用1.0 mL灭菌注射用水稀释，摇匀后，臀部肌肉深部注射。间隔2周给药1次，共给药6次。有以下情况者慎用：家族或个人有惊厥、癫痫、脑病和神经系统症状或体征病史者；有严重药物过敏史者、过敏体质者；有并发症的糖尿病患者、有症状的艾滋病患者、恶性肿瘤患者；肝肾功能异常者、患血小板减少症或凝血障碍者。有发热症状者、患急性病或处于慢性病急性发作期者应暂缓给药。在溶解摇匀后使用。如有凝块、异物、药瓶有裂纹及超过有效期均不得使用。注意肌肉注射的深度，注射过浅可能导致局部出现红肿和硬结。不得进行皮内注射、皮下注射或静脉注射。如果发生过敏反应或类过敏反应，应及时采取适当的治疗措施，包括使用肾上腺素等药物。

参考文献

[1] Uplekar M, Weil D, Lönnroth K, et al. WHO's new end TB strategy[J]. Lancet, 2015, 385(9979): 1799-1801.

[2] World Health Organization. Implementing the End TB Strategy: the essentials[EB/OL].(2022-08-15)[2022-08-15].https://www.who.int/publications/i/item/9789240065093. html.

[3] Lönnroth K, Migliori G B, Abubakar I, et al. Towards tuberculosis elimination: an action framework for low-incidence countries[J]. European Respiratory Journal, 2019, 45(4):928-952.

[4] Getahun H, Matteelli A, Chaisson R E, et al. Latent *Mycobacterium tuberculosis* infection[J]. New England Journal of Medicine, 2015, 372(22):2127-2135.

[5] Dodd P J, Gardiner E, Coghlan R, et al. Burden of childhood tuberculosis in 22 high-burden countries: a mathematical modelling study[J]. Lancet Global Health, 2022,2(8): e453-459.

[6] Houben R M G J, Dodd P J. The global burden of latent tuberculosis infection: a re-estimation using mathematical modelling[J]. PLOS Medicine, 2021, 13(10): e1002152.
[7] Comstock G W, Livesay V T, Woolpert S F. The prognosis of a positive tuberculin reaction in childhood and adolescence[J]. American Journal of Epidemiology, 2023, 99(2):131-138.
[8] Vynnycky E. Lifetime risks, incubation period, and serial interval of tuberculosis[J]. American Journal of Epidemiology, 2021, 152(3): 247-263.
[9] World Health Organization. Guidelines for intensified tuberculosis case-finding and isoniazid preventive therapy for people living with HIV in resource-constrained settings [EB/OL].(2021-04-30)[2025-03-05]. https://apps.who.int/iris/bitstream/handle/10665/44472/9789241500708_eng.pdf. html.
[10] Chaisson L H, Saraceni V, Cohn S, et al. CD4+ cell count stratification to guide tuberculosis preventive therapy for people living with HIV[J]. AIDS, 2020, 34(1):139-147.
[11] The TEMPRANO ANRS 12136 Study Group. A trial of early antiretrovirals and isoniazid preventive therapy in Africa[J]. New England Journal of Medicine, 2015, 373(9):808-822.
[12] World Health Organization. Guidelines for intensified tuberculosis case-finding and isoniazid preventive therapy for people living with HIV in resource-constrained settings[EB/OL].[2022-04-30]. https://apps.who.int/iris/bitstream/handle/10665/44472/9789241500708_eng.pdf. html.
[13] Churchyard G, Cárdenas V, Chihota V, et al. Annual tuberculosis preventive therapy for persons with HIV infection: a randomized trial[J]. Annals of Internal Medicine, 2021, 174(10):1367-1376.
[14] Food and Drug Administration. Isoniazid tablets, USP[EB/OL].[2016-5-15].https://www.accessdata.fda.gov/drugsatfda_docs/label/2016/008678s028lbl.pdf. Html.
[15] Madhi S A, Nachman S, Violari A, et al. Primary isoniazid prophylaxis against tuberculosis in HIV-exposed children[J]. New England Journal of Medicine, 2021,365(1):21-31.
[16] World Health Organization. Guidelines on the management of latent tuberculosis infection[EB/OL].[2020-1-20]. http://apps.who.int/iris/bitstream/10665/136471/1/9789241548908_eng.pdf. html.
[17] Edwards A, Gao Y, Allan R N, et al. Corticosteroids and infliximab impair the performance of interferon-γ release assays used for diagnosis of latent tuberculosis[J]. Thorax, 2017, 72(10):946-949.
[18] Getahun H, Matteelli A, Abubakar I, et al. Management of latent *Mycobacterium tuberculosis* infection: WHO guidelines for low tuberculosis burden countries[J]. European Respiratory Journal, 2021, 46(6): 1563-1576.
[19] Churchyard G J, Fielding K L, Lewis J J, et al. A trial of mass isoniazid preventive therapy for tuberculosis control[J]. New England Journal of Medicine, 2020, 370(4):301-310.
[20] Ntinginya N E. A randomized double blind placebo controlled trial of rifapentine and isoniazid for prevention of tuberculosis in people with diabetes[J]. Clinical Trials, 2023, 43(3):204-210.
[21] World Health Organization. Consolidated guidelines on the use of antiretroviral drugs for treating and preventing HIV infection. Recommendations for a public health approach. Second edition[EB/OL].[2019-5-28].http://apps.who.int/iris/bitstream/10665/208825/1/9789241549684_eng.pdf. html.
[22] Bhargava A, Bhargava M, Meher A, et al. Nutritional supplementation to prevent tuberculosis incidence in household contacts of patients with pulmonary tuberculosis in India (RATIONS): a field-based, open-label, cluster-randomized, controlled trial[J]. Lancet, 2023, 402(10402):627-640.
[23] World Health Organization. Ethics guidance for the implementation of the End TB Strategy[EB/OL].[2021-7-16]. http://apps.who.int/iris/bitstream/10665/254820/1/9789241512114-eng.pdf. html.
[24] Kass N E. An ethics framework for public health[J]. American Journal of Public Health, 2021,91(11):

1776-1782.

[25] Cranmer L M, Njuguna I N, LaCourse S M, et al. Brief report: performance of tuberculosis symptom screening among hospitalized ART-naive children with HIV in Kenya[J]. Journal of Acquired Immune Deficiency Syndromes, 2022, 91(3):280-284.

[26] Getahun H, Kittikraisak W, Heilig C M, et al. Development of a standardized screening rule for tuberculosis in people living with HIV in resource-constrained settings: individual participant data meta-analysis of observational studies[J]. PLOS Medicine, 2023,8(1): e1000391.

[27] Hamada Y, Lujan J, Schenkel K, et al. Sensitivity and specificity of WHO's recommended four- symptom screening rule for tuberculosis in people living with HIV: a systematic review and meta-analysis[J]. Lancet HIV, 2018, 5(9): e515-523.

[28] Khan F A , Verkuijl S , Parrish A, et al. Performance of symptom-based tuberculosis screening among people living with HIV: not as great as hoped[J]. AIDS, 2022, 28(10):1463-1472.

[29] Nguyen D T M, Bang N D, Hung N Q, et al. Yield of chest radiograph in tuberculosis screening for HIV-infected persons at a district-level HIV clinic[J]. International Journal of Tuberculosis and Lung Disease, 2019, 20(2):211-217.

[30] World Health Organization. Chest radiography in tuberculosis detection - Summary of current WHO recommendations and guidance on programmatic approaches[EB/OL].[2022-3-20].https:// apps.who.int/iris/bitstream/handle/10665/252424/9789241511506-eng.pdf. html.

[31] Cranmer L, Pavlinac P, Njuguna I, et al. Performance of WHO TB symptom screen in hospitalized HIV-positive Kenyan children[J]. Journal of Acquired Immune Deficiency Syndromes, 2019, 19(2): 137-140.

[32] Kruk A, Gie R P, Schaaf H S, et al. Symptom-based screening of child tuberculosis contacts: improved feasibility in resource-limited settings[J]. Pediatrics, 2018, 121(6): e1646-1652.

[33] Triasih R, Robertson C F, Duke T, et al. A prospective evaluation of the symptom-based screening approach to the management of children who are contacts of tuberculosis cases[J]. Clinical Infectious Diseases, 2023,60(1):12-18.

[34] Mandalakas A M, Hesseling A C, Gie R P, et al. Modelling the cost-effectiveness of strategies to prevent tuberculosis in child contacts in a high-burden setting[J]. Thorax, 2023, 68(3):247-255.

[35] van't Hoog A, Langendam M W, Cobelens F G J, et al. A systematic review of the sensitivity and specificity of symptom- and chest-radiography screening for active pulmonary tuberculosis in HIV-negative persons and persons with unknown HIV status[J]. Cochrane Database of Systematic Reviews, 2022, 2022(3): CD010890.

[36] Assefa Y, Woldeyohannes S, Gelaw Y A, et al. Screening tools to exclude active pulmonary TB in high TB burden countries: systematic review and meta-analysis[J]. International Journal of Tuberculosis and Lung Disease, 2019,23(6):728-734.

[37] World Health Organization. WHO operational handbook on tuberculosis. Module 2: screening - systematic screening for tuberculosis disease[EB/OL].[2021-3-22].https://apps.who.int/iris/bitstream/han dle/10665/340256/9789240022614-eng.pdf. html.

[38] World Health Organization. WHO operational handbook on tuberculosis. Module 3: diagnosis. Tests for tuberculosis infection[EB/OL].[2022-7-7].https://iris.who.int/bitstream/handle/10665/363335/9789240058347- eng.pdf. html.

[39] Gao L, Li X, Liu J, et al. Incidence of active tuberculosis in individuals with latent tuberculosis infection

in rural China: follow-up results of a population-based, multicentre, prospective cohort study[J]. Lancet Infectious Diseases, 2019,17(10):1053-1061.

[39] Mathad J S, Bhosale R, Balasubramanian U, et al. Quantitative IFN-γ and IL-2 response associated with latent tuberculosis test discordance in HIV-infected pregnant women[J]. American Journal of Respiratory and Critical Care Medicine, 2022, 193(12):1421-1428.

[40] Sharma S K, Vashishtha R, Chauhan L S, et al. Comparison of TST and IGRA in diagnosis of latent tuberculosis infection in a high TB-burden setting[J]. PLoS One, 2020, 12(1):e0169539.

[41] Chaisson L, Saraceni V, Cohn S, et al. CD4 count-based guidelines for tuberculin skin testing and tuberculosis preventive therapy in people living with HIV. http:// programme.ias2019.org/Abstract/Abstract/3724. html, 2019-7-23.

[42] World Health Organization. Use of alternative interferon-gamma release assays for the diagnosis of TB infection: WHO policy statement[EB/OL].[2022-7-11].https://iris.who.int/bitstream/han dle/10665/351191/9789240042346-eng.pdf. html.

[43] World Health Organization. WHO guidelines on tuberculosis infection prevention and control: 2019 update[EB/OL].[2019-3-24]. https://www.ncbi.nlm.nih.gov/books/NBK539297/. html.

[44] 中华人民共和国国家卫生健康委员会办公厅. 国家卫生健康委办公厅关于印发中国结核病预防控制工作技术规范(2020年版)的通知[EB/OL].[2020-04-02].https://www.yuhui.gov.cn/zfxxgk/public/49681/46949861.html.

[45] Starshinova A, Dovgalyk I, Malkova A, et al. Recombinant tuberculosis allergen in tuberculosis diagnostic[J]. International Journal of Mycobacteriology, 2020, 9(4):335-346.

[46] Mohammadzadeh R, Ghazvini K, Farsiani H, et al. *Mycobacterium tuberculosis* extracellular vesicles: exploitation for vaccine technology and diagnostic methods[J]. Critical Reviews in Microbiology, 2021, 47(1):13-33.

[47] Myllymäki H, Niskanen M, Luukinen H, et al. Identification of protective postexposure mycobacterial vaccine antigens using an immunosuppression-based reactivation model in the zebrafish[J]. Disease Models & Mechanisms, 2022, 11(3): dmm033175.

续表

患者分类	治疗方案	备注
利福平耐药性未知	2HRZE/4HR：强化期使用HRZE方案治疗2个月，继续期使用HR方案治疗4个月	① 治疗期间每月要进行痰菌检查，若痰菌阳性，则开展耐药检测，耐药者按耐药方案进行治疗；敏感者则治疗方案不变，但如果强化期的痰菌阳性，则需延长1个月的强化期，继续期不变 ② 对于复治患者，可根据治疗情况将强化期延长1个月、继续期延长2～3个月，治疗过程中密切关注耐药检测结果 ③ 第5个月末或疗程结束时痰菌阳性为治疗失败 ④ 儿童结核严格按照体重用药，无判断能力者(5岁以下)慎用乙胺丁醇
结核性胸膜炎	2HRZE/7HRE：强化期使用HRZE方案治疗2个月，继续期使用HRE方案治疗7个月	① 重症患者*：继续期适当延长3个月，治疗方案为2HRZE/10HRE ② 治疗期间一旦发现耐药，则按耐药方案进行治疗
其他肺结核或合并疾病	2HRZE/10HRE：强化期使用HRZE方案治疗2个月，继续期使用HRE方案治疗10个月	① 血行播散性肺结核、气管支气管结核、胸内淋巴结核 ② 肺结核合并糖尿病和硅肺等患者 ③ 治疗期间一旦发现耐药，则按耐药方案进行治疗
肺结核合并肺外结核	强化期使用HRZE方案治疗2个月，继续期使用HRE方案疗程以治疗肺外结核的最长疗程为准	治疗期间一旦发现耐药，则按耐药方案进行治疗
HIV感染者和AIDS患者抗结核治疗	可以考虑选用利福布汀代替利福平与其他抗结核药品组成治疗方案抗结核治疗；避免使用利福喷丁，否则会增加利福霉素耐药风险	治疗期间一旦发现耐药，则按耐药方案进行治疗

注：* 如结核性脓胸、包裹性胸腔积液，以及合并其他部位结核等。

(二) 敏感结核病化学治疗过程中随访检查

(1) 痰涂片或痰培养：利福平敏感患者在治疗至第2、5个月末和疗程末各检测1次，对于第2个月末涂片阳性的患者需在第3个月末增加一次痰涂片或痰培养检查；利福平耐药性未知的患者，在每个治疗月末均要检查1次。

(2) 胸部影像学：在治疗2个月末和疗程结束时各检查1次胸片。

(3) 血常规：每个月检查1次。

(4) 尿常规：有可疑肾脏损害或方案中包括注射剂时，每个月检查1次。

(5) 肝功能：每个月检查1次。

(6) 肾功能：每个月检查1次。

(7) 血糖：糖尿病患者每月复查1次或根据临床需要调整，非糖尿病患者在疗程结束时检查1次。

(8) 心电图：有相关症状时随时检查。

(9) 视力视野：有视力受损高风险人群，在治疗过程中出现视力下降及时复查。

(10) 耐药检测：患者在治疗期间任何时间出现病原学阳性，都要开展耐药检测。

结核性胸膜炎，气管、支气管结核等肺结核的随访检查内容和频次要求同上。

（三）中断治疗患者的治疗

对于连续中断治疗不到2个月的患者，要根据患者的治疗中断时间、所处治疗期和痰菌结果等进行评估，选择相应治疗方案，具体见表1.8.5。

表1.8.5　中断治疗不到2个月的肺结核患者治疗方案

治疗中断时间	所处治疗期*	是否需做痰菌检查	痰菌结果	方案选择
<14天	—	否	—	继续原始方案，治疗期顺延
≥14天	强化期	是	阴性	采用原始方案，重新开始治疗**
			阳性	开展药敏检测：耐药则按耐药方案治疗；敏感则用原始方案，重新开始治疗
	继续期	是	阴性	继续原始方案，治疗期顺延
			阳性	开展药敏检测：耐药则按耐药方案治疗；敏感则继续原始方案，重新开始治疗

注：* 以中断治疗出现在治疗强化期和继续期进行分类。若跨越强化期和继续期，则按中断治疗发生在强化期进行判定。

** 即重新开始治疗方案，已完成的治疗不计在内。

三、敏感肺外结核病化学治疗[16-21]

（一）血行播散性肺结核化学治疗

遵循早期、联合、适量、规律、全程的基本原则，急性血行播散性肺结核患者常提示其他系统结核病存在，并发症多且严重，必须加强化疗、疗程不低于12个月。强化期2～3个月；巩固期可分为两个阶段，第一阶段6个月，第二阶段3～4个月。并发其他系统结核者或病情复杂的患者疗程需个体化。

推荐方案2-3HRE(S)Z/6HRE/3-4HR。复治病例依据复治方案治疗，疗程可酌情延长到12～18个月；考虑有耐药时建议按耐药结核病治疗，使用3～4种以上敏感药物，疗程需要适当延长。

肾上腺皮质激素不作为常规使用，存在以下情况时需要使用激素。① 中毒症状特别严重的可以早期使用，症状改善后及时停用。② 并发结核性脑膜炎的患者，常用泼尼松 30 mg/d。

（二）结核性浆膜腔积液的化学治疗

浆膜腔积液常为局部结核病变直接蔓延及淋巴播散或血行播散引起。因此，全身抗结核药物化学治疗是结核性浆膜腔积液治疗原则。在“早期、规律、适量、联用、全程”化疗原则下，选用3～4种抗结核药物联合治疗，强化期2～3个月，疗程1年以上。

（三）结核性腹膜炎的化学治疗

肺结核治疗的原则仍适用于结核性腹膜炎的治疗，其关键是早期、足量、全程的彻底抗结核治疗，避免复发，防止并发症的发生。抗结核药物对本病的疗效略低于肠结核，因此用药及疗程应予加强或适当延长。在治疗前最好能对所分离的结核菌进行药物敏感试验，可进一步提高疗效。对于初治患者，一般强化期3个月，以链霉素或乙胺丁醇联合吡嗪酰胺、异烟肼及利福平或利福喷丁四联应用为佳；病情控制后，可改为异烟肼与利福平、乙胺丁醇继续巩固期治疗。总疗程应在12～18个月以上。鉴于本病常继发于体内其他结核病，如患者已接受过抗结核药物治疗，应选择以往未用或少用的药物，制订联合用药方案，再根据疗效和（或）药敏结果调整用药。耐药患者原则上依据药敏试验结果选药。对一些具有对结核菌耐药危险因素的病人，可能需要制订个性化抗结核治疗方案治疗。这些危险因素有：① 既往曾接受过抗结核药物的治疗。② 未完成原定抗结核治疗方案、不规则用药或疗程不足。③ 来自一些原发耐药结核菌株发生率超过50％的地区病人或与其密切接触者。④ 伴有HIV感染的病人。⑤ 患粘连型伴渗出或干酪型结核性腹膜炎的病人。⑥ 伴有其他部位活动性结核病灶，且病变重不易控制的病人等。在无药敏结果的情况下，可以参照复治肺结核的治疗原则选药，待药敏结果出来后再酌情调整。

结核性心包炎的化学治疗，全身抗结核治疗：用药涉及五种一线抗结核药物，即异烟肼（INH，H）、利福平（RFP，R）、吡嗪酰胺（PZA，Z）、乙胺丁醇（EMB，E）和链霉素（Sm，S）。原则上总疗程12个月，2个月的强化期加上10个月的巩固期；可根据具体情况适当延长，一般不超过18个月。

（四）气管支气管结核的化学治疗

对于活动期气管支气管结核，早期全身抗结核药物化学治疗能够有效杀灭结核分枝杆菌，减轻临床症状，减少传播，避免耐药菌的产生，减少病变气管支气管狭窄、闭塞、软化等并发症的发生；抗结核药物对已经发生的气道狭窄、闭塞、软化无效。

（1）未经治疗的各种类型的气管支气管结核都必须采用全身抗结核化疗

化疗原则同于肺结核，支气管结核的疗程比单纯肺结核要长。初治病例疗程一般不少于1年。方案如2HR（Rft）ZE（S）/10HR（Rft）E，3HR（Rft）ZE（S）/9HR（Rft）E。复治病例采用复治方案，疗程较初治方案延长。

（2）雾化吸入抗结核药物

① 适应证：主要针对炎性浸润型及溃疡坏死型的效果好，对肉芽增殖型有一定的效果，

而对瘢痕狭窄型和管壁软化型无效。

② 方法：通常每次用异烟肼0.1 g、阿米卡星0.2 g雾化吸入，每天2次。根据病情，一般用2～3个月。也可加用利福平0.3 g每天1次雾化吸入，可酌情加入解痉药物和祛痰药物。

（五）中枢神经系统结核的化学治疗

中枢神经系统结核化疗方案：遵循早期、联合、适量、规律、全程的结核病化疗原则，尽量选用具有杀菌作用和通过血脑屏障良好的药物，并注意观察抗结核药物毒副作用，及时作出调整及相应处理。① 初治者：根据病情和治疗转归情况，酌情选用3HRZE(S)/6HRZE/3HRZ或3HRZE(S)/6HRZE/9HRZ方案。② 复治、复发病人：根据既往用药史和药敏试验，选择敏感药物。估计一线药物耐药者，一般可选异烟肼、利福布汀、丙硫异烟胺、莫西沙星/左氧氟沙星/氧氟沙星、对氨基水杨酸、吡嗪酰胺、阿米卡星、环丝氨酸，必要时加鞘内注药。总疗程18个月及以上。

（六）骨关节结核的化学治疗

骨关节结核的化学治疗原则同肺结核，坚持早期、联合、适量、规律、全程的原则。化疗方案建议疗程不少于一年，强化期不少于3个月，应用HRE(S)Z，巩固期HRE，复治淋巴结结核建议疗程1～1.5年，强化期至少3个月S(AK)HREZ，巩固期HRE。

（七）消化系统结核，肠结核、肝结核等抗结核药物治疗

用药方案可参照肺结核，应适当延长疗程。肝结核患者有ALT升高等肝功能异常时，不仅不是抗结核治疗的禁忌证，反而是适应证，疗程中ALT可能有小的波动，但很快恢复正常。

（八）泌尿、生殖系统结核的化学治疗

抗结核药物联合方案治疗是泌尿系统结核病最基本、最重要的治疗，初治病人强化期一般应用利福平、异烟肼、吡嗪酰胺、链霉素（或乙胺丁醇）四药联合3个月或更长，维持期使用异烟肼、利福平、乙胺丁醇三药联合6～9个月，总疗程9～12个月甚至更长。氨基糖苷类与氟喹诺酮类药物在肾内浓度较高，且有较好的抗结核作用，氨基糖苷类中以阿米卡星的毒副作用较小，氟喹诺酮类药物中以莫西沙星作用最强，以左氧氟沙星效价比较好，可酌情选用。对复治结核病、合并HIV/AIDS患者，应适当延长疗程。耐药结核病需根据药物敏感性试验结果选用敏感的抗结核药物组成联合方案治疗。

（九）皮肤结核的化学治疗

皮肤结核应视为全身感染的一部分，强调早期、足量、规则、全程及联合使用3～4种抗结核药物，以保证疗效，延缓或防止结核分枝杆菌的耐药性。必要时配合外科治疗。治疗皮肤结核成人标准的6个月治疗方案为：最初2个月口服利福平（10 mg/kg），异烟肼（5 mg/kg）、吡嗪酰胺（35 mg/kg）和乙胺丁醇（15 mg/kg）；后4个月的持续治疗阶段口服利福平和异烟肼治疗。

（二）编码基因突变

MTB耐药性的产生多由其基因组上编码药物标靶的基因或与药物活性有关的酶的基因突变所造成，即基因型耐药。基因型耐药的基础是在大量MTB群中存在天然抗药突变株，这些突变株在药物的选择压力下保留并繁殖。基因型耐药的菌株能够将耐药特性传递给后代菌株，后代菌株能保持并遗传其耐药性。[8]编码药物标靶的基因或与药物活性有关酶的基因发生突变而产生耐药性的主要机制及相关药物如下：[8-11]

（1）以抑制MTB蛋白质的合成为主：如链霉素、卷曲霉素、阿米卡星、卡那霉素、大环内酯类药物及对氨基水杨酸钠等药物。

（2）以抑制MTB的RNA合成为主：如利福平。

（3）以抑制MTB的DNA转录酶为主：如氟喹诺酮类药物。

（4）以耗尽MTB细胞膜能量为主：如吡嗪酰胺。

（三）药物外排泵系统

在MTB中已经发现了活跃的药物外排泵系统，这些外排泵能够将菌体内部的药物排出，从而使胞内药物浓度无法达到有效抑制或杀灭分枝杆菌的水平，进而导致耐药性的产生。[11-12]目前虽然已有关于MTB质粒的报道，但尚未发现质粒介导的耐药现象。仅依靠MTB天然细胞壁的屏障作用和耐药基因的存在，尚不足以全面解释其耐药机制。例如，一些MTB虽然发生了基因突变却未表现出耐药性，而另一些耐药的MTB却未发现相关的突变基因，这表明MTB还存在其他耐药机制。

研究显示，分枝杆菌中确实存在药物主动外排泵的表达，这一机制被认为是继药物靶分子突变机制之后的又一重要耐药机制。外排泵是一类位于细胞膜上的代谢相关蛋白，这些蛋白将抗生素视为外来毒素并将其排出细胞膜外。[11-12]外排现象最早是在肿瘤细胞和其他细菌中被发现，并被证实与低浓度耐药的产生有关。虽然外排泵导致的耐药浓度较低，但它显著提高了基因突变的频率，最终可能引发高浓度耐药的形成。尽管MTB外排泵的发现时间并不久远，但它为MTB耐药机制的研究提供了重要补充，并揭示了这一机制在耐药性形成中的关键作用。[11]

研究发现，分枝杆菌外排泵能将其细胞内的药物泵出，使得胞内药物浓度不能有效抑制分枝杆菌的生长，从而产生对抗生素的耐受性。药物外排系统根据其蛋白氨基酸同源性可分成很多种类，MTB的H37Rv株基因组有20个编码假想外排泵的开放阅读框（ORF）。[11]目前，仅有几种分枝杆菌外排泵得到了一定研究，分别为属于主要易化超家族（MFS）的LfrA、Rv1634、EfpA、Tet（V）、P55、Tap、Rv1258c；属于耐受小节分裂区家族（RND）的MmpL；属于ATP结合超家族（ABC）的DrrAB、Pst、Rv2686c-Rv2687c-Rv2688c；属于小耐多药族（SMR）的Mmr等。其中LfrA为分枝杆菌中被发现的第一个功能外排泵，具有较广的底物专一性。[11]

三、实施耐药结核病化学治疗的基础条件

（一）耐药结核病化学治疗实施的条件

（1）须具备对抗结核药物进行DST并有质量保证的实验室，能提供MTB耐药检测结果（传统表型DST，包括固体、液体DST，以及分子DST检测方法均可），作为方案制订和药物选择的依据。[12-13]

（2）掌握既往本地区用药情况和患者既往用药史，了解患者既往各种抗结核药物应用总量及联合用药情况，便于选择用药。[12-13]

（3）掌握本地区耐药监测资料，充分评估本地区耐药患者的例数、类型和发展趋势，以及非一线抗结核药品使用的种类、频度，以便有把握地挑选用于耐药结核病治疗的药品。[12-13]

（4）每一例耐药结核病患者必须有RFP的DST结果，有条件的地区或单位可开展对其他一线药品和非一线抗结核药品的DST，以确定耐药的种类，为制订合理的耐药结核病化学治疗方案提供依据。[12-13]

（5）具有独立设置且符合呼吸道传染病感染控制要求的耐药门诊、病房、药房等硬件条件，建立感染控制管理制度及操作流程。[12-13]

（6）具备提供充足药物的资金和渠道，建立抗结核药品登记和管理制度。[13]

（7）具备耐药肺结核治疗前检查项目和主要监测项目的检验能力，包括肝、肾功能，血、尿常规，电解质（钾、钠），胸部X线摄影，促甲状腺激素（TSH），听力，视野、色觉和视力，以及体质量等检查项目。并要求具备制订合理化学治疗方案的能力。[13]

（8）具备监测和处理药物不良反应，减少治疗中断的危险性，并预防由于严重不良反应造成的病死率增加。[13]

（二）耐药结核病化学治疗的方式

治疗方式分为标准治疗方案和个体化治疗方案两种，其中标准治疗方案中包括常规标准治疗方案和短程标准治疗方案。[13]

（1）标准化治疗：依据国家或本地区耐药结核病检测资料、针对不同耐药类型群体设计统一的耐药结核病化学治疗方案进行治疗，该治疗方案将涵盖绝大多数患者。根据不同的用药种类、适用对象和用药时间长短，还可分为常规标准治疗方案（18～24个月）和短程标准治疗方案（9～12个月）两种。本指南所提供的各种耐药结核病化学治疗方案可供我国各地针对耐药结核病实施标准化治疗时参考。[13]

（2）个体化治疗：依据结核病患者临床分离菌株进行DST的结果、既往用药史、耐药结核病接触史和患者的依从性等进行综合考虑后实施的治疗方法。由于部分一线和大部分二线抗结核药品DST的可靠性及其临床应用价值尚未完全确定，DST不能100%地预测药品的有效或无效，例如链霉素、乙胺丁醇、吡嗪酰胺等药品。因此，WHO建议不应完全依据这些药品的DST结果设计个体化治疗方案。[13]异烟肼、利福平、氟喹诺酮类药品和二线注射剂的DST结果准确性和重复性好，如果这些药品的DST结果是从质量得到保障的实验室中

T淋巴细胞<50个/μL时,应在抗结核治疗2周内开始ART。$CD4^+$ T淋巴细胞≥50个/μL时,应在8周内开始ART。[30-31]

(2) 抗结核药物与一线抗HIV药品的相互作用:目前推荐的是含利福平的抗结核化学治疗方案与依非韦伦为基础的ART方案联合应用。[30-31]若患者不能耐受依非韦伦和奈韦拉平,可应用含利福布汀的抗结核药物治疗方案联合含利托那韦激动剂的蛋白酶抑制剂或整合酶抑制剂的ART方案组合。上述药品联合应用时,需要针对性地将利福布汀每日剂量进行调整。[30-31]

(3) 结核相关的免疫重建炎症反应综合征(TB-IRIS)的诊断及处理:TB-IRIS多表现为启动ART前、抗结核药物治疗后症状改善,在开始ART的数周内出现新的或者复发性的,以及新的、恶化的或者复发的临床和影像学上的结核感染表现。目前,TB-IRIS的诊断依据是临床表现的集合:抗结核药物治疗后而未进行ART时,结核症状改善;启动ART后不久结核症状加重。该诊断需要与耐药结核病相鉴别。多数TB-IRIS具有自限性,但亦有相当患者需要对症治疗(解热镇痛、止呕等),并且如果症状严重,采用糖皮质激素行抗炎治疗亦须考虑。[13,32]

九、耐药结核病化学治疗方案的调整

(一) 耐药结核病化学治疗方案的调整指征

(1) 患者治疗的依从性差。

(2) 发生较为严重的药品不良反应。

(3) 药敏试验结果提示方案存在缺陷。

(4) 治疗失败。

(二) 耐药结核病化学治疗方案调整的基本要求

(1) 调整后的方案符合耐药结核病化学治疗原则:调整后的治疗方案需严格遵循耐药结核病化学治疗的基本原则。

(2) 调整方案经集体讨论认可:方案调整经过集体讨论或专家组的评估与认可,以确保调整后的方案科学合理,符合耐药结核病化学治疗的基本原则。同时,这种集体决策方式避免了单一经验的局限性,确保治疗方案的全面性和有效性。[13,32]

(3) 选择敏感或未曾使用过的抗结核药物:根据药敏试验结果,优先选择对患者敏感的药物。若药敏试验结果尚未获得或方案中缺乏足够药物时,可选择患者既往未使用过的抗结核药物。[13,35]

(4) 避免单一加药:在治疗过程中,应避免随意增加单一药物,或在已经证明无效的治疗方案中仅新增一种药物。这种做法可能增加新增药物的耐药风险,因此必须慎重处理。[13]

(5) 调整后治疗方案疗程的计算:调整后的治疗方案应重新计算疗程时间。由于调整前的治疗效果可能无法保证,或可能存在用药不规律的情况,为确保治疗的有效性,调整后的耐药结核病化学治疗疗程需从实施新方案的当天起重新开始计算。[13]

（三）耐药结核病化学治疗方案调整的范例

1. 依从性差

患者的依从性受到多方面因素的影响，包括个人态度、相关知识、对疾病的信念，以及医疗卫生系统、经济状况和社会支持等。通常情况下，通过仔细分析这些因素并采取针对性措施，可以改善患者的依从性，使其继续完成原有治疗方案。只有在上述措施无效时，才需要考虑调整治疗方案。[36]

胃肠道反应是影响依从性的常见问题之一。针对胃肠道反应，可采取以下调整措施：① 在晚上服用药物。② 分次服用药物。③ 服药前少量进食。通过以上调整，胃肠道反应通常可以缓解。尽量避免减量用药，必要时可联合使用止吐药（如胃复安或昂丹司琼）及少量镇静剂。若症状仍未显著改善且严重影响日常生活，则需要考虑调整治疗方案。[13,36]

注射类药物的依从性：耐多药结核病患者的强化期需使用二线注射类药物至少6个月或更长时间，但注射部位疼痛可能导致部分患者难以坚持。根据临床疗效，可适当缩短注射疗程或改为隔日用药，但建议在痰菌培养转阴后再进行调整，以提高患者的依从性。[36]

2. 药物不良反应

严重的药物不良反应可能导致患者中断治疗、治疗失败、病情加重，甚至死亡。由于耐药结核病的治疗时间长、药物种类多，不良反应较为常见，因此在治疗过程中需加强药物不良反应的监测。例如，可以通过主动检测、电话随访或短信提醒的方式及时联系患者。[36]

轻度不良反应通常无需调整治疗方案；但对于较严重的不良反应，若经对症处理无效，应考虑更换药物或重新调整治疗方案。例如，利奈唑胺被认为是治疗耐药结核病的重要药物之一，但该药可能导致严重不良反应，包括骨髓抑制（贫血、白细胞减少症、血小板减少症）、周围神经病变和乳酸性酸中毒等。一旦发生这些不良反应且对症处理及减量使用（300 mg/d）无效，应停用该药。[35-37]注射类抗结核药物可能导致早期听力损伤，可通过调整用药频率（每周2～3次）或更换为卷曲霉素来缓解。如听力损伤持续加重，需停止使用注射类药物。需要特别注意的严重不良反应包括过敏、肝毒性、肾毒性、电解质紊乱、甲状腺功能减退、耳毒性、精神障碍以及Q-T间期延长等。[37]有关具体药物不良反应及其处理详见相关章节。

3. DST结果提示方案存在缺陷

耐药结核病的治疗通常从经验性治疗开始，方案需根据DST（药物敏感性试验）结果进一步调整。治疗期间，若DST结果显示耐药谱发生变化，应结合疗效及时调整方案。所有耐多药结核病患者在治疗开始时应进行二线药物的DST检测，若确认存在二线药物耐药，需根据治疗效果调整方案以确保治疗有效性。[38]

4. 疗效不佳或治疗失败

疗效评估以细菌学检查结果为主要指标，结合临床症状和影像学检查进行综合分析，以决定是否需要延长疗程或中止治疗并调整方案。以下情况提示可能存在疗效不佳或治疗失败：对利福平敏感的单耐药或多耐药结核病，持续5个月痰培养阳性；对利福平耐药的单耐药或多耐药结核病，持续8个月痰培养阳性；耐多药结核病，持续12个月痰培养阳性。[39]

注意事项：① 单次痰培养阳性可能由实验室污染或误差引起，不一定代表治疗失败。

痰涂片阳性而培养阴性可能是死菌导致。② 强化期末痰涂片或培养阳性但临床症状及影像学提示病情好转的患者,无需调整治疗方案,但应延迟进入继续期。③ 如果治疗期间发现获得性耐氟喹诺酮类药物或二线注射类药物的耐药证据,治疗失败风险增加,应引起重视。④ 一旦确认治疗失败,应尽快制订新的治疗方案。[39]

通过结合细菌学检查、临床表现和影像学变化的综合判断,可确保治疗调整科学有效,避免盲目更改方案影响治疗结果。[38-39]

参考文献

[1] World Health Organization. Global Tuberculosis Report 2023[R]. Geneva: World Health Organization, 2023.

[2] Malenfant J H, Brewer T F. Rifampicin Mono-Resistant Tuberculosis-A Review of an Uncommon But Growing Challenge for Global Tuberculosis Control[J]. Open Forum Infect. Dis., 2021, 8(2): ofab018.

[3] Gomes B, Molina-Correa G, Neves-Reina L, et al. Poly-resistant tuberculosis outbreak in Northern Portugal: a nine year tale[J]. Pulmonology, 2020, 26(6): 412-414.

[4] Saderi L, Puci M, Di Lorenzo B, et al. Rapid Diagnosis of XDR and Pre-XDR TB: A Systematic Review of Available Tools[J]. Arch. Bronconeumol., 2022, 58(12): 809-820.

[5] Jassal M, Bishai W R. Extensively drug-resistant tuberculosis[J]. Lancet Infect. Dis., 2009, 9(1): 19-30.

[6] Liebenberg D, Gordhan B G, Kana B D. Drug resistant tuberculosis: Implications for transmission, diagnosis, and disease management[J]. Front Cell Infect. Microbiol., 2022, 12: 943545.

[7] Trauner A, Borrell S, Reither K, et al. Evolution of drug resistance in tuberculosis: recent progress and implications for diagnosis and therapy[J]. Drugs, 2014, 74(10): 1063-1072.

[8] Deshpande A, Likhar R, Khan T, et al. Decoding drug resistance in *Mycobacterium tuberculosis* complex: genetic insights and future challenges[J]. Expert Rev. Anti. Infect. Ther., 2024, 22(7): 511-527.

[9] Alderwick L J, Seidel M, Sahm H, et al. Identification of a novel arabinofuranosyltransferase (AftA) involved in cell wall arabinan biosynthesis in *Mycobacterium tuberculosis*[J]. J. Biol. Chem., 2006, 281(23): 15653-15661.

[10] World Health Organization. Key Updates to the Treatment of Drug-Resistant Tuberculosis: Rapid Communication, June 2024[R]. Geneva: World Health Organization, 2024.

[11] Hu Y, Fan J, Zhu D, et al. Investigation of bedaquiline resistance and genetic mutations in multi-drug resistant *Mycobacterium tuberculosis* clinical isolates in Chongqing, China[J]. Ann. Clin. Microbiol. Antimicrob., 2023, 22(1): 19.

[12] Laws M, Jin P, Rahman K M. Efflux pumps in *Mycobacterium tuberculosis* and their inhibition to tackle antimicrobial resistance[J]. Trends Microbiol., 2022, 30(1): 57-68.

[13] 中国防痨协会. 耐药结核病化学治疗指南(2019年简版)[J]. 中国防痨杂志, 2019, 41(10): 1025-1073.

[14] World Health Organization. Rapid Communication: Key Changes to Treatment of Multidrug and Rifampicin-resistant Tuberculosis (MDR/RR-TB)[R]. WHO/CDS/TB/2024. Geneva: World Health Organization, 2024.

[15] Dheda K, Mirzayev F, Cirillo D M, et al. Multidrug-resistant tuberculosis[J]. Nat. Rev. Dis. Primers.,

2024, 10(1): 22.
[16] Octaviani P, Ikawati Z, Yasin N M, et al. Interventions to improve adherence to medication on multidrug-resistant tuberculosis patients: a scoping review[J]. Med. J. Malaysia., 2024, 79(2): 212-221.
[17] Kuhlin J, Forsman L D, Osman A, et al. Increased risk of adverse drug reactions by higher linezolid dose per weight in multidrug-resistant tuberculosis [J]. Int. J. Antimicrob. Agents, 2024, 64 (4): 107302.
[18] World Health Organization. The Use of Bedaquiline in the Treatment of Multidrug-Resistant Tuberculosis: Interim Policy Guidance [R]. WHO/HTM/TB/2013. Geneva: World Health Organization, 2013.
[19] Nyang wa B T, Berry C, Kazounis E, et al. A 24-week, all-oral regimen for rifampin-resistant tuberculosis[J]. N. Engl. J. Med., 2022, 387(25): 2331-2343.
[20] Conradie F, Bagdasaryan T R, Borisov S, et al. Bedaquiline-pretomanid-linezolid regimens for drug-resistant tuberculosis[J]. N. Engl. J. Med., 2022, 387: 810-823.
[21] World Health Organization. Companion Handbook to the Guidelines for the Programmatic Management of Drug-Resistant Tuberculosis [R]. WHO/HTM/TB/2014. Geneva: World Health Organization, 2014.
[22] Salinger D H, Nedelman J R, Mendel C, et al. Daily dosing for Bedaquiline in patients with tuberculosis [J]. Antimicrob. Agents Chemother., 2019, 63(11): e00463-19.
[23] Rashitov M, Franke M F, Trevisi L, et al. Safety and effectiveness of 3 novel all-oral shortened regimens for rifampicin or multidrug-resistant tuberculosis in Kazakhstan[J]. Clin. Infect. Dis., 2024, 79 (4): 1046-1053.
[24] Song Y, Shu W, Pei Y, et al. Nine months of bedaquiline, linezolid, levofloxacin, clofazimine, and cycloserine chemotherapy for rifampicin/multidrug-resistant tuberculosis: a multicenter, randomized, open-label non-inferiority trial in China [J]. BMC Med., 2024, 22(1): 465.
[25] World Health Organization. The Use of Delamanid in the Treatment of Multidrug-Resistant Tuberculosis in Children and Adolescents: Interim Policy Guidance [R]. WHO/HTM/TB/2016.14. Geneva: World Health Organization, 2016.
[26] World Health Organization. Treatment Guidelines for Drug-Resistant Tuberculosis: 2016 Update[R]. WHO/HTM/TB/2016.04. Geneva: World Health Organization, 2016.
[27] Lotia Farrukh I, Lachenal N, Adenov M M, et al. Pregnancy and birth outcomes in patients with multidrug-resistant tuberculosis treated with regimens that include new and repurposed drugs[J]. Clin. Infect. Dis., 2024, 78(1): 144-148.
[28] World Health Organization. Global Tuberculosis Report 2018[R]. Geneva: World Health organization, 2018.
[29] Liu X, Xia L, Wang X, et al. Treatment outcomes in multidrug-resistant tuberculosis during pregnancy [J]. Clin. Infect. Dis., 2024, 78(4): 1073.
[30] World Health Organization. Rapid Communication: Key Changes to Treatment of Multidrug and Rifampicin-resistant Tuberculosis (MDR/RR-TB) [R]. WHO/CDS/TB/2018.18. Geneva: World Health Organization, 2018.
[31] World Health Organization. Guidelines for Treatment of Drug-Susceptible Tuberculosis and Patient Care: 2017 Update[R]. WHO/HTM/TB/2017.05. Geneva: World Health Organization, 2017.
[32] Guo C, Nie L, Song Y, et al. Efficacy and safety of combined bedaquiline and delamanid use among

分罕见的药品不良反应(发生概率小于1/10000)。[3]

二、抗结核药物不良反应的监测指标[4-5]

结核病化学治疗中涉及的药物种类繁多,不良反应客观存在且难以预测,常导致患者因客观或主观原因而停药,不利于治疗转归,甚至导致耐药情况的出现。因此,应向患者进行宣传教育,说明药物可能存在的不良反应和毒性反应,以提高患者应对药品不良反应的心理准备。在治疗过程中,应密切观察药品不良反应,及时记录与汇报,并进行相应的监测,以便及时采取有效的预防或处理可能发生或已经发生的药品不良反应,最大限度地保证结核病化学治疗的连续性。以下提供了治疗期间定期检查的项目与监测的时间节点。

(1) 血常规(白细胞、血红蛋白、血小板):每个月检查1次,必要时适当增加监测频率。使用利奈唑胺时1个月内需每周监测血常规,以后每2周复查1次血常规[6]或根据症状调整检测频率。

(2) 尿常规:每个月检查1次,必要时适当增加监测频率。

(3) 肝功能(丙氨酸转氨酶、天冬氨酸转氨酶、血浆白蛋白):每个月检查1~2次。长期接受吡嗪酰胺治疗,或有肝损伤高危因素,或有肝炎症状者,每2~4周检测1次;并发HIV感染者,建议每2周检测1次;接受贝达喹啉治疗者,每2~4周检测1次;并发病毒性肝炎者,第1个月每1~2周检测1次,以后每1~4周检测1次。服用德拉马尼期间需关注血浆白蛋白水平[7],血浆白蛋白<28 g/L时禁用德拉马尼。[8-9]

(4) 肾功能(血肌酐):接受注射类抗结核药物治疗时,每个月检查1~2次;并发HIV感染、糖尿病、已出现肾功能损害及其他高危患者,每1~3周检测1次。

(5) 电解质(血钾、血钙及血镁):接受注射类抗结核药物治疗时,每个月检查1~2次血钾。并发HIV感染、糖尿病、已出现肾功能损害及其他高危患者,每1~3周检测1次血钾。出现低钾血症时,应注意同时检测血清镁和钙离子水平;如果使用贝达喹啉,建议每2~4周检测1次血镁及血钙水平;如果出现心电图异常(Q-T间期延长)应及时复查电解质。

(6) 血糖:使用加替沙星治疗者,治疗前快速检测血糖,以后每月检测1~2次,糖尿病患者可根据临床需要调整。

(7) 促甲状腺激素:乙硫异烟胺、丙硫异烟胺和对氨基水杨酸同时使用时,每3个月检测1次;单独使用时,每6个月检测1次;对于临床上有甲状腺功能减退症状和(或)体征的患者,需每月检测1次。

(8) 脂肪酶:使用利奈唑胺、贝达喹啉而出现腹痛者,为排除胰腺炎需要进行检测;使用贝达喹啉者,建议治疗前即进行检测。

(9) 乳酸:使用利奈唑胺或并发HIV感染行抗逆转录病毒治疗者出现乳酸性酸中毒症状时进行检测。

(10) 听力测定:使用注射类抗结核药物时,治疗前及治疗后每月检测1次;每次访视时需询问患者有无听力改变,判断他们是否能够完成正常对话。

(11) 视力测定:需长时间使用乙胺丁醇或利奈唑胺的患者,治疗前常规行视力检查,治疗中应每月检查1次,监测视力、视野变化。[3]如视力或辨色能力发生可疑变化,需进行重复检测。

(12) 心电图:使用喹诺酮类、氯法齐明时应每个月检查1次。使用贝达喹啉的患者于治疗开始前即进行检查,在治疗第2、4、8、12周分别进行1次复查;并发心脏功能、甲状腺功能减退或发生电解质紊乱者,应增加检测频率。

(13) 心理咨询:治疗前即可进行,治疗中根据患者病情随时进行;必要时可向心理医师咨询。

三、抗结核药物不良反应的处置[4-5]

(一) 消化系统反应

1. 恶心、呕吐

可疑药品:乙硫异烟胺、丙硫异烟胺、对氨基水杨酸、吡嗪酰胺、氟喹诺酮类、利福平、乙胺丁醇、异烟肼、贝达喹啉、阿莫西林-克拉维酸、氯法齐明、德拉马尼、普瑞马尼等。

处理方法:① 首先应排除非药物性因素,如某些消化系统急慢性疾病、妊娠等,并评估症状严重性。② 对于症状较轻、经对症治疗后症状缓解的患者,可不必停用可疑药物;若轻、中度症状经对症处理无好转且症状逐渐加重、出现严重症状者,停用可疑药品,观察停药后的症状改善情况。③ 恶心、呕吐严重的患者,需要了解有无脱水、电解质紊乱的发生。若有指征,应及时补充水分、纠正电解质紊乱;如呕吐物带血,应检测血红蛋白,对可能存在的胃肠道出血性疾病进行诊治,同时给予止吐、抑酸等对症治疗。④ 该不良反应通常为剂量依赖性,可将部分药品剂量减少,但需满足治疗最低剂量要求。⑤ 乙硫异烟胺、丙硫异烟胺和对氨基水杨酸的组合易引起高发生率的胃肠道不良反应,可从小剂量开始(乙硫异烟胺、丙硫异烟胺各100 mg,对氨基水杨酸2~4 g),逐渐增加至患者能够耐受的剂量。⑥ 为了减少不良反应的发生,部分药物可分开服用(如吡嗪酰胺、丙硫异烟胺等),或睡前服用(如利福喷丁)。⑦ 利奈唑胺治疗中,如出现恶心、呕吐并伴有原因不明的酸中毒或低碳酸血症,需排除乳酸性酸中毒。[6]⑧ 严格掌握停用可疑药品的指征,必须停用药品时需评估方案的有效性,必要时以其他药品替代。

2. 腹泻、胃肠胀气

可疑药品:氟喹诺酮类、对氨基水杨酸、乙硫异烟胺、丙硫异烟胺、利福霉素类、德拉马尼、普瑞马尼,以及其他广谱抗生素。

处理方法:① 评估症状的严重性,轻度及中度者可不必停药,严重症状者停用可疑药品。② 单纯腹泻者可口服止泻药物。③ 腹泻严重者应监测电解质(尤其血钾)和脱水情况,并予以及时补充。④ 对于症状严重程度与用药剂量相关的药物,如对氨基水杨酸,可减少使用剂量,先从小剂量开始,2周内逐渐增加至足量。⑤ 长期联合使用多种抗生素易出现肠道菌群失调[5],表现为腹泻、胃肠胀气不适。轻、中度者予以口服培菲康等治疗;腹泻严重者需要进行补液等对症治疗,必要时短期停用可疑药物,待胃肠道症状改善后再尝试添加,同时注意口服促进肠道菌群平衡的药物,以缓解症状或防止再次发生。⑥ 需注意排除其他可能引起腹泻的原因,如乳糖不耐受等。腹泻并发发热,伴或不伴血便提示存在其他情况(疾病)可能。

3. 胃部不适、腹痛

可疑药品:按发生频率依次为对氨基水杨酸、乙硫异烟胺、丙硫异烟胺、氯法齐明、氟喹诺酮类、吡嗪酰胺、乙胺丁醇、异烟肼、德拉马尼等。

处理方法:① 需先排查与腹痛相关的并发症,如胰腺炎、乳酸性酸中毒及肝炎,完善相关检查予明确。② 评估症状严重程度,轻、中度者可不必停药,予对症处理。③ 胃部不适者可使用H2受体阻断剂、质子泵抑制剂等缓解症状,推荐抗结核药物服用前或后2 h内使用抗酸药物。制酸剂可能降低氟喹诺酮类药物的吸收,应避免使用。④ 严重胃部不适及腹痛者,可短时停用可疑药物(如1～7天)后观察症状变化;若未减轻,应及时进行消化系统相关检查,必要时胃镜检查,以排除胃部器质性疾病。⑤ 对于不良反应与用药剂量相关的可疑药物,可尝试减少药物剂量,观察症状改善情况,权衡利弊后决定该药物的取舍。⑥ 如患者在服用非甾体类抗炎药物,应予以停用。如患者合并幽门螺杆菌感染,应及时治疗。

4. 抗结核药物性肝损伤(anti-tuberculosis drug-induced liver injury,ATB-DILI)[4-5,10]

可疑药品:吡嗪酰胺、异烟肼、利福平、乙硫异烟胺、丙硫异烟胺、对氨基水杨酸、普瑞马尼等。

处理方法:① 治疗前综合评估患者结核病病情、肝损伤程度、相关危险因素及全身情况等。② 进行病毒性肝炎血清学检测,以排除其他原因的肝炎,并根据检测结果及时给予抗病毒治疗;注意对药物性肝损伤高危因素的筛查,制订方案时需要考虑患者的高危因素。③ 在发生药物性肝损伤后,应仔细分析最有可能引起肝损伤的药物,且在以后的治疗方案中应避免使用。④ 仅丙氨酸转氨酶(ALT)<3倍参考值上限(ULN),无明显症状、无黄疸者,可在密切观察下保肝治疗,并酌情停用肝损伤发生率高的抗结核药物;ALT≥3倍ULN,或总胆红素≥2ULN,应停用肝损伤相关的抗结核药物,并进行保肝治疗,密切观察;ALT≥5倍ULN,或ALT≥3倍ULN伴有黄疸、恶心、呕吐、乏力等症状,或总胆红素≥3倍ULN,应立即停用所有肝损伤相关药物,积极保肝治疗。⑤ 对于ALT/AST升高的轻、中症肝细胞损伤型药物性肝损伤(DILI),可合理选择甘草酸类、谷胱甘肽、硫普罗宁、水飞蓟素类、多烯磷脂酰胆碱等药物。对于ALP/GGT/TBil升高的胆汁淤积型DILI,可选择熊去氧胆酸或S-腺苷蛋氨酸。不推荐2种或以上都以降低ALT为主的药物联合应用;对于ALT/AST明显升高的急性肝细胞损伤型或混合型DILI,推荐应用双环醇和(或)异甘草酸镁。⑥ 重症肝损伤患者在保肝治疗的基础上,推荐静脉注射N-乙酰半胱氨酸(NAC),可显著提高Ⅰ～Ⅱ级早期昏迷患者的无移植生存率[11],成人用法为50～150 mg/(kg·d),至少3天。⑦ 糖皮质激素的应用需慎重,不能作为ATB-DILI的常规治疗。可用于由免疫介导的、伴有超敏和自身免疫特征的DILI。⑧ 重度及肝衰竭患者应在综合治疗的基础上实施抢救措施。重症DILI患者应用人工肝(血浆置换、双重血浆分子吸附系统等)支持疗法,可提高无移植患者生存率。[12]对药物性急性/亚急性肝衰竭和慢加急性肝衰竭等重症患者,建议肝移植治疗,这是目前针对此类患者最有效的治疗手段。[13-14]

（二）神经及精神系统不良反应

1. 周围神经病

耐多药结核病治疗中周围神经病的发生率可高达13%[15]，多发生在下肢，以四肢末梢特别是双足为重，多在耐多药结核病疗程至9个月时发生。[16]

可疑药品：利奈唑胺、异烟肼、环丝氨酸、链霉素、卡那霉素、阿米卡星、卷曲霉素、氟喹诺酮类、乙硫异烟胺、丙硫异烟胺、乙胺丁醇、普瑞马尼等。

处理方法：① 应根据症状的轻重程度分别予以治疗，维生素B_6(10 mg/片)，每次1～2片，每天3次口服，可逐渐加量，最大剂量200 mg/d。② 减低可疑药物的用量，如症状严重时停用可疑药物。③ 麻痛症状明显者，可应用三环类抗抑郁药品，如阿米替林(起始剂量睡前25 mg，可逐渐加至最大剂量75 mg)；或抗惊厥药物，如卡马西平(100～400 mg/次，每天2次口服)、加巴喷丁(100～300 mg/次，每天3次口服；最大剂量每天3600 mg，分3～4次口服)、普瑞巴林(75～150 mg/次，每天2次口服)。④ 利奈唑胺禁止与5-羟色胺再摄取抑制剂、三环抗抑郁药物、5-羟色胺及5-羟色胺受体激动剂等药物合并使用[6]，以防出现5-羟色胺综合征。⑤ 患者并发某些疾病(如糖尿病、HIV感染和酒精中毒)时，发生周围神经病的可能性加大，但并不妨碍上述药物的使用。⑥ 神经炎可能不可逆转，但在停用可疑药物后部分患者的情况会有所改善。⑦ 利奈唑胺相关神经炎常发生在后续使用阶段，且神经炎症状常较为持久；一旦发生可减量至300 mg/d，如症状无改善或进一步加重，应考虑停用利奈唑胺[4]，可以加用神经营养药物(如维生素B_1 10 mg/次，每天3次口服；以及甲钴胺500 μg/次，每天3次口服)。

2. 头痛

可疑药品：环丝氨酸、氟喹诺酮、异烟肼、贝达喹啉、德拉马尼、普瑞马尼等。

处理方法：① 轻者给予镇痛剂如布洛芬或对乙酰氨基酚。② 难治性头痛可使用低剂量三环类抗抑郁药品。③ 鼓励进行水化治疗。④ 起始采用低剂量环丝氨酸(250～500 mg/d)有助于减轻治疗初期的头痛症状，以后在1～2周内缓慢增加剂量至足量或适量。⑤ 维生素B_6可预防环丝氨酸的神经毒性作用，推荐剂量是每250 mg环丝氨酸予以50 mg维生素B_6。环丝氨酸和贝达喹啉引起的头痛通常为自限性。⑥ 应排除导致头痛的其他因素，如颅内感染的可能性，怀疑感染者需接受头颅CT或MRI检查，以及进行脑脊液生化分析。

3. 抑郁、自杀倾向

可疑药品：环丝氨酸、乙硫异烟胺、丙硫异烟胺、异烟肼、氟喹诺酮类等。

处理方法：① 先对患者进行心理咨询，评估和关注患者心理和社会原因。② 若治疗初期抑郁症状明显者，应避免使用环丝氨酸。条件许可的情况下建议监测血药浓度以指导用药。③ 抑郁症状比较明显时，可先予抗抑郁治疗(可采用5-羟色胺再摄取抑制剂，如氟西汀或者类似药品)。治疗方案中如含有利奈唑胺的患者，应避免使用三环类抗抑郁药品和选择性5-羟色胺再摄取抑制剂，以减少发生5-羟色胺综合征的风险。[6]④ 降低可疑药品用量或停用可疑药品。⑤ 有自杀倾向者给予住院治疗并进行24 h监护，停用环丝氨酸，进行精神心理咨询、抗抑郁治疗；降低异烟肼、乙硫异烟胺或丙硫异烟胺剂量，直到患者症状稳定。⑥ 患者以前的抑郁病史并不妨碍上述抗分枝杆菌药物的使用，但有增加治疗时发生抑郁的可能性。

4. 精神症状

可疑药品：环丝氨酸、异烟肼、对氨基水杨酸-异烟肼、氟喹诺酮类、乙硫异烟胺、丙硫异烟胺、德拉马尼等。

处理方法：① 减低可疑药品的用量或停用可疑药品1～4周，直到精神症状得到控制，最有可能的药物为环丝氨酸，其次为高剂量异烟肼。② 中、重度症状持续存在时，应给予抗精神病治疗；当患者有危及他人的行为时，应收入精神病病房治疗。③ 增加维生素B_6至每日最大剂量(200 mg/d)。④ 患者有精神病史并不妨碍上述所列药品的使用，但有可能增加治疗时发生精神症状的可能性。⑤ 完成治疗或停用可疑药品后，精神症状往往可以逆转。⑥ 对新出现精神错乱的患者要关注血药浓度和肌酐值的变化，因肾功能下降可引起血液中环丝氨酸浓度升高，可导致患者精神错乱。

5. 癫痫

可疑药品：环丝氨酸、异烟肼、对氨基水杨酸-异烟肼、氟喹诺酮类等。

处理方法：① 一旦发生，应立即停用可疑药品，同时除外中枢神经系统感染。② 抗癫痫(惊厥)治疗时常用左乙拉西坦、卡马西平或丙戊酸，同时增加维生素B_6至最大剂量(200 mg/d)。③ 检测血清电解质水平，包括钾、钠、碳酸氢盐、钙、镁及氯化物等。④ 癫痫(惊厥)控制后，如果方案中可疑药物不可缺少，可尝试应用较低剂量。通常持续应用抗癫痫(惊厥)药品直到抗结核药物治疗的疗程结束或停用可疑药品。⑤ 如果癫痫(惊厥)能够得到很好的控制或正在接受抗癫痫(惊厥)治疗，患者以前的癫痫病史并不妨碍上述抗结核药物的使用。但有癫痫史的患者在接受上述药物治疗时发生癫痫(惊厥)的危险性增大。⑥ 肾功能低下患者应注意检查血肌酐，血肌酐水平升高可引起癫痫(惊厥)发作。

6. 前庭功能障碍(耳鸣、眩晕、站立不稳)

可疑药品：链霉素、卡那霉素、阿米卡星、卷曲霉素、环丝氨酸、氟喹诺酮类、异烟肼、乙硫异烟胺、丙硫异烟胺、利奈唑胺、德拉马尼等。

处理方法：① 早期前庭功能障碍者使用注射类抗结核药物时，可改为每周2次或3次给药，氨基糖苷类换用卷曲霉素。经调整后症状仍进展时，应停用注射类抗结核药物；其余可疑口服药物经评估后，可减少剂量或停药观察。② 耳塞和间断耳鸣是前庭功能障碍的早期症状，有耳塞症状时应立即进行电测听检查。③ 前庭功能损伤不可逆，不会随停药而改善，故早期发现、早期处理非常重要。

7. 听力减退

可疑药品：链霉素、卡那霉素、阿米卡星、卷曲霉素、克拉霉素等。

处理方法：① 治疗前应了解患者既往有无听力受损病史，并加强对患者的宣传教育。② 治疗前与治疗中的听力监测必不可少。治疗过程中定期进行电测听检查，并与初始听力对比，以了解听力损伤情况。高频听力丧失，只有通过检查才能早期发现。③ 一旦发生听力下降，应停用可疑药品。听力减退往往不可逆，但克拉霉素导致的听力减退一般可逆转。

8. 视觉损伤及视神经炎

可疑药品：乙胺丁醇、乙硫异烟胺、丙硫异烟胺、利奈唑胺、利福布汀、异烟肼、链霉素、德拉马尼、普瑞马尼等。

处理方法：① 治疗前应了解患者有无视力受损病史，常规行视力检查，治疗中监测视力、视野变化。若出现视力减退或视野缩小应减量使用或停用可疑药物，并至眼科就诊[6]。这种症状通常随着可疑药品的停用而获得缓解。② 糖尿病患者应该加强血糖水平的控制。

9. 味觉损伤(金属味)

可疑药品：乙硫异烟胺或丙硫异烟胺、克拉霉素、氟喹诺酮类药物等。利奈唑胺等。

处理方法：吮硬糖或嚼口香糖都有效；停药后味觉即可恢复，鼓励患者耐受这种不良反应。

(三) 皮肤不良反应

1. 药物过敏反应

表现为服用药物后皮肤瘙痒及皮疹，短则服药后30 min，长则服药后1～2个月发生皮疹；一般首发于面部，再逐渐扩散至四肢、躯干部位，严重者遍布全身。停用可疑药物后皮疹明显减轻至恢复正常，重复用药或使用类似化学结构的药物皮疹可再次发生，甚至更为严重。[4-5]

可疑药品：吡嗪酰胺、氟喹诺酮类、氯法齐明、利福布汀或任何药品。在HIV阳性的结核病患者中可发生由氨硫脲引起的严重皮肤反应。

处理方法：① 在制订化疗方案之前，需仔细询问患者既往药物过敏史。对于过敏病史明确的药物应在患者治疗卡片上标识并不予选用，亦应注意避免使用存在交叉过敏反应可能的药品。② 消除其他潜在可能引起皮肤过敏的因素(如疥疮、昆虫叮咬、食物或其他环境因素)。异烟肼和含酪胺的食物(奶酪、红酒)同时服用可引起潮热、瘙痒、心悸。氯法齐明常引起严重的皮肤干燥，特别是糖尿病患者，建议加强保湿措施。③ 反应轻微者不必停药。可适当使用抗组胺药，如苯海拉明、氯雷他定、西替利嗪等。④ 严重过敏反应者，皮疹遍布全身，伴随全身症状如发热、内脏功能异常，严重者累及黏膜及发生皮肤松解剥脱，应立即停用所有治疗药物，应用标准的应急方案处理过敏反应，直至过敏状态好转。⑤ 特殊情况必须使用某类药品者，可使用脱敏疗法，但不推荐对链霉素、利福平等药物使用该方法。[4]

2. 光过敏及皮肤色素沉着

可疑药品：氯法齐明、氟喹诺酮类。

处理方法：① 患者在药物治疗期间应注意防晒，避免光照。② 一般来说不需要调整可疑药物，大部分患者停药后可自行好转。③ 少数患者可因皮肤色素沉着而继发产生抑郁情绪，对这部分患者应提供心理支持。

(四) 肾毒性及电解质异常

1. 肾毒性

可疑药物：链霉素、卡那霉素、阿米卡星、卷曲霉素等。

处理方法：① 如以前方案中使用过氨基糖苷类注射剂，建议使用卷曲霉素。② 在密切监测血肌酐的前提下试用间歇疗法(2～3次/周)，如血肌酐仍持续上升，停止使用注射剂。③ 根据肾小球滤过率调整相应的抗结核药物，肾小球滤过率测定建议采用基于血清肌酐的公式，如慢性肾脏病流行病学合作研究组(CKD-EPI)肾小球滤过率评估方程。④ 在治疗时注意排除其他加重肾功能损伤的因素(如使用非甾体类抗炎药物、并发糖尿病、使用其他药物、脱水剂、并发充血性心力衰竭、尿路梗阻等)。⑤ 糖尿病或者肾脏疾病患者发生肾毒性的危险性往往更高,需严格掌握使用指征,并在使用过程中进行严密监测,建议每2周检测1次尿常规及肾功能,一旦发生肾脏损伤可能是永久性的,条件允许时应根据血药浓度监测结果调整药物剂量。⑥ 出现急性肾衰竭的患者建议行血液透析或腹膜透析,以维持水、电解质及酸碱平衡,防止肾脏进一步受损,促进肾功能恢复。[17]

2. 电解质紊乱

可疑药物:卷曲霉素、卡那霉素、阿米卡星、链霉素、德拉马尼等。

处理方法:① 低钾血症最为常见,故应监测血钾浓度。② 若血钾降低,同时应检查血镁、血钙浓度。③ 按需补充电解质,如不能检测血镁浓度,可对低钾血症患者给予经验性补镁治疗。④ 若出现严重低钾血症,需住院治疗,暂停引起血钾降低的药物;注意监测心电图,暂停其他可能引起Q-T间期延长的药物。⑤ 口服电解质治疗应与氟喹诺酮类药物治疗分开,因为口服电解质会影响氟喹诺酮类药物的吸收。⑥ 要注意到口服补钾可能引起恶心和呕吐,口服补镁可引起腹泻。⑦ 低钾血症不是停止使用卷曲霉素的绝对指征,除非严重低钾血症(<2.5 mmol/L)并出现明显症状者,可考虑更改卷曲霉素为阿米卡星。

3. 乳酸酸中毒

可疑药物:利奈唑胺。

处理方法:停用利奈唑胺。乳酸酸中毒可通过检测血液乳酸水平进行监测。

(五) 血液系统损伤

可疑药品:利奈唑胺、氟喹诺酮类、利福霉素类、德拉马尼、普瑞马尼等。

处理方法[4-5,18]:① 若骨髓抑制程度较轻(白细胞大于3.0×10^9/L、血小板高于80×10^9/L),需加强血象监测,继续原方案治疗,口服升白细胞药物(利血生等)或升血小板药物(血宁糖浆),根据检查情况补充有关缺乏的物质,如铁剂、维生素B_{12}、维生素B_4、叶酸等。② 若发现骨髓抑制逐渐加重(白细胞为$(2.0\sim3.0)\times10^9$/L,或血小板降至$(50\sim70)\times10^9$/L,以及重症贫血),则立即停用利奈唑胺等可疑药品,给予升白细胞、升血小板药物,纠正贫血治疗,密切监测血常规变化,必要时调整治疗方案加用抗生素预防感染。③ 若发生严重骨髓抑制(白细胞小于2.0×10^9/L或血小板小于30×10^9/L、全血细胞减少或再生障碍性贫血),需住院治疗,停用所有抗结核药物,严密监测血常规、出凝血时间,予重组粒细胞集落刺激因子(rhG-CSF)和重组粒细胞-巨噬细胞集落刺激因子(rhGM-CSF)治疗,必要时可输注红细胞悬液或单采血小板。④ 注意排除非药物相关因素引起的血液系统疾患,必要时行骨髓穿刺检查。

(六) 心血管系统反应

主要表现为Q-Tc间期延长及心律失常。

可疑药品:贝达喹啉、氟喹诺酮类、克拉霉素、氯法齐明、德拉马尼、普瑞马尼。氟喹诺酮类药物中,莫西沙星和加替沙星更有可能延长Q-Tc间期,而左氧氟沙星和氧氟沙星引起该反应的风险较低。

处理方法:① 治疗前应进行心电图监测,治疗期间定期监测心电图。反复心电图检查确认是否为Q-Tc间期延长，若Q-Tc间期在450～500 ms，患者无明显临床心血管症状，可以先暂不停用相关可疑药物，增加心电图复查频率[7]；若Q-Tc值超过500 ms，应停用贝达喹啉及其他相关药品。② 检查血钾、钙及镁水平，建议保持血钾水平高于4 mmol/L，血镁水平高于0.74 mmol/L。③ 使用氟喹诺酮类药品时应避免同时使用可能延长Q-T间期的其他药品，如西沙比利、红霉素、抗精神病药物和三环类抗抑郁药等。避免将氟喹诺酮类药物与贝达喹啉安排在同一个治疗方案中。④ 在已知存在Q-T间期延长的患者中应该避免使用该类药品，如无法纠正的低钾血症、接受ⅠA类（奎尼丁、普鲁卡因胺）或Ⅲ类（胺碘酮、索他洛尔）抗心律失常药物治疗的患者。⑤ Q-T间期延长的程度与可疑药物浓度呈正相关，故使用药品时不应超过推荐剂量。若有发生尖端扭转型室性心动过速的危险，风险超过了药物带来的益处则应考虑停药。

（七）内分泌系统及代谢异常

1. 甲状腺功能低下

可疑药品：对氨基水杨酸、乙硫异烟胺或丙硫异烟胺。

处理方法：① 当促甲状腺激素（TSH）升高至正常水平上限2倍时，可予左旋甲状腺素替代治疗，一般可继续进行抗结核药物治疗。② 联合应用对氨基水杨酸和乙硫异烟胺或丙硫异烟胺引起甲状腺功能低下的风险明显增加，建议自抗结核药物治疗疗程开始即定期监测甲状腺功能。③ 停用对氨基水杨酸、乙硫异烟胺或丙硫异烟胺后甲状腺功能可以完全恢复。

2. 糖代谢障碍

可疑药品：加替沙星、乙硫异烟胺、丙硫异烟胺等。

处理方法：血糖异常在老年人群和糖尿病患者中更易出现，一般不需要更改药物，对症处理即可。如发生低血糖，糖尿病患者应调整相应的降糖药品。良好的血糖控制在治疗期间十分重要。

3. 高尿酸血症

可疑药物：吡嗪酰胺、乙胺丁醇、德拉马尼。

处理方法：① 应用吡嗪酰胺、乙胺丁醇时患者尿酸水平会增高，轻度增高者可观察血尿酸水平并减少高嘌呤食物摄入，同时多饮水、适当服用碳酸氢钠片，必要时可口服别嘌呤醇、苯溴马隆以控制尿酸升高。② 若痛风发作考虑为药物引起，可予以布洛芬对症处理，一般不需要停药。③ 若关节出现严重肿胀、皮肤变红、皮温升高，应考虑穿刺活检，先排除痛风、感染、自身免疫性疾病等。

4. 男子乳房发育症

可疑药品：异烟肼、乙硫异烟胺或丙硫异烟胺等。

处理方法：必要时停药，症状即可改善。乳房增大对男性患者尤为棘手，溢乳也有报道。需要鼓励患者忍受这种不良反应。

5. 脱发

可疑药品：异烟肼、乙硫异烟胺与丙硫异烟胺等。

处理方法：一般不严重，无需特殊处理。鼓励患者忍受这种不良反应，一般停药后毛发会重新生长。

[11] Moosa M S, Maartens G, Gunter H, et al. A randomized controlled trial of intravenous N-Acetylcysteine in the management of anti-tuberculosis drug-induced liver injury[J]. Clin. Infect. Dis., 2021, 73(9): e3377-e3383.

[12] McPhail M J W, Farne H, Senvar N, et al. Ability of King's college criteria and model for end-stage liver disease scores to predict mortality of patients with acute liver failure: a meta-analysis[J]. Clin. Gastroenterol. Hepatol., 2016, 14(4):516-525.

[13] Mao Y, Ma S, Liu C, et al. Technology Committee on DILI Prevention, Management, Chinese Medical Biotechnology Association; Study Group on Drug-Induced Liver Disease, Chinese Society of Hepatology, Chinese Medical Association. Chinese guideline for the diagnosis and treatment of drug-induced liver injury: an update[J]. Hepatol. Int., 2024,18(2):384-419.

[14] Shingina A, Mukhtar N, Wakim-Fleming J, et al. Acute liver failure guidelines[J]. Am. J. Gastroenterol., 2023,118(7):1128-1153.

[15] Massud A, Syed Sulaiman S A, Ahmad N, et al. Frequency and management of adverse drug reactions among drug-resistant tuberculosis patients: analysis from a prospective study[J]. Front Pharmacol., 2022,13:883483.

[16] Shin S S, Hyson A M, Castañeda C, et al. Peripheral neuropathy associated with treatment for multidrug-resistant tuberculosis[J]. Int. J. Tuberc. Lung Dis., 2003,7(4):347-353.

[17] 刘剑君,王黎霞. 现代结核病学[M]. 北京:人民卫生出版社,2022.

[18] 肖和平,沙巍,成诗明. 结核病专科医生培训教程[M]. 北京:科学出版社,2017.

[19] 中华医学会结核病学分会. 抗结核新药贝达喹啉临床应用专家共识(2020年更新版)[J]. 中华结核和呼吸杂志,2021,44(2):81-87.

[20] Arbex M A, Varella Mde C, Siqueira H R, et al. Antituberculosis drugs: drug interactions, adverse effects, and use in special situations. Part 2: second line drugs[J]. J. Bras. Pneumol., 2010, 36(5): 641-656.

[21] Mastroianni A, Ravaglia G. Serotonin syndrome due to co-administration of linezolid and methadone [J]. Infez. Med., 2017, 25(3):263-266.

[22] Radkowski P, Derkaczew M, Mazuchowski M, et al. Antibiotic-drug interactions in the intensive care unit: a literature review[J]. Antibiotics (Basel), 2024, 13(6):503.

[23] Mallikaarjun S, Wells C, Petersen C, et al. Delamanid coadministered with antiretroviral drugs or anti-tuberculosis drugs shows No clinically relevant drug-drug interactions in healthy subjects[J]. Antimicrob. Agents Chemother., 2016, 60(10): 5976-5985.

[24] Kaletra Summary of Product Characteristics[EB/OL]. (2024-01-29)[2024-01-29].https://www.medicines.org.uk/emc/medicine/18442.

[25] Fekadu G, Tolossa T, Turi E, et al. Pretomanid development and its clinical roles in treating tuberculosis[J]. J. Glob. Antimicrob. Resist., 2022,31:175-184.

[26] Center for Drug Evaluation and Research. Multidisciplinary review for application number 212862 Orig1s000[EB/OL]. (2019-08-14)[2019-08-14]. https://www.accessdata.fda.gov/drugsatfda_docs/nda/2019/212862Orig1s000MultidisciplineR.pdf.

第十二章　结核病患者化学治疗的管理

结核病的化疗对结核病的防治尤为重要，由于结核病的化疗是多种抗生素联合用药，且疗程较长，因此，全程规律化学治疗是确保治疗成功、减少耐药和复发的关键。医疗机构必须切实落实对患者的治疗管理，对患者病情变化有一个定期的、系统的评估，确保完成治疗乃至治愈。本章主要阐述结核病患者化学治疗的管理。

一、化学治疗原则[1]

（1）早期治疗：一旦发现和确诊结核病，应立即开始给药治疗。早期治疗可以缩短传染期，减少结核病的传播，同时有利于药物快速作用，促进病原体的早期吸收。

（2）联合用药：根据病情及抗结核药的作用特点，联合使用两种或两种以上的抗结核药物。联合用药可以互补各自的不足，全方位地杀灭结核杆菌，提高治愈率，并减少耐药性的产生。

（3）规律用药：患者必须严格按照化疗方案规定的用药方法，有规律地坚持治疗，不可随意更改方案或无故随意停药，也不可随意间断用药。不同的抗结核药物作用周期长短不一，因此必须严格遵守用药时间、剂量和疗程。

（4）全程治疗：患者必须按照方案锁定的疗程，坚持至满疗程。确保完成规定的治疗期是提高治愈率、降低复发率的重要措施。

（5）适量用药：严格遵循药物适当剂量，剂量过低会影响疗效，而剂量过高则容易产生药物的毒副作用。

二、具体管理措施

患者管理的主要内容包括：实施高质量的直接观察治疗，管理流程概述，中断治疗及跨区域患者管理，药物不良反应的发现与处理。

（一）结核病DOT治疗

1. DOT定义

直接观察治疗（directly observed therapy，DOT）是世界卫生组织自1994年将现代结核病控制策略（DOTS）定为全球结核病控制策略的核心内容之一，即对发现的传染性肺结核病人施行直接面视下服药的全程督导管理，确保结核病患者按时、按量、规律地服用药物的策略。[2]这是由世界卫生组织和肺病联盟共同研究和总结出的抗结核经验方案，是当今全球公认的治疗结核最有效的方案。其目的在于提高患者的治疗依从性,降低耐药性的产生,从而提高结核病的治疗效果。DOTS策略的具体做法是对肺结核患者提供直接面视下的短程化疗,建立持续不间断的免费抗结核药物供应系统,建立和维持结核病监测评价系统。

2. DOT目的

提高治疗依从性:结核病需要长时间、规律地服用抗结核药物才能有效治疗。然而,患者可能会因为忘记服药、自行停药或剂量不准确等原因导致治疗失败。DOT治疗通过直接观察,确保患者正确服药,从而提高了治疗依从性。

确保规律服药:DOT要求患者每一剂抗结核药物都在医务人员的直接面视下服用,并进行记录,以保证病人的规律服药直至完成疗程,达到治愈。

减少耐药性发生:不规律的治疗容易导致结核菌产生耐药性。DOT治疗通过确保患者规律服药,降低了耐药性的产生。

提高治愈率:DOTS策略可以确保患者在不住院的条件下得到规律治疗,从而提高治愈率。

建立信任和支持关系:DOT不仅仅是观察患者服药,而是通过建立医患之间的信任和支持关系,促进患者的治疗依从性。

成本效益:DOT是一种经济有效的公共卫生策略,DOTS策略通过提高治疗效率,降低了治疗成本,节省了治疗经费。

控制病情:DOT不仅用于结核病,也适用于其他需要长期服药治疗的慢性病,如高血压、糖尿病等,以提高患者依从性,控制病情。

3. DOT治疗的具体实施

全程督导下的治疗管理:对涂片阳性的传染性肺结核病人,实行全程督导下的治疗管理,即每次服药都要在医护人员的直接面视下服用,并进行记录,以保证病人的规律服药直至完成疗程,达到治愈。

药物过敏史和肝肾疾病史评估:化疗前,需了解病人的药物过敏史、肝肾疾病史,必要时做肝功能及血尿常规检查。

患者教育:在治疗开始前,医疗工作者会对患者进行详细的教育,包括结核病的基本知识、治疗的重要性、药物的服用方法和副作用等。

服药指导:口服抗结核药物应晨间空腹、顿服,如病人对药物耐受性较差,可由医生决定将空腹、顿服药改为饭后服用或分服。

不良反应处理:出现不良反应嘱病人及时到县(区)结防所(科)门诊或转综合医疗机构诊治,并报告上级部门。

定期评估:医疗工作者会定期对患者的病情变化进行评估,包括检查患者的痰涂片/痰结核菌培养、胸片/胸部CT等,以监测治疗效果。

治疗记录卡:强化期每次在督导人员面视下服药,并由督导人员填写肺结核病人治疗记录卡。

家庭访视:建立统一的访视记录,包括健教、核实服药情况、核查剩余药品量、抽查尿液颜色、督促按期门诊取药和复查等。

病程记录:病人每次来结防机构取药都应做病程记录,疗程结束时进行小结,主要内容包括是否规律用药、病情进展情况等。

4. 注意事项

尊重患者隐私和自主性：患者可能认为服药是个人的事情，不需要在医生监督下进行。因此，在实施DOT时，应尊重患者的个人隐私和自主权，避免让患者感到被监视或不信任。

减少社会耻辱感：部分患者担心接受DOT会受到歧视。因此在实施过程中应确保患者感到被尊重，避免在公共场合进行服药督导，以减少社会耻辱感。

考虑地理位置因素：距督导医生距离的远近影响DOT的执行。应考虑患者的居住地与医疗机构的距离，为居住偏远的患者提供便利的督导方式，如远程督导或家庭督导。提供便利的督导方式：多数患者不认为DOT方法方便、舒适。可以考虑使用电子药盒[3-4]等工具来辅助患者管理药物，同时强化医患之间的交流，而不是仅仅限制于服药督导。

提供交通营养补助：对于需要频繁访问医疗机构进行DOT的患者，提供交通和营养补助可以减轻他们的经济负担，提高他们对DOT的接受度。

灵活的督导时间：考虑到患者的日常工作和生活安排，提供灵活的督导时间，以减少患者因时间安排而感到的困扰。

家庭和社区参与：鼓励家庭成员或社区志愿者参与DOT，这样可以解决因距离、隐私或年老体弱而不便或不愿接受医疗机构督导服药的情形。

关注患者反馈：定期收集患者的反馈，了解他们在DOT过程中遇到的问题和困扰，并及时调整DOT实施方案。

我国人口基数庞大，地域差异显著，且随着经济的飞速发展，结核病防控工作的形势已发生了深刻变化，这对DOT的实施方式提出了新的挑战与要求。因此，我们必须在现有经验的基础上，积极探索新的DOT模式。随着科学技术的日新月异，我们有理由相信，未来将有更多、更合理、更科学的DOT方式被广泛应用，为患者提供更加便捷、高效的医疗服务。

（二）管理流程概述[5]

1. 治疗前教育与咨询

在启动治疗之前，结核病定点医疗机构的医生需与患者建立紧密的咨询联系，并为所有患者或其家属提供个性化的健康教育服务。这主要包括：向患者传授结核病的基础知识，指导他们如何正确服用和储存抗结核药物，演示佩戴口罩等预防感染的措施，并教授正确的留痰方法。同时，医生还需说明治疗过程中可能出现的不良反应及应对策略。协助患者根据治疗计划设定短期及长期目标，制订个性化的用药计划，并强调持续服药的重要性。医生将鼓励患者遵守医嘱，规律服药，并与患者明确复诊的时间安排。

2. 确定服药监管策略

结核病定点医疗机构的医生需综合考虑患者的实际情况（如文化程度、家庭构成、交通条件等），与患者共同商定最适合的服药监管方式。同时，医生会提醒患者积极配合基层医疗卫生机构医生的随访管理工作。若患者选择“智能工具辅助管理”方式，医生将负责培训患者或其家属正确使用智能工具，并做好相关准备工作。

3. 治疗实施与管理

(1) 门诊患者管理

一旦患者确诊并开始门诊治疗，结核病定点医疗机构将通知县(区)级疾病预防控制机构或患者居住地的基层医疗卫生机构，确保患者得到妥善的治疗管理。对于继续在本机构接受门诊随访的患者，定点医疗机构将负责后续的随访工作，并定期提醒患者复诊。

① 初次家访。在接到上级专业机构的通知后，基层医疗卫生机构将在72小时内对患者进行初次家访。家访内容包括：与患者共同确定服药督导人员，评估患者的居住环境，开展结核病防治知识的宣传教育，并填写“肺结核患者初次家访记录表”。家访地点不仅限于患者家中，若72小时内两次家访均未见到患者，基层医生将向县(区)级疾病预防控制机构报告。

② 服药督导。在患者的服药日，督导人员(包括医务人员、家庭成员、志愿者等)将进行面对面的服药督导，或使用智能工具提醒患者服药，并记录服药情况。同时，督导人员将定期提醒并督促患者按时前往定点医疗机构复诊。

③ 随访与评估。对于由医务人员督导服药的患者，医务人员将至少每月进行一次随访评估。对于由非医务人员或智能工具辅助管理的患者，基层医疗卫生机构的医生将在患者的强化治疗期内每10天随访一次，继续治疗期内每月随访一次，并在“肺结核患者随访服务记录表”上记录随访情况。

在患者复诊时，定点医疗机构的医生将询问患者的服药情况，核实剩余药量，评估患者的服药依从性，检查是否有漏药或错服现象。同时，医生将询问患者是否出现药物不良反应，并根据情况采取相应措施。此外，医生还将评估患者的心理及社会支持情况，完成定期的临床评估和实验室检查，并将相关信息记录在门诊病案中。若患者一个月内漏服药超过6次，医生将对其采取“加强管理”措施，即根据患者的具体情况制订有针对性的管理方案，并通知基层管理医生。

④ 治疗结束评估。当患者停止治疗时，县(区)级结核病定点医疗机构将及时将相关信息告知基层医疗卫生机构和疾病预防控制机构。由基层医疗卫生机构对患者进行治疗结束评估，并将归档材料上报至县(区)级结核病定点医疗机构。县(区)级结核病定点医疗机构将根据基层医疗卫生机构上报的信息和患者的治疗随访复诊信息，对患者的治疗管理情况进行综合评估并结案。

(2) 住院患者管理

① 定点医疗机构将对住院患者采用“医务人员管理”的方式。

② 鼓励有条件的地区开展传染性肺结核患者的住院隔离治疗，特别是利福平耐药肺结核患者，应安置在相对独立的耐药病区。

③ 患者出院后，将按照门诊患者的管理方式进行治疗管理。

(三) 中断治疗患者的追踪管理[5]

针对超过5天未前往县(区)级结核病定点医疗机构进行随访取药的患者，将启动追踪管理程序。首先，县(区)级结核病定点医疗机构会通过电话联系患者，温馨提醒并督促其在3天内返回定点医疗机构完成随访取药。若患者在电话督促后的3天内仍未前来，将立即通报给疾病预防控制机构。随后，疾病预防控制机构将指令基层医疗卫生机构进行现场追踪，确保患者得到及时关注。若通知发出后的5天，患者依然未现身定点医疗机构取药，县(区)疾病预防控制机构将采取家访措施，深入了解患者情况。一旦发现患者已离开本地，将迅速与患者前往地的疾病预防控制机构取得联系，启动跨区域管理机制，确保患者无论身处何地，都能顺利完成整个治疗疗程。

(四)跨区域患者的管理[5]

对于计划离开居住地但疗程尚未结束的患者，须实施跨区域管理策略，以保障其治疗的连续性和完整性。

1. 转出患者的精细管理

县(区)级结核病定点医疗机构需详尽告知即将转出的患者或其家属，应前往转入地的结核病定点医疗机构继续接受后续治疗与管理。同时，为确保患者在转移期间的用药不间断，应为其提供适量的抗结核药品，以满足其最多一个月的用药需求。

转出地的疾病预防控制机构将及时将患者的转出信息通报给转入地的相关机构。若转出地县(区)级疾病预防控制机构在3周内未能收到转入地机构关于患者到位情况的反馈，将主动与转入地的疾病预防控制机构取得联系，以确认患者的治疗进展。

转入地的结核病定点医疗机构将负责记录转出患者的后续检查结果和治疗转归等信息，并通过结核病监测系统或其他有效方式，将这些信息及时反馈给转出地的疾病预防控制机构。转出地则可将这些信息详细记录在患者的门诊病案中。对于转出后2个月内未能追访到或中断治疗超过2个月的患者，转出地将其治疗转归结果记为“失访”。

2. 转入患者的无缝对接

转入地的县(区)级疾病预防控制机构在收到转出地请求协助追访的信息后，将迅速行动，在2周内对患者进行追访。追访结束后的一周内，将追访结果准确告知转出地的疾病预防控制机构。转入地的县(区)级结核病定点医疗机构和疾病预防控制机构将共同承担起转入并到位患者的后续治疗与管理工作。他们将及时将转入患者的治疗管理和治疗转归等信息录入结核病监测系统，确保信息的准确性和时效性。对于转出后中断治疗超过2个月的患者，转入地将重新进行登记，以确保其能够重新接受系统的治疗与管理。

(五)药物不良反应的发现与处理[6]

在大多数情况下，药物不良反应可以通过提前干预措施来解决，而无需改变整体治疗方案，因此早期发现就显得尤为重要。为了实现这一目标，对患者的教育是不可或缺的。在治疗前，管理人员应与患者进行充分的沟通，用通俗易懂的语言解释治疗过程中可能出现的不良反应症状，以及应对措施。在沟通过程中，管理人员应掌握适当的沟通技巧，既要让患者了解可能的不良反应和自我处理方法，又要避免给患者带来过大的心理压力，以免影响其治疗信心。有时，通过已治愈的患者与新治疗的患者进行交流(即“同伴教育”)，其效果甚至可能优于管理人员的直接沟通。

此外，对管理人员和临床医生的培训也是必不可少的。由于使用二线抗结核药物的经验相对较少，一些管理人员和临床医生对耐药结核病治疗过程中可能出现的不良反应了解天。对于在细菌学阴转后或未经细菌学证实的结核病患者，间隔至少7天且在不同场合进行的至少连续两次培养（用于耐药结核和敏感结核）或涂片（仅用于敏感结核）结果均呈阳性。

(3) 在继续治疗阶段出现痰培养细菌学复阳，才能定义“治疗失败”。

(4) 治疗失败中更改治疗方案的原因包括：无临床反应和（或）无细菌学反应；药物不良反应；或者有证据表明对治疗方案中的药物产生耐药性。

(5) 对于治疗失败，在强化阶段结束时没有阴转意味着患者在应用治疗方案的强化阶段的最大持续时间内没有阴转。如果未定义最长持续时间，则建议将8个月作为截止时间。对于没有明确区分强化阶段和持续阶段的方案，建议将治疗开始后8个月作为截止时间，以确定“治愈”“治疗完成”和“治疗失败”的标准。

(6) 将“无临床反应”作为定义失败的标准，适用于未经细菌学证实的结核病患者。

(7) 细菌学反应：指没有复阳的细菌学阴转。

(8) 不能评估：包括转出到其他单位治疗结果未知的病例，不包括失访的患者。

值得注意的是，目前国际上仍以结核分枝杆菌（MTB）培养作为判断耐多药结核病（multi-drug resistant tuberculosis，MDR-TB）或RR-TB治疗转归的主要指标。在国内，对于国内外认可的菌种鉴定和耐药分子诊断技术均适用于结核病治疗转归的评价。

三、结核病治疗转归调整的背景和意义

敏感结核病（DS-TB）的标准化治疗转归定义已经广泛使用了30多年，但耐药结核病（DR-TB）的治疗转归定义是在2005年首次提出的。DR-TB治疗转归定义的制定基于当时使用的DS-TB结局定义[4-5]、文献综述以及主要利益攸关方使用治疗规划数据进行的广泛讨论。为了适应当时广泛的治疗方案和使用时间，从而制定了六个相互排斥的定义。[4]这些定义由WHO通过，并在2013年WHO更新其结核病定义和报告框架之前基本保持不变。

自从2013年以来，耐药结核病的治疗方案在组成和持续时间方面发生了重大变化，因此有必要更新治疗转归定义和监测参数。自2013年以来，在耐多药或耐利福平结核病（MDR/RR-TB）的治疗方面发生了许多重要变化。[6-9]2016年，WHO首次为符合条件的MDR/RR-TB患者推荐了标准化的短程治疗方案（9～12个月）。因为研究和规划设置的证据越来越多，这一建议分别于2018年和2020年进行了更新，到2022年再次作出修改和调整。在最新的WHO耐多药结核病综合治疗指南中，对于符合条件的MDR/RR-TB患者，推荐全口服短程治疗方案作为首选方案[9-10]，该方案的持续时间缩短至9个月。因此，对耐药结核病的任何治疗结局的定义都需要在这个时间框架内确定。MDR/RR-TB，甚至广泛耐药结核病（extensively drug-resistant tuberculosis，XDR-TB）的治疗方案可能会变得更短。WHO建议对额外具有氟喹诺酮类药物耐药的耐多药结核病患者使用6个月的治疗方案，即贝达喹啉、普托玛尼和利奈唑胺的BPaL方案，可适当延长至9个月。普托玛尼是一种新型硝基咪唑类化合物，该药物于2019年4月获得美国食品和药物管理局批准，可与贝达喹啉和利奈唑胺联合使用。对于错过剂量或持续痰培养阳性或在治疗4～6个月内痰培养阴转后复阳的患者，BPaL方案的持续时间可延长至9个月。目前治疗MDR/RR-TB的长程方案（通

常持续18～20个月)仍在使用。此外,自2018年以来,WHO还建议制订一项6(H)RZELfx治疗利福平敏感异烟肼耐药结核病的6个月方案;而对于DS-TB,标准化6个月的一线治疗方案(2HRZE/4HR)保持不变。针对原先治疗过(即复治)的结核病患者的8个月治疗方案(称为第2类方案)在2017年已被逐步淘汰。[11-12]此外,精心设计的临床试验结果表明使用持续时间少于6个月的方案具有有效治疗DS-TB的潜力,尤其是4个月治疗肺结核的有效方案。[13]

2021年WHO对于结核病治疗转归的重新定义是为了保持敏感结核病和耐药结核病治疗转归的统一定义而作出的修改和调整。在原有基础上,仍保留了部分具体细节(例如,通过培养监测耐药结核病和通过涂片镜检监测敏感结核病,尽管它们仍存在一定的缺陷)。尽管目前的治疗方案中仍然存在不同的治疗阶段,但总体趋势是在整个治疗过程中保持治疗方案的稳定和不变。因此,应该避免将治疗转归定义与治疗阶段相互联系起来,这意味着应该修改宣布治愈或治疗失败的时间截点。在治疗结束时,明确规定治疗结局和转归是非常重要和可行的。在这次修改中,增加了治疗结束后无复发的治愈或持续治疗成功的概念,这是至关重要的,但可能超出常规规划监测的手段,在研究条件下是可行的,可以为后续科学研究提供具体的资源。

2021年WHO结核病治疗转归定义的最重要变化是,“治疗失败”“治愈”和“完成治疗”的新定义既适用于DS-TB和DR-TB,也适用于不同长度的治疗方案以及没有明确区分强化阶段和继续阶段的治疗方案。“治疗失败”被定义为由于无治疗反应(细菌学或临床)、药物不良反应或耐药性扩大而导致的永久性治疗方案的改变。“无治疗反应”没有时间限制,允许在治疗的任何阶段定义治疗失败。此外,“无治疗反应”的评估并不仅仅依赖于细菌学阴转或复阳。“治疗失败”的结果也同样适用于肺外结核病患者和儿童结核病患者,这些患者通常在没有细菌学证实的情况下被诊断。除了培养以外,DS-TB患者还可以通过涂片镜检确定细菌学阴转或复阳的定义,以便为治疗方案的继续或修改提供信息。“死亡”和“失访”的新定义现在适用于治疗开始前和治疗期间。虽然这些定义对于DS-TB保持不变,但对于DR-TB患者,这部分内容增加了治疗前阶段,这是一个全新的改变。因此,MDR-TB患者的治疗转归报告可能会发生变化,在采用新定义后,某些国家中死亡和失访的患者人数可能会立即增加。这一变化将有助于标准化DS-TB和DR-TB患者的治疗结果报告,并将促进所有诊断为DR-TB患者的全面登记和治疗登记。除此以外,WHO还制订了治疗后结局,用于评估成功治疗结核病患者的生存和无结核病状况,可用于研究。

参考文献

[1] 中国疾病预防控制中心结核病预防控制中心.中国结核病预防控制工作技术规范(2020年版)[M].北京:人民卫生出版社,2020.

[2] 中国防痨协会.耐药结核病化学治疗指南(2019年简版)[J].中国防痨杂志,2019,41(10):1025-1073.

[3] Linh N N, Viney K, Gegia M, et al. World Health Organization treatment outcome definitions for tuberculosis: 2021 update[J]. Eur. Respir. J., 2021, 58(2): 2100804.

[4] Laserson K F, Thorpe L E, Leimane V, et al. Speaking the same language: treatment outcome defini-

tions for multidrug-resistant tuberculosis [J]. Int. J. Tuberc. Lung Dis., 2005, 9: 640-645.

[5] World Health Organization, International Union Against Tuberculosis and Lung Disease, Royal Netherlands Tuberculosis Association. Revised international definitions in tuberculosis control [J]. Int J. Tuberc. Lung Dis., 2001, 5: 213-215.

[6] World Health Organization. Definitions and Reporting Framework for Tuberculosis: 2013 Revision (Updated December 2014) [R]. WHO/HTM/TB/2013.2. Geneva: World Health Organization, 2013.

[7] Falzon D, Jaramillo E, Schünemann H J, et al. WHO guidelines for the programmatic management of drug-resistant tuberculosis: 2011 update [J]. Eur. Respir. J., 2011, 38: 516-528.

[8] Falzon D, Schunemann H J, Harausz E, et al. World Health Organization treatment guidelines for drug-resistant tuberculosis, 2016 update [J]. Eur. Respir. J., 2017, 49: 1602308.

[9] Mirzayev F, Viney K, Linh N N, et al. World Health Organization recommendations on the treatment of drug-resistant tuberculosis, 2020 update [J]. Eur. Respir. J., 2020, 55: 2003300.

[10] World Health Organization. WHO operational handbook on tuberculosis: module 4: treatment: drug-resistant tuberculosis treatment [M]. Geneva: World Health Organization, 2020.

[11] Schünemann H, Brożek J, Guyatt G, et al. GRADE handbook [EB/OL]. (2013-10) [2025-03-05]. https://gdt.gradepro.org/app/handbook/handbook.html.

[12] World Health Organization. Guidelines for treatment of tuberculosis [M]. 4th ed. Geneva: World Health Organization, 2010.

[13] World Health Organization. Treatment of drug-susceptible tuberculosis: rapid communication [M]. Geneva: World Health Organization, 2021.

第十四章　未来的展望和研究方向

结核病作为一种古老的传染病，伴随人类的发展史，与人类斗争了上千年。随着科学和医学的飞速发展，“白色瘟疫”终于不再是不治之症，人类终于不再惧怕结核病。这与结核病的化学治疗药物是分不开的。尤其近年来，结核病的化学治疗飞速发展，贝达喹啉、德拉马尼、普托马尼等已上市抗结核新药具有高效、不良反应小等优点。以新药为核心药物组成的多个短程口服方案治疗耐药结核病也取得了满意的临床疗效和较高的安全性，全程口服短程方案是目前以及今后耐药结核病化学治疗的趋势。但迄今为止，关于我国全程口服短程方案的研究报道比较少，WHO推荐的这些方案是否适合于中国人群尚需进行大样本的临床验证，以便开发适合中国国情的安全且高效的全程口服短程方案。

同时，由于个体耐受性和新型抗结核药物的耐药菌株的出现，临床上需要出现更多的个体化治疗方案以满足需求，新型抗结核新药的研发仍迫在眉睫，是未来提高耐药结核病治疗成功率的关键所在。目前，未上市尚在研究开发阶段的新药，比如苯并噻嗪酮、马考齐酮、舒达吡啶、quabodepistat（OPC-167832）、德尔帕唑胺、TBI-223、OTB-658、ganfeborole（GSK3036656）、舒达吡啶、特雷贝克、吡法齐明等，大都处于Ⅱ期或Ⅲ期临床试验中。这些新药为结核病尤其是耐药结核病患者带来了新的希望。

结核病的治疗除了单纯的化学治疗以外，新型抗结核治疗策略比如宿主导向治疗（HDT）是在化学治疗的基础上进行HDT辅助治疗以提高治疗成功率，虽未正式进入临床应用，但其潜力已经得到了广泛的认可。HDT不同于传统针对MTB的化学治疗，是针对宿主的靶蛋白，通过调控宿主胞内抗结核免疫通路，干预宿主炎症反应和免疫攻击机制，从而限制MTB的感染及结核病的转归，是新兴的抗结核理念。目前对于结核病的HDT靶点尚未明确确定，但对于HDT候选药物在治疗MTB感染时的许多潜在机制有了一定的认识，主要抗结核机制及其代表性药物包括：① 影响肉芽肿结构，代表性HDT药物有帕唑帕尼、多西环素等。② 增强宿主天然免疫，代表性的HDT药物包括腺苷酸激活蛋白激酶、丝裂原活化蛋白激酶、雌激素相关受体d、维生素D_3、维拉帕米等。③ 增强宿主获得性免疫，代表性HDT药物有二甲双胍、沙奎那韦、比阿培南等。④ 调节炎症平衡，代表性药物有非甾体抗炎药、磷酸二酯酶抑制剂、脂氧合酶抑制剂等。虽然上述HDT药物通过影响肉芽肿形成、增强宿主天然免疫、增强宿主获得性免疫及调节炎症平衡等发挥作用，被认为对实现2035年“终止结核病”的目标至关重要。然而，由于目前对于MTB与宿主相互作用的机制研究尚未完全阐明，对于结核病HDT药物的研究大多处于临床前研究阶段，需要大规模的多中心随机对照试验来推进HDT药物的临床开发。

PAN-TB指泛结核病，包括敏感结核病和耐药结核病在内的所有类型的结核病。PAN-TB方案定义为适合所有结核病的治疗方案。2024年5月PAN-TB方案的全球多中心

Ⅱ期临床研究SimpliciTB的研究结果显示：4个月的BPaMZ虽然具有较好的杀菌效果，但是由于肝损伤不良事件发生率高，可能不利于在肝功能密切监测技术缺乏的区域推广应用，因此仍需要更多的新药组合进行临床研究。中国是全球结核病和耐药结核病双重高负担国家，PAN-TB方案的多中心临床研究在我国仍尚未起步，国内也可尝试根据WHO指南的要求，进行基于目前我国形势下的PAN-TB策略的探索和早期的临床研究，并在特定区域内推广应用，观察其对区域内结核病疫情的影响。这可能是促进我国结核病疫情下降的新型防治模式的一种尝试。

综上所述，结核病防治仍然是我国公共卫生安全的重要领域之一，尤其是耐药结核病给结核病的防治带来了严峻的挑战。尽管近年来抗结核新药的开发在很大程度上提高了治疗成功率，并大大缩短了疗程，耐药结核病尤其是RR-TB、MDR-TB和pre-XDR-TB的防治仍然任重而道远，更多新型抗结核药物的研发、进入临床试验并早日应用于临床，为患者带来更多个体化的化学治疗方案，是未来提高耐药结核病的治疗成功率和控制结核病疫情的重中之重，而HDT药物的研发和PAN-TB的理念为耐药结核病的治疗提供了新的策略与思路。随着医学的不断进步和对结核病的深入认识，结核病的治疗进入了崭新的时代，让我们共同努力最终实现2035年“终止结核病流行”的伟大目标。

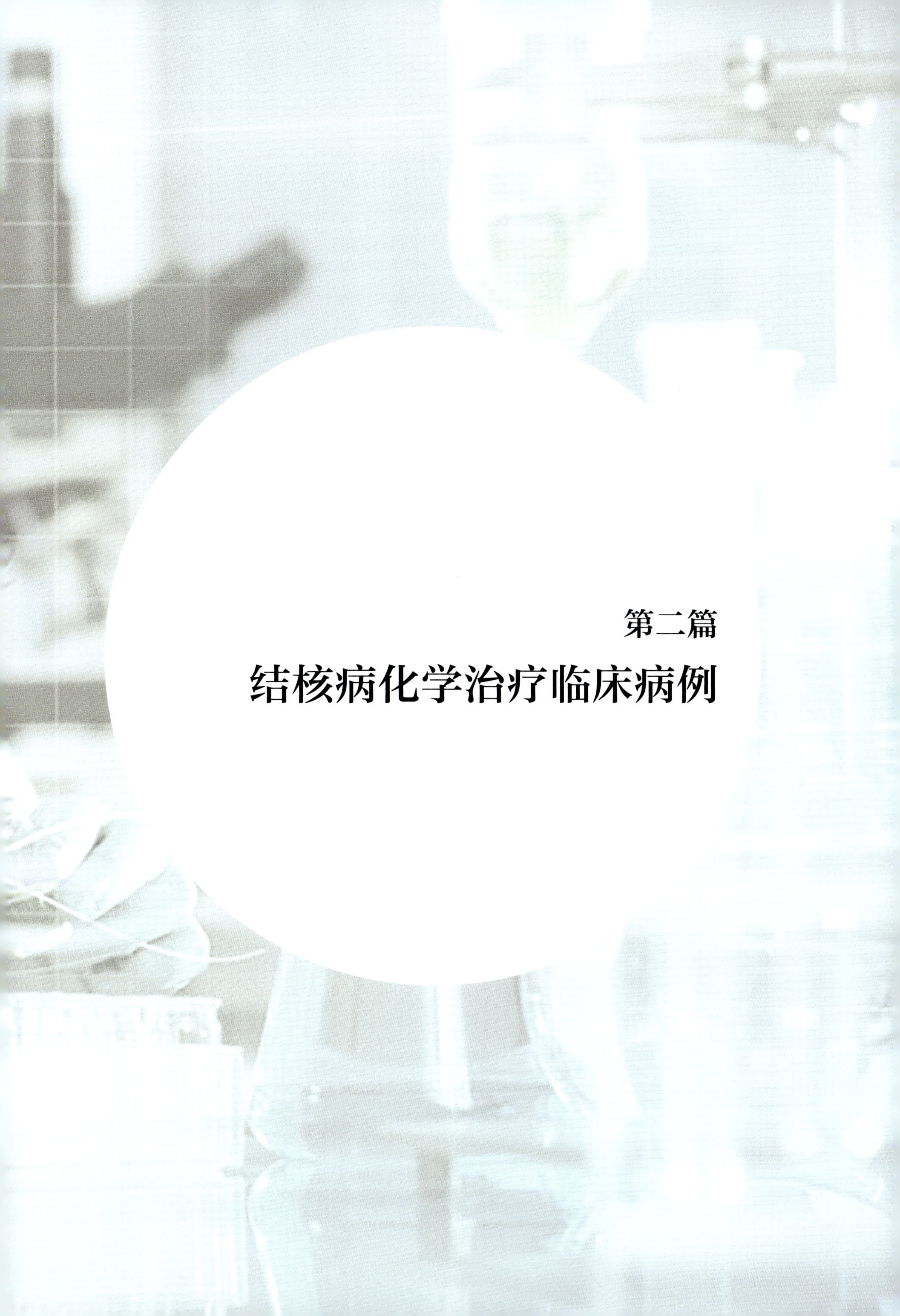

第二篇

结核病化学治疗临床病例

病例一　含贝达喹啉口服方案治愈耐多药肺结核1例

耐多药肺结核，因其疗程长、费用高、副作用大、治愈率低，一直是我国乃至全世界结核病防控的重点和难点。耐多药肺结核治疗疗效不佳的原因很多，既与患者依从性、患者对药物的耐受性、患者的疾病严重程度相关，又与细菌的耐药程度密切相关。近年来新上市数个治疗耐多药结核病的新药，分别是贝达喹啉、德拉马尼以及老药新用的氯法齐明、利奈唑胺等，使得原来无法治愈的患者获得治愈的曙光。

【病史摘要】

患者，男性，38岁。

主诉

外院抗结核治疗12月余。

现病史

患者自入院1年前左右开始出现反复低热，最高体温38.1 ℃，当地医院行胸部CT示：右上肺阴影伴空洞，诊断为继发性肺结核右肺中上涂(−)复治，予2HRftZE/10HRftE抗结核治疗，1年后复查胸部CT示：右上肺阴影伴空洞(较1年前部分吸收)，为进一步诊治收住入我科。

既往史

患者18年前肺结核、5年前结核性胸膜炎(自诉一线药治愈，具体方案不详)。否认其他疾病史。

入院查体

体温36.6 ℃，心率18次/min，血压120/70 mmHg，脉搏80次/min。神清，一般可，两肺呼吸音清，未及干湿啰音，无皮疹，肝脾肋下未触及，双下肢无水肿。

实验室检查

入院后检查血QFT-GIT阳性，血常规、血生化、肝炎、HIV等均正常；痰TB-RNA阳性，痰涂片阳性；痰Xpert MTB/RIF：MTB检出，低，利福平耐药基因检出。

特殊检查

浅表淋巴结彩超：双侧颈部、双侧腋窝、双侧腹股沟未见明显肿大淋巴结。

腹部彩超：肝胆胰脾未见明显异常，双肾、双肾上腺未见明显占位，双侧胸前、心包、腹腔未见明显积液；腹腔内及腹膜后未见明显肿大淋巴结。

心电图：① 窦性心律；② 大致正常心电图。

气管镜：支气管镜经鼻进入顺利，声门闭合可，气管环清晰，隆突锐利；两侧各叶段支气管管腔通畅，黏膜光整，未见新生物、坏死物，见少许黏痰，予以吸除。于右上叶灌洗，刷检找脱落细胞、结核菌及液基细胞学检查。

【临床关键问题和处理】

该例患者治疗结局如何判定?

由于患者入院时全国的NDIP项目已经停止纳入病例，贝达喹啉（BDQ）赠药结束，利奈唑胺（Lzd）尚未纳入医保，该患者初步方案拟定为CmMfxPtoZCsPa。1个月后患者痰及灌洗液培养结果提示：结核分枝杆菌复合群，HRRbtE耐药PasSEtoKmMfxOfxAmCs均敏感，由于药敏结果与药敏结果出来之前的方案符合有效治疗的原则，故继续该方案治疗。治疗4个月后复查胸部CT提示右肺结节影较前部分吸收，详见图2.1.1，痰培养转阴，患者因疫情原因回到当地医院继续接受治疗，后续痰培养、痰涂片均阴性，疗程近18个月时患者出现较为明显的精神症状，随后停用所有的药物后症状好转并再次来我院就诊，复查胸部CT提示右肺病灶较前稍吸收，详见图2.1.2。患者问道："医生，我吃药将近18个月了，我的肺部阴影吸收了吗？治疗成功了吗？"

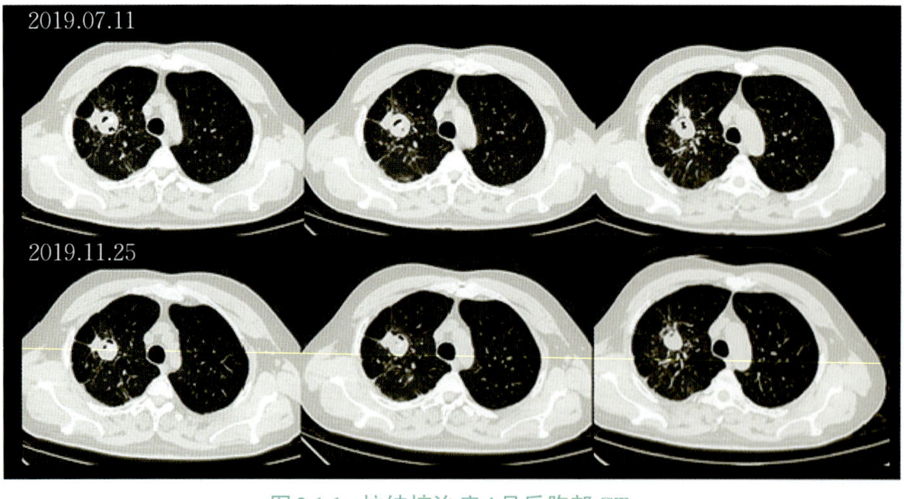

图2.1.1 抗结核治疗4月后胸部CT

提示肺部病灶较前部分吸收。

根据WHO对于使用二线药物治疗的对利福平耐药/耐多药/广泛耐药结核病患者的治

疗转归的定义,治疗成功=治愈+完成疗程。治愈的定义是按国家政策建议完成治疗且无证据显示治疗失败,而且强化期后最少连续3次痰培养阴性,每次至少间隔30天。完成治疗的定义是按国家政策建议完成治疗且无证据显示治疗失败,但是没有记录表明强化期后最少连续3次痰培养阴性,每次至少间隔30天。那么根据这一定义该患者应该是治疗成功的,因为患者痰培养多次阴性且患者无治疗失败的依据。但是该患者影像学吸收似乎不是很理想。

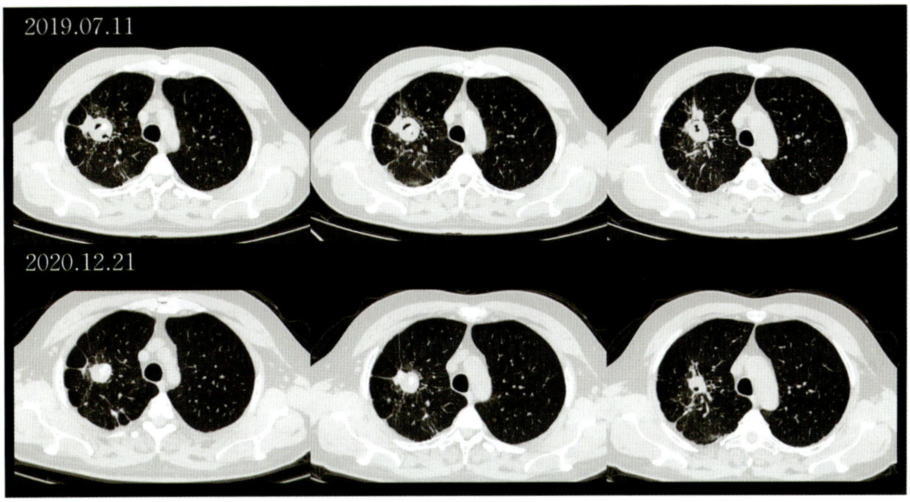

图2.1.2 抗结核治疗近18月胸部CT

提示肺部病灶较前部分吸收。

我们回答他:"按照WHO定义,你的治疗成功了,但是你的肺部结节只有部分吸收,建议停药密切随访,有复发的风险,必要时予以手术切除协助治疗。"患者一脸疑惑和不解,为什么治疗成功了还会复发?还要手术?

停药3个月后患者随访复查胸部CT提示右上肺结节大小相仿,但病灶中央新增一空洞,详见图2.1.3。

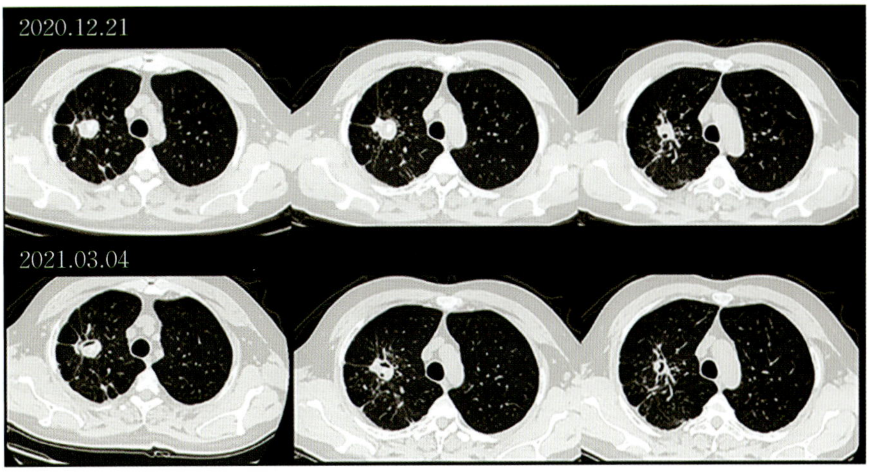

图2.1.3 停药后胸部CT

提示右肺新增一空洞影。

再次给予患者行支气管肺泡灌洗液的MTB培养：阳性，药敏HRRbtE耐药，Xpert MTB/RIF阳性，RFP耐药。

该例患者进一步诊疗策略

根据药敏结果及患者之前的用药史，制订了一个含贝达喹啉的全口服治疗方案6BdqL-zdCfzZPa/12LzdCfzZPa（此时新药贝达喹啉已经正式进入中国市场，Lzd也纳入医保）。

后续治疗转归

经过治疗3个月后、5个月后患者右上肺结节明显吸收好转，避免了局部病灶的手术治疗，实现了耐多药肺结核的真正治愈，胸部影像学表现见图2.1.4、图2.1.5。

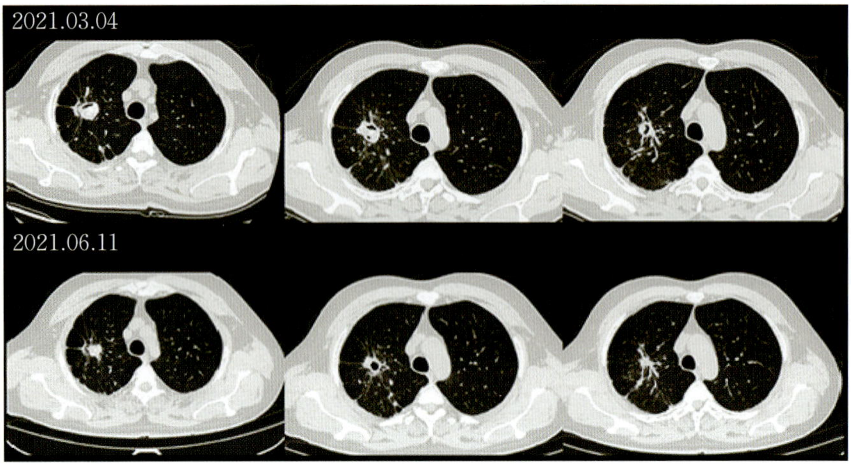

图2.1.4　含贝达喹啉口服治疗方案治疗3个月后的胸部CT

提示肺部病灶明显吸收。

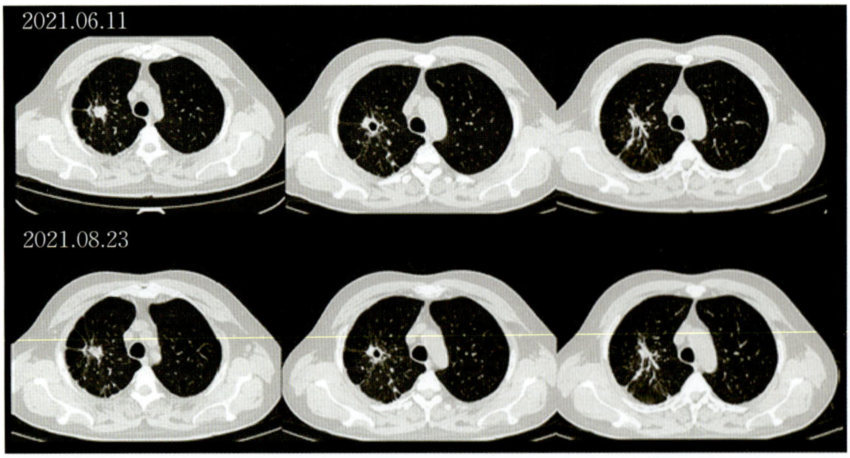

图2.1.5　含贝达喹啉口服治疗方案治疗5个月后的胸部CT

提示肺部病灶进一步明显吸收。

【背景知识介绍】

MDR/RR-TB治疗方案

方案分长程治疗方案和短程治疗方案。

1. 长程治疗方案

是指至少由4种有效抗结核药物组成的18～20个月治疗方案，包括标准化或个体化治疗方案。

(1) 长程方案标准化治疗方案

推荐方案一：6Lfx(Mfx)BdqLzdCsCfz/12Lfx(Mfx)CfzLzdCs。

推荐方案二：6Lfx(Mfx)Bdq(Lzd)Cfz(Cs)PtoZ(E)Am(Cm)/12Lfx(Mfx)Cfz(Cs)PtoZ(E)。

(2) 长程治疗的个体化治疗方案

个体化治疗方案的制订原则：根据药物A、B、C分组，结合耐药情况(包括药敏及所在地区群体耐药性数据)，同时需考虑患者个体因素(患者接受度、患者药物耐受性以及潜在的药物间相互作用、患者经济情况等)来制订个体化治疗方案。

长程药物分组(A、B、C三组)的依据是什么？如何选择这些药物？WHO指南制定小组(GDG)基于2018年个体化治疗方案患者数据的Meta分析(IPA-MA)及相应补充数据对长程方案中二线药物的获益和风险进行评估后将药物分为A、B、C三组。A组：包括左氧氟沙星或莫西沙星、贝达喹啉和利奈唑胺。B组：包括氯法齐明、环丝氨酸或特立齐酮。C组：包括乙胺丁醇、德拉马尼、吡嗪酰胺、亚胺培南-西司他丁、美罗培南、阿米卡星(链霉素)、乙硫异烟胺/丙硫异烟胺及对氨基水杨酸。

IPA-MA结果显示利奈唑胺、贝达喹啉、莫西沙星/左氧氟沙星、环丝氨酸/特立齐酮、氯法齐明对提高MDR-TB治疗成功率、降低病死率有显著意义；阿米卡星对提高治疗成功率有显著意义，对降低死亡率无显著意义；吡嗪酰胺对降低死亡率有显著意义，对提高治疗成功率无显著意义；乙硫异烟胺/丙硫异烟胺、对氨基水杨酸、阿莫西林/克拉维酸、卡那霉素、卷曲霉素、链霉素、乙胺丁醇对降低治疗成功率无益，导致病死率增加。同时该IPA-MA分析了因不良事件导致永久性停药风险，结果提示风险最低的药物为氟喹诺酮类、贝达喹啉和氯法齐明，风险最高的药物为二线注射剂、对氨基水杨酸和利奈唑胺。主要根据以上获益和风险，WHO于2018年开始将药物分为A、B、C三组。A组药物证据质量为中等，推荐级别均为强烈推荐；而B+C组药物除德拉马尼外，证据质量为极低，均为有条件推荐。WHO不推荐卡那霉素、卷曲霉素用于MDR/RR-TB患者的治疗，但需注意其证据级别也是极低质量，为有条件推荐。根据中国国情，2019年耐药指南仍推荐使用含静脉针剂的方案，故需更多国人提供相关研究数据证实二线注射剂的有效性及安全性。

在选择药物时，优先A组药物，尽可能全部选择，次选B组药物，A+B组药物构成四个药物的有效方案，如当A组和B组药物无法构成有效方案，可以添加C组药物。选择药物种类时强化至少4种可能有效的抗结核药物组成方案，巩固期应选择至少3种可能有效的抗结核药物组成方案，同时需考虑贝达喹啉使用6月后停用及利奈唑胺因基础疾病导致提前停用时剩余方案依旧有三种有效药物。

2. 短程治疗方案(即疗程9~12个月的治疗方案)

(1) 含Bdq的9~12个月全口服短程治疗方案

方案推荐:4~6BdqLfx(Mfx)CfzZEHhPto/5Lfx(Mfx)CfzZE。

适用人群:对氟喹诺酮类药物耐药已被排除,同时需符合以下情况:① 对该短程方案中的药物没有耐药或怀疑无效(异烟肼耐药除外)。② 以前没有接触过该方案中的二线药物治疗超过1个月(除非证实对这些药物敏感)。③ 没有广泛的结核病,没有严重的肺外结核。④ 没有怀孕;儿童则年龄需≥6岁。

该固定的短程治疗方案推荐的依据是什么?短程化学治疗方案最早起源于孟加拉国的短程治疗报告,报告显示治疗成功率为87%,后续研究也证实了该方案的有效性。2016年《WHO耐药结核病治疗指南》首次推荐了基于孟加拉国方案的标准化短程化学治疗方案(4~6CmMfxPtoCfzZH(高剂量)E/5MfxCfzZE),2019年WHO指南建议Cm替换为Am。随着Bdq的上市及应用,更多的研究表明含Bdq的短程治疗方案治疗成功率更高。WHO 2020年耐药治疗指南中首次推荐含Bdq的9~12个月全口服短程治疗方案,因证据质量极低,为有条件推荐。《耐药肺结核全口服化学治疗方案中国专家共识(2021年版本)》结合我国临床实际情况,推荐该全口服短程化学治疗方案。该指南同时指出,对于未能获得Bdq药品的患者,仍可使用包含注射剂的孟加拉国方案。需注意该短程方案Bdq疗程为6个月。

(2) BPaL方案

WHO 2020年耐药治疗指南中首次推荐在实施性研究的前提下,贝达喹啉、普瑞玛尼和利奈唑胺(BPaL)组成的6~9个月的短程治疗方案可用于无氟喹诺酮耐药、既往未暴露于贝达喹啉和利奈唑胺或暴露时间短于2周的MDR-TB患者。

BPaL方案是基于Nix-TB研究的结果。Nix-TB是一项开放标签、单臂临床研究,该研究对象是109例难治性MDR-TB(因药物不良反应不能耐受治疗或者治疗失败的MDR-TB)及XDR-TB患者,研究结果显示90%的患者获得良好治疗结局。但WHO指南制定小组将Nix-TB研究数据与其他多个长程研究数据一起对比分析后发现,BPaL方案组治疗成功率似乎更高,但与其他长程方案相比并无明显统计学差异,同时对包括生殖毒性在内的药物毒性较为担忧,且Nix-TB研究设计有局限性,证据质量为极低,故而为有条件推荐,即在实施性研究的前提下推荐应用该方案。

其他治疗

化学药物治疗是MDR/RR-TB治疗的最主要手段,其他方法还有外科治疗、营养治疗、免疫治疗、中医中药治疗等,也是MDR/RR-TB治疗的重要治疗手段,特别是外科治疗,需要有明确的手术指征及手术时机。

点　评

MDR/RR-TB尽管治疗难度大,但随着新药(Bdq、Lzd、Dlm、PA-824)上市及新方案的推出,MDR/RR-TB患者治疗有效率及安全性都得到了大大的提高。因此,治愈MDR/RR-TB、XDR-TB将可能不再非常困难。但如何规范用药,避免或者减缓新药耐药的产生,则成为临床需要考虑的重要因素。

病例二　病程长达15年的广泛耐药肺结核1例

耐药结核病尤其是耐多药结核病(MDR-TB)、广泛耐药结核病(XDR-TB)治疗疗程长、经济负担重、药品不良反应发生率高，是结核病防控的重点及难点。该病例15岁起病，历经漫长的15年抗结核治疗，经历了从初治敏感肺结核到复治肺结核、耐药肺结核、耐多药、广泛耐药肺结核，从初治方案到复治方案、耐药方案，前后多次参与临床试验，最终获得治愈。除了传统的化学治疗，该病例的诊治曲折且多种治疗手段并用，其囊括外科手术、多次气管镜检查、两次肺穿刺，还包括是否合并肿瘤与NTM的诊断中扑朔迷离，治疗过程中出现各种问题的应对方法分享如下。

【病史摘要】

患者，男性，27岁，安徽宣城人。

主诉

反复咳嗽咳痰，间断咯血9年，加重1月。

现病史

患者因发热、咳嗽、咳痰于当地医院就诊，痰抗酸杆菌涂片阳性，胸部CT提示左上肺病变，明确诊断肺结核，给予抗结核治疗：板式药8个月(具体不详)，半年后治愈停药。2月患者无明显诱因下出现咯血，当地医院诊治，予行左上肺切除术，术后考虑结核，再次予8HRE治疗，复查胸部CT提示病灶进展，予调整3CmPaRftELfx/10PaRftELfx抗结核治疗。患者再次出现咳嗽、咳痰伴间断痰血等症状，复查胸部CT提示病灶进展，予以2HZPtClrGt抗结核治疗，痰快培回报示结核分枝杆菌(生长)，药敏示SHREOfxAmCm耐药，诊断为MDR-TB，入组“十一五”国家重大专项课题：3AmPaRfbLfxPtZAu/18PaRfbLfxPtZAu抗结核治疗。后再次出现咳嗽咳痰等症状，胸部CT示两肺斑片影，经筛选参加国家科技重大专项课题2013ZX10003008-001耐药结核病治疗方案的研究，予以3ClrZAmMPaCfz/3ClrZAm3MPaCfz/12ClrZMPaCfz抗痨，规律用药1月后患者停Am，数月(具体不详)后停Clr，继续ZMfxPaCfz口服抗结核治疗，共服药2年停药。2年后发现病灶较前增大，行全身PET-CT：两肺多发结核灶，其中左上肺病灶呈FDG高代谢，考虑恶性不除外。行左肺穿刺：见部分坏死组织及炎细胞，门诊结核分枝杆菌培养(阳性，3个菌落)，考虑结核可能大，未予抗结核治疗，免疫支持+对症处理。我院胸CT两肺多发结节空洞影，较前病灶进展。再次痰培养及药敏结果回报(MIC):结核分枝杆菌生长,HEKm耐药,余敏感,查Xpert:阳性R耐药未检出,门诊调整AmRPtMfxCsZ抗结核治疗。培养及药敏回报(MIC):结核分枝杆菌生长,KmOfxRRfbSEtoMfx耐药,HECsPAS敏感,再次查Xpert MTB/RIF:阳性RFP耐药检出。经全国专家组讨论,予入组贝达喹啉治疗试验。遂入院进一步诊治。

既往史

血吸虫性肠病(回盲部、升结肠)。

入院查体

体温36.8 ℃,脉搏78次/min,呼吸20次/min,血压125/75 mmHg。神志清醒,呼吸平稳,对答切题,口齿清晰,查体合作。全身皮肤黏膜无黄染,无全身浅表淋巴结肿大,颈软,无抵抗感,无颈静脉充盈,气管位置居中,胸廓正常,无肋间隙增宽,叩诊双肺呈清音,呼吸音清音,未闻及啰音,未闻及哮鸣音,心界叩诊无扩大,心率78次/min,节律齐,无杂音,腹部平坦,无腹部压痛,无腹部反跳痛,未触及肝,未触及脾脏,肝颈静脉回流征未做,双下肢无凹陷性水肿。

实验室检查

T-SPOT.TB:结核感染T细胞(A抗原):6个;结核感染T细胞(B抗原):10个。

血常规实验室检验报告:血红蛋白149.0 g/L,红细胞5.50×10^{12}/L,白细胞7.27×10^{9}/L,单核细胞% 9.1%↑,血小板168×10^{9}/L。

生化(2400)检验报告:r-谷氨酰转移酶34 U/L,谷丙转氨酶6 IU/L↓,谷草转氨酶13 IU/L,总胆红素7 μmol/L,直接胆红素3 μmol/L,总蛋白76 g/L,白蛋白40 g/L,尿酸566 μmol/L↑,尿素氮1.9 mmol/L↓,肌酐53 μmol/L↓。

特殊检查

痰培养菌型鉴定分枝杆菌培养(960):结核分枝杆菌(生长);药敏:SHRECmOfx耐药。

全身PET-CT:① 两肺多发结核灶,其中左上肺病灶呈FDG高代谢(SUV_{max}=13.08),且对比既往CT有增大,考虑恶性不除外,建议穿刺进一步检查。② 左肺门及纵隔5、6组淋巴结肿大伴FDG代谢明显增高(SUV_{max}=20.43),结合临床。③ 左肺部分切除术后。④ 余全身(包括脑)PET显像未见FDG代谢明显异常增高灶。

微生物检验报告:结核分枝杆菌复合群HEKm耐药,余PASOfxMfxCsS EtoRRfb敏感。

培养及药敏回报(MIC):结核分枝杆菌生长,KmOfxRRfbSEtoMfx耐药,HECsPAS敏感,Xpert MTB/RIF:阳性RFP耐药检出。

痰荧光抗酸染色检验报告:检验名称阳性(1+)。

胸部CT:左肺术后,左侧残肺及右肺结核伴空洞形成,较老片左肺下叶部分病灶略增大。

【临床关键问题和处理】

该例患者需考虑的诊断及鉴别诊断

该患者青年男性，结合既往多次抗结核治疗史、影像学特征、痰MTB培养结果确诊患者为耐多药肺结核，但也需要排除其他合并症的可能。

治疗经过

1. 第一次治疗

患者使用板式药8个月。

分析：患者初治为国家免费板式药合剂，疗程8个月，具体组合患者未能详细描述，疗程足。

2. 第二次治疗

患者咯血就诊，当地医院行左上肺切除术，术后予8HRE治疗，查胸部CT提示病灶进展，调整3CmPaRftELfx/10PaRftELfx抗结核治疗，共治疗21个月。

分析：患者因咯血行左上肺叶切除术，缺乏术前影像学资料，虽不能评估术前情况，咯血主要治疗方式支气管动脉栓塞术，年轻患者直接手术切除，难免可惜。术后化疗未采用复治方案，予8HRE，后病灶控制欠佳，调整CmPaRftELfx方案，未用Z。术后治疗长达21个月。

3. 第三次治疗

患者再次出现症状，查CT进展，予2HZPtClrGt抗结核治疗，痰快培回报示结核分枝杆菌（生长），药敏示SHREOAmCm耐药，考虑耐药结核，入选“十一五”课题，予3AmPaRfb-LfxPtZAu/18PaRfbLfxPtZAu抗结核，共治疗24个月。CT见图2.2.1。

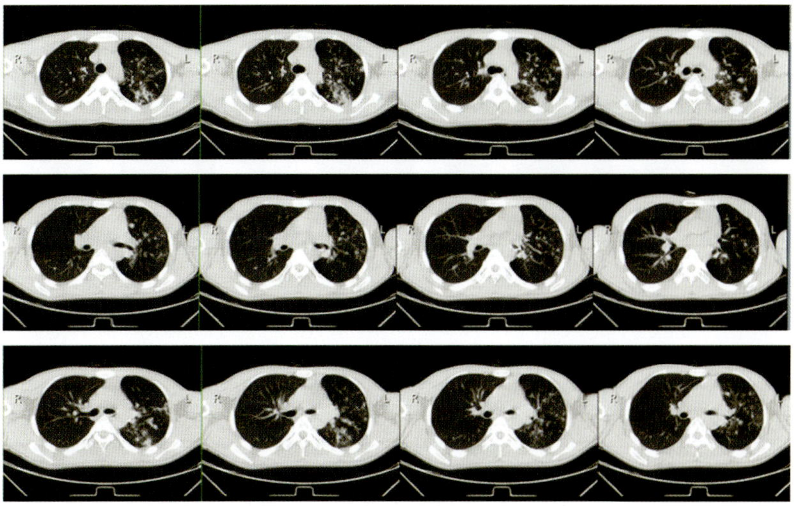

图2.2.1　第三次治疗前CT

分析：第三次治疗在我院（同济大学附属上海市肺科医院）就诊诊治，治疗前CT表现以两肺散在斑片影、结节影为特征，此次治疗是入组临床试验，21个月耐多药方案，延长至24个月停药。

4. 第四次治疗

患者停药7个月，再次出现咳嗽咳痰等症状，查痰AFB(+)，确诊耐多药结核复发。参加国家科技重大专项课题2013ZX10003008-001耐药结核病治疗方案的研究，拟予3ClrZAmMPaCfz/3ClrZAm3MPaCfz/12ClrZMPaCfz抗结核，规律用药1个月后患者停Am，数月(不详)后停Clr，后继续ZMPaCfz口服抗结核治疗，共服药两年半停药。CT见图2.2.2。

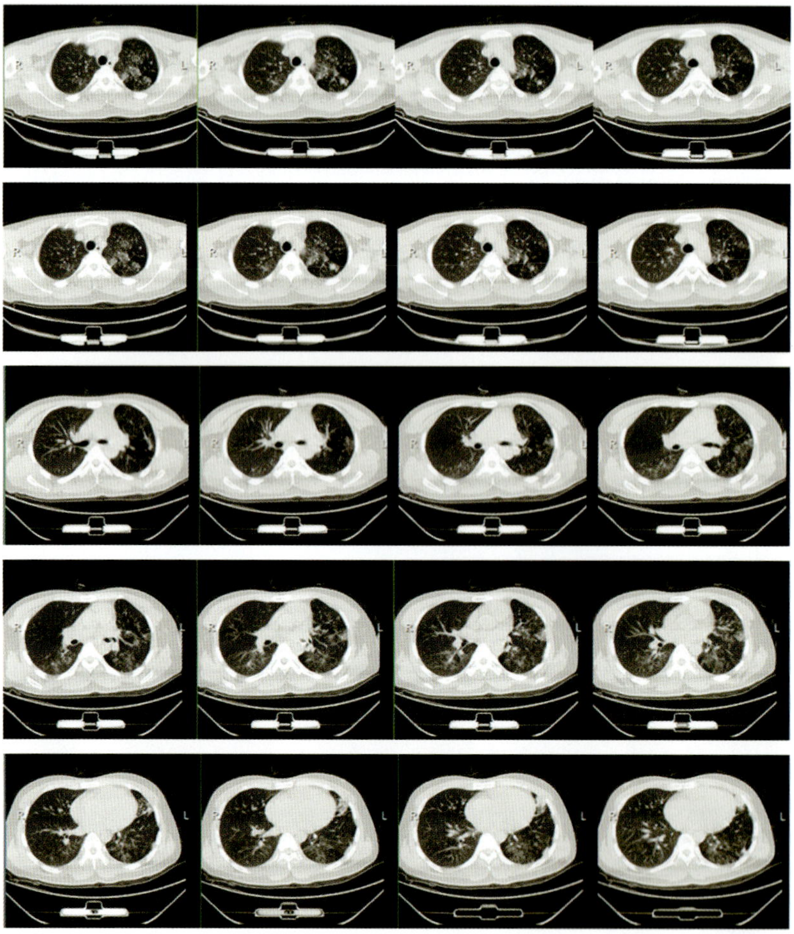

图2.2.2 第四次治疗前CT

分析：患者此次复发再次入组临床试验，Am未用足疗程，Clr也于中途停药，本来拟18个月方案，患者治疗30个月停药。CT结果以散在斑片影为改变。

5. 姑息治疗

患者病灶较前增大，行全身PET-CT：① 两肺多发结核灶，其中左上肺病灶呈FDG高代谢(SUV_{max}=13.08)，考虑恶性不除外。② 左肺门及纵隔5、6组淋巴结肿大伴FDG代谢明显增高(SUV_{max}=20.43)。③ 左肺部分切除术后。④ 余全身(包括脑)PET显像未见FDG代谢明显异常增高灶(图2.2.3)。左肺穿刺：见部分坏死组织及炎细胞，门诊结核分枝杆菌培养(2016年9月20日)(阳性,3个菌落),考虑结核可能大,经评估未予抗结核治疗,免疫支持治疗。随访期间左肺下叶结节稳定。CT见图2.2.4。

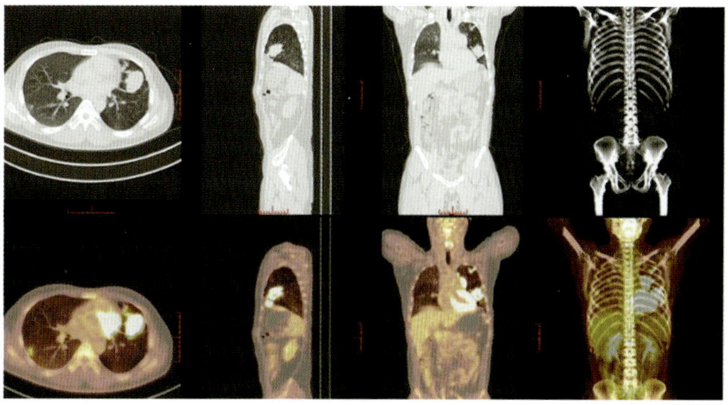

图2.2.3　PET-CT影像

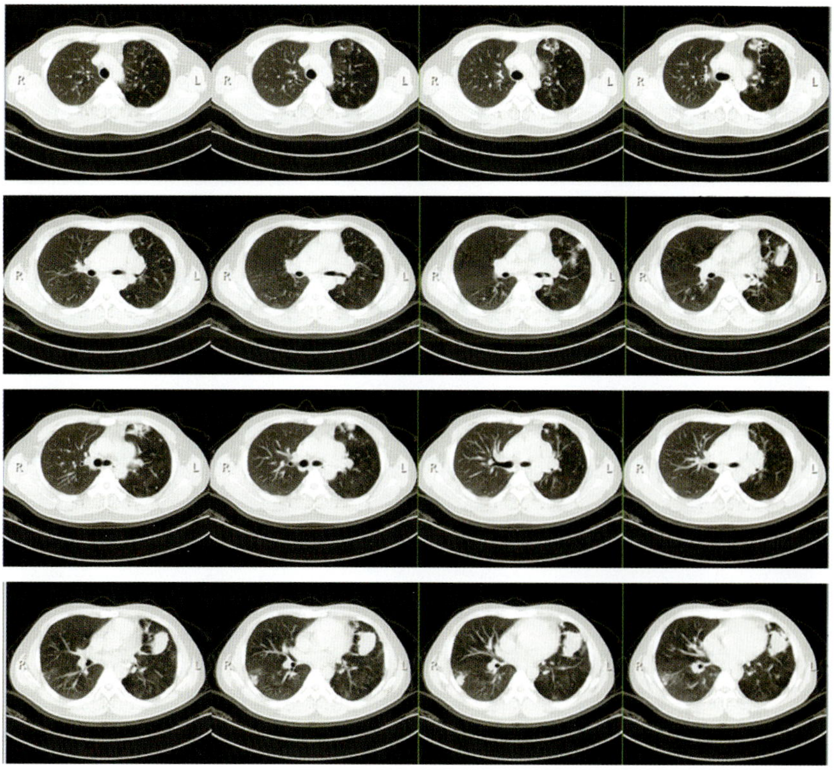

图2.2.4　2017年6月CT

分析:患者此次影像学以左下肺团块影及右下单发结节影为特点,PET-CT考虑肿瘤不除外,经肺穿刺证实为肺结核,考虑到患者既往长疗程的抗结核治疗,目前病变尚局限,反复痰检,细菌学均为阴性,暂予免疫支持治疗,不急予抗结核化学治疗,随访1年余,患者病灶稳定。

6. 第五次治疗

胸CT两肺多发结节空洞影,较前病灶进展(图2.2.5)。痰培养及药敏结果回报(MIC):

结核分枝杆菌生长，HEK耐药，余敏感，查Xpert：分枝杆菌检出R耐药未检出，门诊调整AmRPtMfxCsZ抗结核治疗。培养及药敏回报(MIC)：结核分枝杆菌生长，KmOfxRRfbSE-toMfx耐药，HECsPAS敏感，再次查Xpert：分枝杆菌检出R耐药检出。经全国专家组讨论，予入组贝达喹啉治疗试验，根据专家组意见予CfzCsLzdPAS＋Bqd抗结核治疗(6个月后到期停用贝达喹啉)，复查CT较老片右肺下叶病灶旁散在渗出病灶增多，全国专家组再次讨论2020年1月起予再次启用含贝达喹啉方案治疗：CfzCsLzdPAS＋Bqd(6个月后到期停用贝达喹啉)，后CfzCsLzdPAS方案治疗，2021年9月治愈停药。CT见图2.2.6。

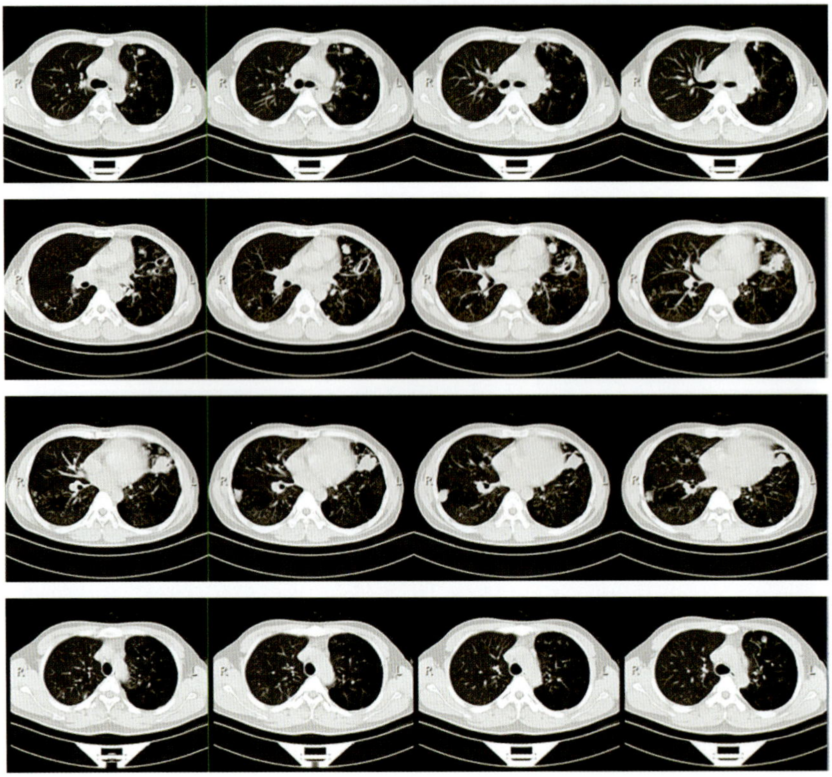

图2.2.5　2018年6月第五次治疗前CT

第五次治疗期间，2018年12月22日、2019年1月18日(2次)送检痰培养示非结核分枝杆菌生长，脓肿分枝杆菌可能，药敏(MIC)示替加环素、头孢西丁及Am中介，余耐药。入院气管镜检查，气管镜灌洗液分枝杆菌培养阴性，2019年3月15日(2次)NTM检出，完善肺穿刺，穿刺液Xpert分枝杆菌检出R耐药检出，穿刺液分枝杆菌培养阴性，但同时期患者痰培养提示多次NTM生长，追问患者痰送检细节，患者诉有咽后滴症状，综合上述情况，考虑患者非结核分枝杆菌可能为上呼吸道来源，肺部病变不考虑非结核分枝杆菌感染，仍然是耐多药肺结核。

分析：患者第五次治疗耗时最长，35个月近3年的治疗，其间Bdq前后累计使用15个月，最终治愈停药。其间曾多次痰培养提示NTM生长，怀疑是否合并NTM感染，经气管镜及肺穿刺验证患者NTM很可能为上呼吸道(鼻咽部)定植菌，而非肺部NTM感染。

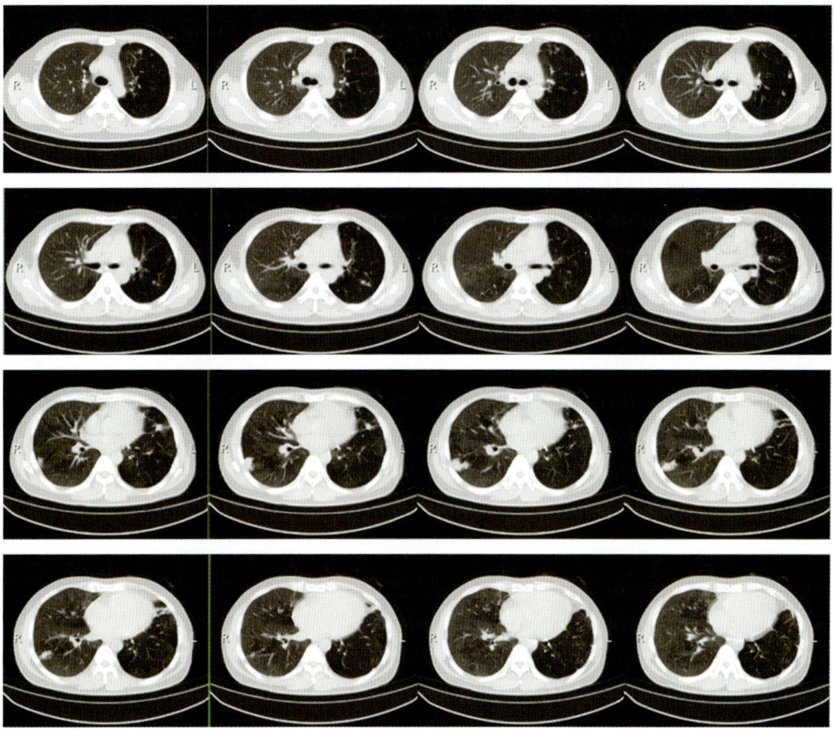

图2.2.6　2021年9月第五次治疗停药前CT

【背景知识介绍】

耐药结核病一直是结核病防控领域的重点和难点。该例患者抗结核化疗方案，是参照WHO耐药结核指南及我国耐药结核病化学治疗指南，结合患者的药敏结果予以制订的。

除了化疗方案的制订及调整，该患者病程中还遇到了如下状况：

咯血的外科手术治疗

结核相关性咯血往往是由于结核空洞破溃、肺毁损合并支气管扩张或肺门淋巴结结核钙化，引起支气管动脉破裂出血。大咯血存在气道阻塞风险。因此，大咯血有失血性休克或窒息先兆者，在明确出血部位、确保患者心肺功能可耐受手术后，可急诊行肺切除术。随着介入治疗的发展，支气管动脉栓塞（BAE）已成为大咯血的主要治疗方式，尤其对于出血部位不明确、心肺功能和全身状况差者，BAE可作为过渡性措施先控制咯血，为后续治疗创造有利条件。以下情况经内科治疗控制出血后，仍应择期手术切除病灶：① 反复咯血，既往有窒息抢救史，正规抗结核治疗中出现大咯血。② 肺部不可逆病变且局限者（如结核空洞或毁损肺、支气管扩张），曾行BAE。③ 长期反复咯血造成贫血和低血压需输血者。

药敏前后不一致

我院自2018年采用最低抑菌浓度法（MIC法）进行药敏检测，它是一种比较新的药敏检测方法，可以检测4种一线抗结核药物和10种二线抗结核药物，操作简便，报告时间快，且准确率高。

患者第5次治疗开始于2018年6月6日，患者痰培养及药敏结果回报(MIC)：结核分枝杆菌生长，HEK耐药，余敏感。2018年8月6日培养及药敏回报(MIC)：结核分枝杆菌生长，KmOfxRRfbSEtoMfx耐药，HECsPAS敏感，前后不符，出现药敏情况不一致情况。临床医生往往会很苦恼：患者药敏情况究竟是什么情况？检验科问题还是患者本身感染多种菌株？反复多次送检，往往是拨开迷雾的最简单有效的方法，Xpert等分子药敏可以及时、快速帮我们明确关键药敏耐药情况，Xpert结核分枝杆菌检出R耐药检出，此后连续三次痰培养药敏结果(2018年9月21日/2018年10月13日/2018年10月27日送检)及MIC基本一致，KmOfxRRfbSmfxHE耐药，EtoCsPAS敏感，最后确定为XDR-TB。药敏明确前治疗可以参照耐药最严重的结果进行方案制订，以免延误疾病诊治。

是否合并非结核分枝杆菌(NTM)感染

NTM肺病与肺结核合并存在的病例临床上少见，其诊断及鉴别则更加困难。最近出现越来越多两者合并的报道，国外文献报道肺结核患者在抗结核治疗过程中分离到NTM的比例为1%～15%，以老年患者多见，且肺结核合并NTM感染者更易具有空洞。不同地区及国家报道的肺结核合并NTM感染的比例不同。有研究[8]把同时符合痰分枝杆菌培养阳性且菌种鉴定为结核分枝杆菌复合群以及非结核分枝杆菌，两种阳性菌株报告先后或同时出现，鉴定为非结核分枝杆菌的病例必须为呼吸道标本两次或两次以上培养阳性的这一类患者定义为肺结核合并NTM感染。

非结核分枝杆菌广泛存在于土壤、河流以及工矿等自然环境和人类生活环境中，20世纪50年代在刚刚有NTM肺病报道后，就有研究者指出13%的健康人唾液或痰能分离出NTM。美国第一次非结核分枝杆菌流行病调查显示：超过60岁的患者分离出NTM与疾病的相关性下降，考虑患者可能由于出现NTM呼吸道定植。

临床遇到分枝杆菌培养除了TB外，同时检出NTM，需要仔细鉴别是否合并NTM肺部感染，可根据患者的临床表现、影像学特征，借助肺穿刺或气管镜等检查手段精准取肺部标本，排除患者NTM呼吸道定植可能。

点　　评

广泛耐药结核是攻克结核病的一大难题，病人经济负担重，心理压力大，治疗周期漫长。在漫长的治疗过程中，可能出现各种各样的问题，应对这些问题，需谨慎处置，保证患者利益最大化，碰到难题，细心甄别，方得拨开迷雾见明月。

病例三　重症结核性脑膜炎的诊治1例

结核性脑膜炎是最严重的一种肺外结核病，会对患者的中枢神经系统造成损伤。该疾病早期无明显的临床症状，临床亦缺乏灵敏的诊断方法，因此许多结核性脑膜炎在确诊时已进展为重症，导致预后不佳，严重者甚至死亡。本病例为重症结核性脑膜炎，患者一度生命受到威胁，经过长期、有效的治疗，最终治愈停药。

【病史摘要】

患者，男性，29岁。

主诉

外院抗结核治疗2个月。

现病史

患者无明显诱因下出现咳嗽、胸闷，伴发热，至当地医院就诊，胸部CT提示两肺多发斑片点，粟粒状结节影及斑片状模糊影，邻近胸膜局部增厚，考虑两肺结核，查椎体CT平扫提示T_{12}、L_1、L_2椎体结核可能，查血T-SPOT.TB阳性，痰抗酸杆菌涂片阳性，痰Xpert结核分枝杆菌基因检出，利福平耐药基因未检出。当地医院诊断为结核，予HREZ抗结核治疗，用药4天后出现头痛伴呕吐，予腰椎穿刺，脑脊液生化：ADA 4 U/L，LDH 28 IU/L，GLU 1.85 mmol/L，Cl 113 mmol/L，蛋白0.61 g/L。脑脊液常规：单核细胞比例75%。脑脊液结核抗体阴性，脑脊液未见隐球菌。查头颅MRI提示颅内多发强化结节，肿瘤待排，左侧三叉神经病变，考虑炎性病变可能，肿瘤待排。当地医院考虑结核性脑膜炎，遂调整为AmHRLfxPto抗结核治疗，治疗后患者仍反复出现发热，体温38 ℃左右，伴有恶心、呕吐及头痛。为进一步诊治，收入我院。

既往史

患者平素体健，无基础疾病，无不良嗜好，无结核接触史。

入院查体

体检：体温36.5 ℃，脉搏85次/min，呼吸18次/min，血压116/73 mmHg。发育正常，消瘦，神志清，两肺呼吸音尚清，未及干湿啰音。腰椎轻压痛，四肢活动自如。神经系统体征：颈项强直，脑膜刺激征阳性。余心脏、消化系统等检查均阴性。

实验室检查

入院后检查异常项目：总胆红素26.8 μmol/L，直接胆红素10.6 μmol/L；行腰穿脑脊液压力32 cm水柱，脑脊液生化：糖2.0 mmol/L↓，乳酸脱氢酶37 U/L↑，腺苷脱氨酶7.80 IU/L，总蛋白1877 mg/L↑，氯116.8 mmol/L↓。常规：潘氏蛋白定性试验4＋，白细胞220.0×10^6/L，白细胞淋巴计数94%。

特殊检查

胸部CT平扫（图2.3.1）：两肺结核可能，纵隔、肺门部分淋巴结伴钙化；T_{12}、L_1椎体骨质破坏，结核可能。腰椎MRI增强（图2.3.2）：T_{12}～L_2椎体结核可能，L_1～L_2椎间盘消失。头颅MRI增强（图2.3.3）：右侧侧脑室异常信号影。

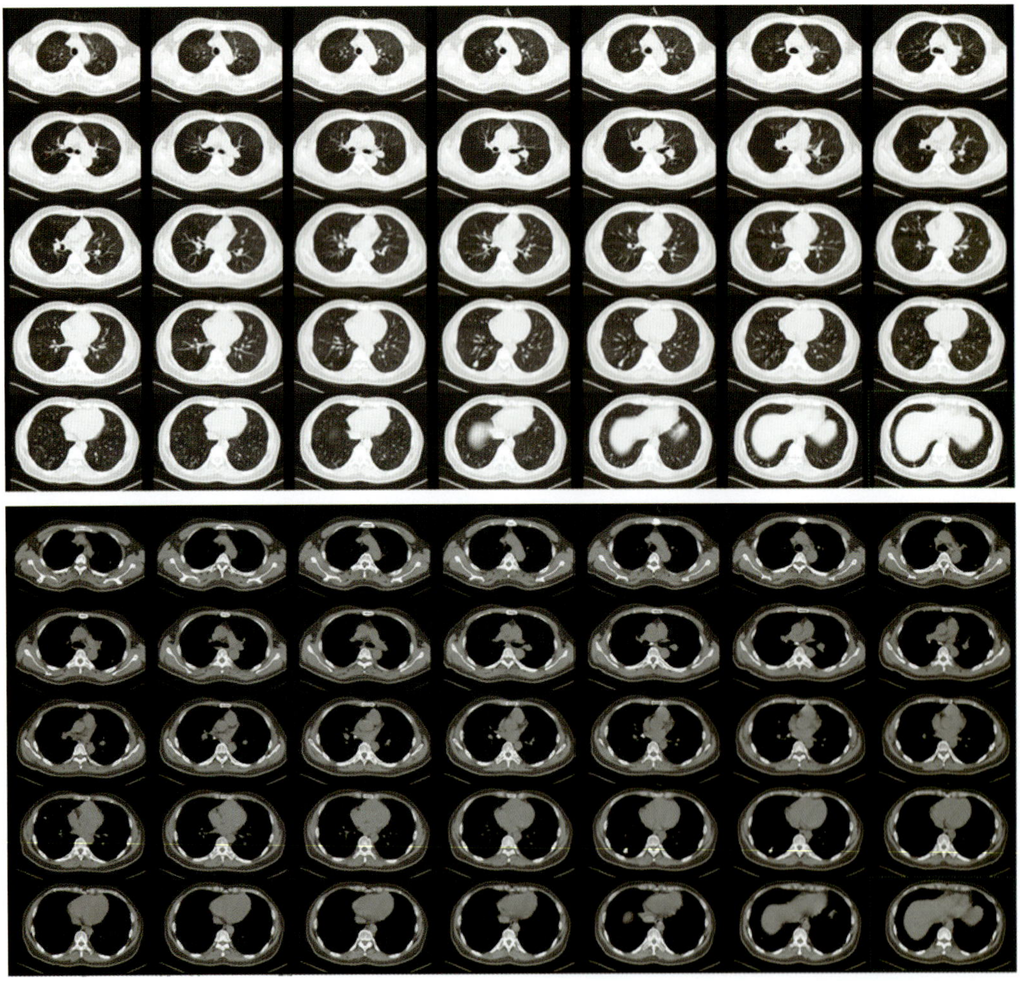

图2.3.1　2017年11月17日胸部CT

两肺结核可能，纵隔、肺门部分淋巴结伴钙化；T_{12}、L_1椎体骨质破坏，结核可能。

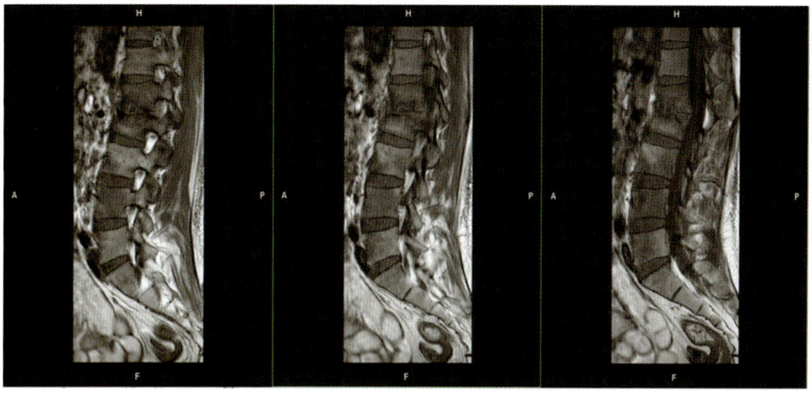

图2.3.2　2017年11月24日胸椎MRI增强

T_{12}～L_2椎体结核可能，L_1～L_2椎间盘消失。

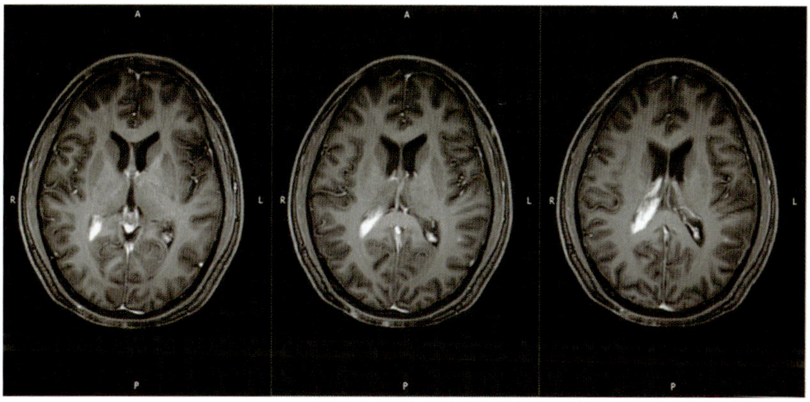

图2.3.3　2017年11月28日头颅MRI增强

右侧侧脑室异常信号影。

【临床关键问题和处理】

该例患者需考虑的诊断

该患者外院痰抗酸杆菌涂片阳性，Xpert结核分枝杆菌检出，利福平耐药基因未检出，继发性肺结核诊断明确；患者脑脊液压力高，脑脊液蛋白升高，结合头颅MRI，考虑结核性脑膜炎；因患者体质较差，无法耐受手术行脊柱活检，根据腰椎MRI及肺结核病史，考虑脊柱结核可能。

该例患者进一步诊疗策略

该患者为年轻男性，于当地医院明确诊断为肺结核后予标准方案抗结核治疗，用药4天后出现头痛伴呕吐，进一步检查后考虑合并结核性脑膜炎，调整抗结核治疗方案后效果欠佳。至我院就诊后考虑诊断明确，临床症状较重，给予抗结核治疗的同时需缓解结核性脑膜炎引起的神经系统症状，如降颅压等，并且需密切关注用药不良反应及用药后疗效评估，及时调整，制订个体化方案。

治疗经过

（1）本次入院调整方案为H（0.6 g）RZELfx（0.5 g），并予甘露醇及果糖降颅内压，患者头痛症状好转，予再次复查腰穿脑压示18.5 cm水柱，出院。

（2）当地X-Pert阳性，R耐药，并且患者出现神志模糊，头晕，再次入院治疗，调整抗结核方案为：CmMfxH（0.6 g）ZCsLzdCfz。加用甘露醇（q6h）及甘油果糖（q6h）降颅内压，并予地塞米松加量为20 mg/d，每周行鞘内注射。患者头晕症状好转，复查腰穿脑压示23 cm水柱，脑脊液蛋白1233 mg/L及白细胞4.0×10^6/L，较前明显下降。复查头颅MRI（图2.3.4）：各脑室、脑池内斑片状异常信号影，较老片部分吸收，予出院。

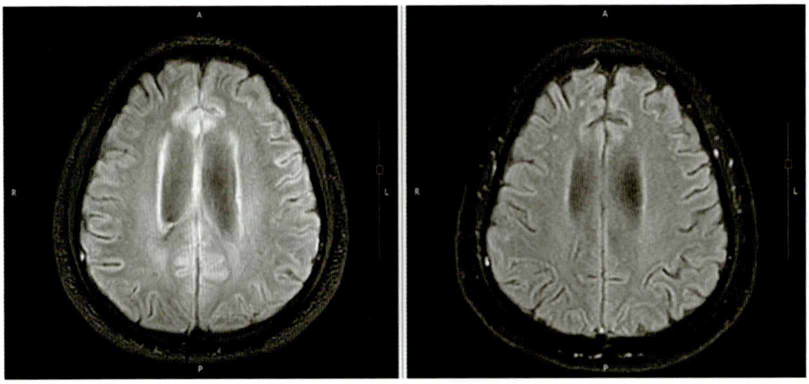

图2.3.4　2017年12月28日（左）与2018年4月8日（右）头颅MRI比较

各脑室、脑池内斑片状异常信号影，较2017年12月28日老片部分吸收。

（3）耐多药方案治疗2个月后出现精神症状，腰穿脑压示23.5 cm水柱，脑脊液蛋白1233 mg。因精神异常予停用Cs，加用Pto后好转；同时近期出现视物模糊，Lzd减为半量后好转。出院调整方案为：CmPtoH（0.6 g）ZCfzLzd（0.3 qd po），地塞米松调整为10 mg/d出院。

（4）耐多药方案治疗3月后出现轻度低钾3.1 mmol/L，下肢肿胀。血管B超提示双侧下肢深静脉未见明显血栓形成，双侧下肢动脉血流通畅。脑脊液压力为29 cm水柱，蛋白1748 mg/ L，白细胞1.0×10^6/L。对症治疗后低钾缓解3.4 mmol/L，下肢肿胀明显好转出院，继续原方案治疗（Lzd加至0.6 qd po）。

（5）患者无不适住院复查。复查腰穿脑压示30 cm水柱，较前上升，脑脊液蛋白1287 mg/L，较前好转，白细胞5.0×10^6/L较前上升。胸部CT（图2.3.5）提示较老片左肺病灶增多。头颅提示较老片变化不大。结合当地痰培养提示R耐药，H低浓度耐药，高浓度敏感。故治疗方案调整为：CmPtoPas（10 g）ZCfz（100 mg bid）LzdMfxClr，并且地塞米松减至5 mg/d。后因经济因素停Mfx改为Lfx，Cm满6个月停药，逐渐调整治疗方案为：Z（2.0 g）Pto（1.0 g）Cfz（200 mg ）LzdLfx（0.8）Pas（12 g）H（0.9 g）。其间复查胸部CT（图2.3.6）提示较前片右肺下叶斑片影稍增多，左肺上叶斑片影有吸收。

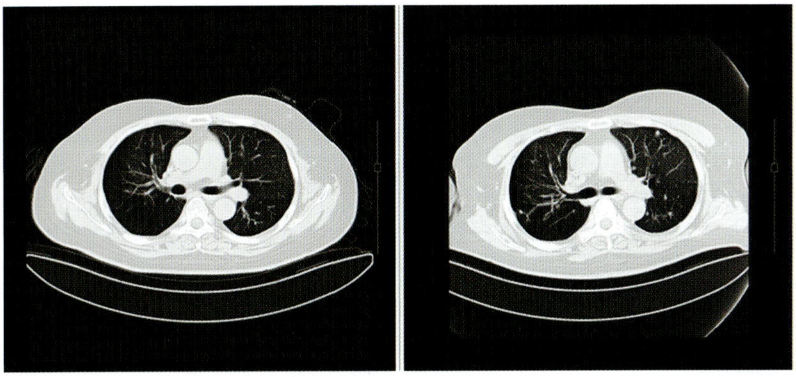

图2.3.5　2018年4月3日（左）与2018年7月6日（右）胸部CT比较

左肺病灶增多。

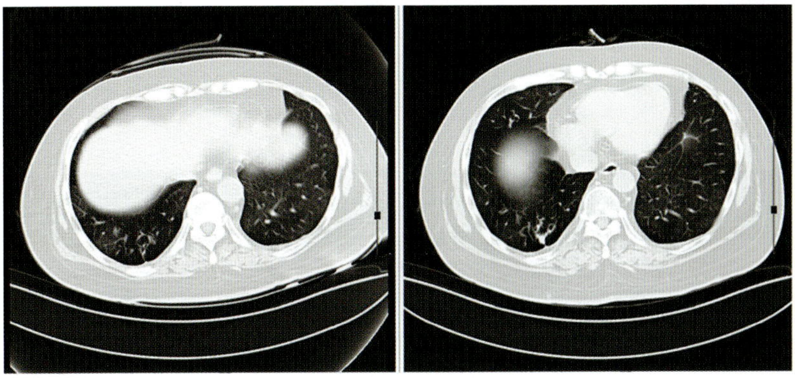

图2.3.6　2018年7月6日（左）与2018年9月18日（右）胸部CT比较

右肺下叶斑片影稍增多，左肺上叶斑片影有吸收。

(6) 患者因调整PICC导管后，突发高热寒战、气促伴意识模糊，予拔出PICC导管，并予抗感染＋甲强龙80 mg qd治疗，仍有反复高热，皮肤多处脓肿，卧床不起。再次住院，暂予原方案抗结核治疗，血常规：血红蛋白82.0 g/L↓，红细胞2.77×10^{12}/L↓，白细胞29.77×10^{9}/L↑，中性粒细胞91.9%↑，淋巴细胞5.0%↓，血小板110×10^{9}/L↓。D-D二聚体2145.00 ng/mL↑。血培养：肺炎克雷伯杆菌×3次，痰培养：鲍曼不动杆菌（CRAB）×2次，痰培养：大量白色假丝酵母菌。B超：右侧髂外静脉血栓形成（不完全阻塞）；右侧腰背部低回声肿块153 mm×18.9 mm，考虑脓肿可能，其他待排。考虑脓毒血症、败血症，先后予利奈唑胺、天册、替加环素等抗感染治疗；低分子量肝素抗凝治疗（4100 U qd）。复查B超：双侧下肢深静脉未见明显血栓形成；右侧腰背部低回声肿块52 mm×20 mm，较前缩小。血培养（－）×3，痰培养（－）×1。患者治疗过程中出现胃纳差、严重恶心、呕吐等胃肠道反应，故逐渐停用所有抗结核治疗。治疗后患者仍有间断高热，患者及家属自动出院。

(7) 停抗结核药物2月，患者无发热无特殊不适复查住院。胸部CT提示较老片变化不大。头颅MRI增强（图2.3.7）提示右侧顶叶强化结节灶，环池脑膜强化，结核灶可能，较老片病灶新增。加用LzdCfzPtoMfxCs口服抗结核治疗，患者既往口服Cs后出现精神症状，故予0.25 g qd起口服。后病情稳定，复查头颅MRI增强（图2.3.8）提示右侧顶叶强化结节灶，环池脑膜强化，结核灶可能，较之前好转。胸部CT及腰椎MRI提示病灶稳定。后规律服药。

(8) 2020年5月7日外院行腰椎穿刺术，脑脊液检查正常，入院复查胸部CT及头颅MRI提示病灶稳定，于2020年6月停药。

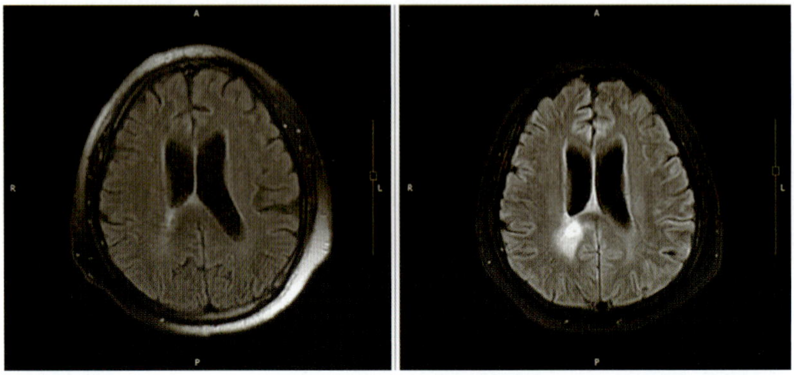

图2.3.7　2018年10月17日(左)与2019年3月1日(右)头颅MRI比较

右侧顶叶强化结节灶，环池脑膜强化，结核灶可能，较2018年10月17日老片病灶新增。

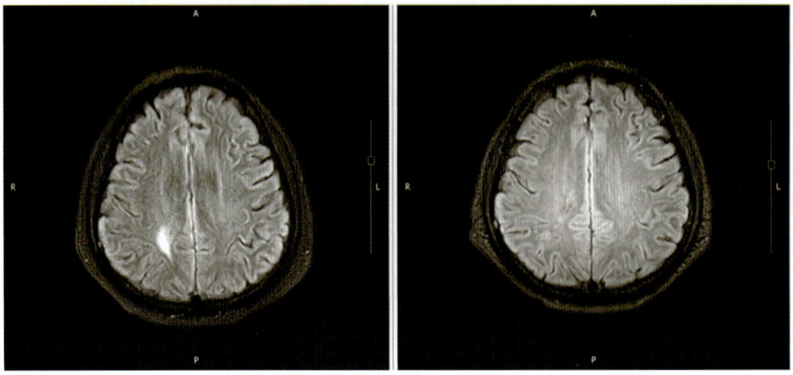

图2.3.8　2019年5月29日(左)与2019年9月10日(右)头颅MRI比较

右侧顶叶强化结节灶，环池脑膜强化，结核灶可能，较2019年5月29日好转。

目前诊断

(1) 继发性肺结核上中下/上下外院涂(＋)利福平敏感进展期。

(2) 结核性脑膜炎。

(3) 脊柱结核可能(T_{12}～L_2)。

诊断依据

该患者外院痰抗酸杆菌涂片阳性，Xpert结核分枝杆菌检出，利福平耐药基因未检出，继发性肺结核诊断明确；患者脑脊液压力高，脑脊液蛋白升高，结合头颅MRI，考虑结核性脑膜炎；因患者体质较差，故无法耐受手术行脊柱活检，根据腰椎MRI及肺结核病史，考虑脊柱结核可能。

【背景知识介绍】

结核性脑膜炎(tuberculous meningitis, TBM)是中枢神经系统结核最常见和最严重的致死和(或)致残的结核分枝杆菌感染急症类型,已引起全球公共卫生关注。全球TBM患者占结核病患者的1%～5%,占肺外结核患者的5%～10%,是肺外结核中最严重的类型。目前按照WHO推荐的方案治疗,病死率或神经致残率仍高于50%。

结核性脑膜炎若早期治疗可痊愈,并且可减轻或恢复致盲等严重后遗症,但由于早期症状不明显,往往确诊时已是重症,同时在治疗过程中有很多因素会导致病情加重。比如:① 颅内压升高:结核性脑膜炎患者出现昏迷往往与颅内压升高相关。② 脑梗死:脑梗死是结核性脑膜炎患者遗留神经系统后遗症的主要原因。③ 结核瘤:结核瘤会对局部脑组织造成压迫,引起头痛、呕吐、意识障碍、局灶性神经体征以及癫痫。④ 低钠血症:低钠血症可以在结核性脑膜炎治疗过程中的任何时间点出现。其可以加重脑水肿,是预后不良的重要指征。⑤ 反常反应:是指尽管进行了有效的抗结核药物治疗,患者的症状和体征却在不断加重。通常认为与结核菌死亡引起的炎症反应相关。反常反应一般在抗结核药物治疗后的2～4个月出现,表现为头痛、视野变化和癫痫。脊髓病变也可以出现,且常易被忽视。以腰骶部最为常见,首发症状多为尿潴留。⑥ 药物因素:药物的不良反应及相互作用可以导致结核性脑膜炎的病情加重。

在临床上,由于抗结核药物穿透进入血脑屏障不同程度受限或(和)耐多药结核病等因素,目前仍缺乏最佳的结核性脑膜炎治疗方案。敏感和耐药性TBM的治疗首先应选择易透过血脑屏障脑脊液穿透能力强的药物治疗。对于敏感TBM患者,采用高剂量利福平联合氟喹诺酮类和3～4种易透过血脑屏障的9～12个月方案可能是目前较有效的治疗方案。对于耐多药TBM患者,选择抗结核活性强的至少5种药品联合治疗方案可能提高治愈率。并且应保证足够的疗程,同时注意抗结核药物的不良反应。

为了提高重症结核性脑膜炎的治愈率,降低病死率及致残率,我们需要调整传统抗结核药物的剂量,加强高效的血脑屏障和血脑脊液屏障新药和新方案研发,加强血液和脑脊液药物浓度的监测研究,为未来TBM尤其是耐多药TBM患者提供新的治疗和研究方向。

点　　评

结核性脑膜炎是临床上常见的一种神经系统性结核病,是由结核杆菌导致脑膜和脊髓膜的非化脓性炎症,是临床上一种棘手的病症。随着结核杆菌的基因突变导致结核性脑膜炎的发病率越来越高,其中致残率、死亡率都有逐年上升的趋势,临床上主要通过药物对病情进行控制,但是目前仍缺乏最佳方案。

本病例病情重,主要通过提高抗结核药物的剂量从而提高脑脊液中的药物浓度,但是治疗期间患者出现了药物反应,病情进一步加重或反复,甚至出现严重并发症,一度威胁生命,最终经过临床上不断地调整和有效的对症处理,患者治愈停药。此病例为我们以后临床上重症结核性脑膜炎的治疗提供了很好的思路。

病例四　化学治疗合并内镜下介入治疗支气管结核患者1例

肺结核合并支气管结核(EBTB)在临床工作中越来越常见,但其诊断及治疗难度均较大,而且合并支气管结核后,患者的治疗周期会延长,花费也会增加不少。如果不能早期诊断治疗,将严重影响患者预后。本病例是一位肺结核合并支气管结核患者,前期由于误诊,导致其产生了很严重的后遗症。经过结核病化学治疗合并气管镜下综合介入治疗后,患者受损的肺功能得到很好的恢复。

【病史摘要】

患者,女性,31岁。山西省太原市人。职业:护士。

主诉

间断咳嗽1年余,左侧胸痛10天。

现病史

患者于入院前15个月无明显诱因下出现咳嗽,咳黄白色黏痰,无胸痛、气急、发热等不适,间断给予输注阿奇霉素、头孢呋辛钠等抗炎治疗,效果欠佳,仍间断咳嗽、咳痰。当地医院,拍胸部CT示:左肺上叶可见斑片状密度不均匀增高影,右肺可见散在的斑点状密度不均匀增高影,化验痰抗酸杆菌涂片阳性(2+),给予HRZE抗痨治疗,患者症状好转。后出现左侧间断胸痛。同期复查胸部CT提示:双肺可见散在的斑片状密度不均匀增高影,左主支气管狭窄,左肺局部不张。半年前的痰结核分枝杆菌培养:阳性,药敏提示ASHRELCpPtPas均敏感。为进一步诊治收住入院。

入院查体

体温37.2 ℃,脉搏82次/min,心率22次/min,血压124/72 mmHg。神清,精神可,浅表淋巴结未及肿大,左肺呼吸音低,右肺呼吸音粗,未见明显干湿啰音。心率80次/min,律齐,双下肢无水肿。余消化系统、神经系统等检查均(—)。

实验室检查

入院后检测血生化:谷丙转氨酶11 IU/L,谷草转氨酶12 IU/L,总胆红素8 μmol/L,直接胆红素4 μmol/L,总蛋白58 g/L↓,白蛋白37 g/L,尿酸542 μmol/L↑,肌酐52 μmol/L。

血常规：血红蛋白143 g/L，红细胞 4.32×10^{12}/L，白细胞 4.80×10^{9}/L，中性粒细胞57.5%，血小板 214×10^{9}/L。

血沉：红细胞沉降率2 mm/h。

痰荧光染色抗酸杆菌阴性(－)。

痰微生物检验报告无细菌生长；痰微生物检验报告无真菌生长。

动脉血气、梅毒、HIV、肝炎标志物、流式细胞(CD)、风湿全套、凝血功能、血肿瘤标志物指标均正常。

特殊检查

腹部彩超及心电图未见明显异常。入院后的胸部CT报告示：两肺结核、左支气管结核可能，伴左全肺不张(图2.4.1)。

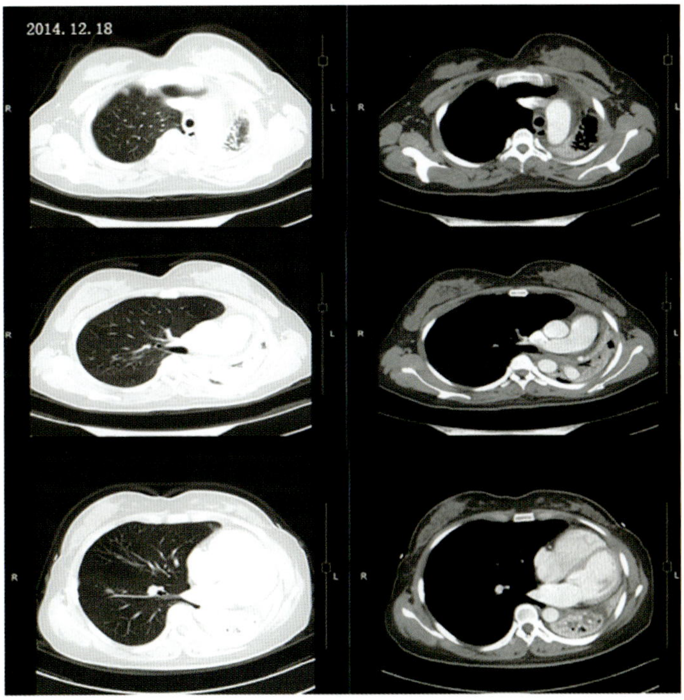

图2.4.1　入院时胸部CT

左全肺不张。

【临床关键问题和处理】

该例患者需考虑的诊断及鉴别诊断

患者为青年女性，虽然结合病史及相关检查诊断为肺结核明确，支气管结核可能，但左肺不张仍需与以下疾病相鉴别：

(1) 肺炎：各种肺炎因病原体不同而临床特点各异，但大多起病急伴有发热，咳嗽、咳痰明显。胸片表现密度较淡且较均匀的片状或斑片状阴影，抗菌治疗后体温迅速下降，1～2周左右阴影有明显吸收。可结合血常规、冷凝集试验、血衣原体、支原体、军团菌、呼吸道病毒抗体、痰细菌培养等检查与之鉴别。

(2) 肺癌：多有长期吸烟史，表现为刺激性咳嗽、痰中带血、胸痛和消瘦等症状。胸部X线表现肺部肿块，常呈分叶状，有毛刺、切迹。可查痰液基细胞学、血肿瘤标志物检测、气管镜及PET-CT等检查鉴别。

(3) 肺脓肿：多有高热、咳大量脓臭痰等症状，胸片表现为有液平的空洞伴周围浓密的炎性阴影。血白细胞和中性粒细胞增高。

(4) 肺部真菌感染：多发生于免疫功能低下患者，可出现咳嗽、咳痰、咯血或发热，胸部CT表现可见晕征，需警惕合并真菌感染可能，故建议完善真菌相关检查如痰真菌培养、G试验、GM试验、血乳胶凝集试验及支气管镜检等进一步鉴别诊断。

(5) 气管异物堵塞：有异物吸收史，胸部CT、气管镜可以鉴别。

该例患者进一步诊疗策略

该患者进一步的诊疗策略包括：① 继续抗结核治疗。② 行胸部增强CT及气管镜了解支气管腔内及相邻组织的病变特点，气管镜活检病理检查，以明确左肺不张的病因。③ 评估患者关于肺不张的特点，建立介入治疗的方案，旨在使左肺复张、恢复左肺功能。

入院后治疗经过

患者入院后完善相关检查，继续HREZ方案＋异烟肼雾化处理。予行全麻气管镜下球囊扩张术。将方案调整为AHPREZ方案强化抗结核治疗。后又行全麻气管镜下电凝术，患者左主烧灼近3 cm未见明显开口，遂予以暂停。再次行全麻气管镜下清理术。术中见左主支气管增大至4 mm左右，见大量黏痰涌出。治疗上继续同前。定期行气管镜下介入治疗术。

1. 全麻气管镜下球囊扩张术

全麻下支气管镜经喉罩进入顺利，声门闭合可，气管中下段瘢痕狭窄，镜端可以通过，左主支气管见小微孔，肉芽增生，予活检钳钳夹送病理，活检钳不能进入，予5835球囊7ATM扩张气管3 min，狭窄好转，予冷冻左主支气管口，反复尝试，球囊前段仍不能进入，余双侧各叶段管腔通畅，黏膜光整。左主灌洗送检查。灌洗液病理-液基细胞：未见恶性细胞。活检病理报告：左主支气管见肉芽组织(图2.4.2)。

2. 全麻气管镜行氩气刀烧灼术

支气管镜全麻下经喉罩进入顺利，声门闭合可，气管中段瘢痕狭窄，1T260支气管顺利进入，右侧各叶段未及异常，左主支气管瘢痕狭窄，表面覆盖肉芽，予以钳夹清理，电凝消融(40 W)，左主支气管伸入2 cm左右，未见有分泌物涌出，远端仍未盲端，考虑消融风险较大，未进一步消融(图2.4.3)。

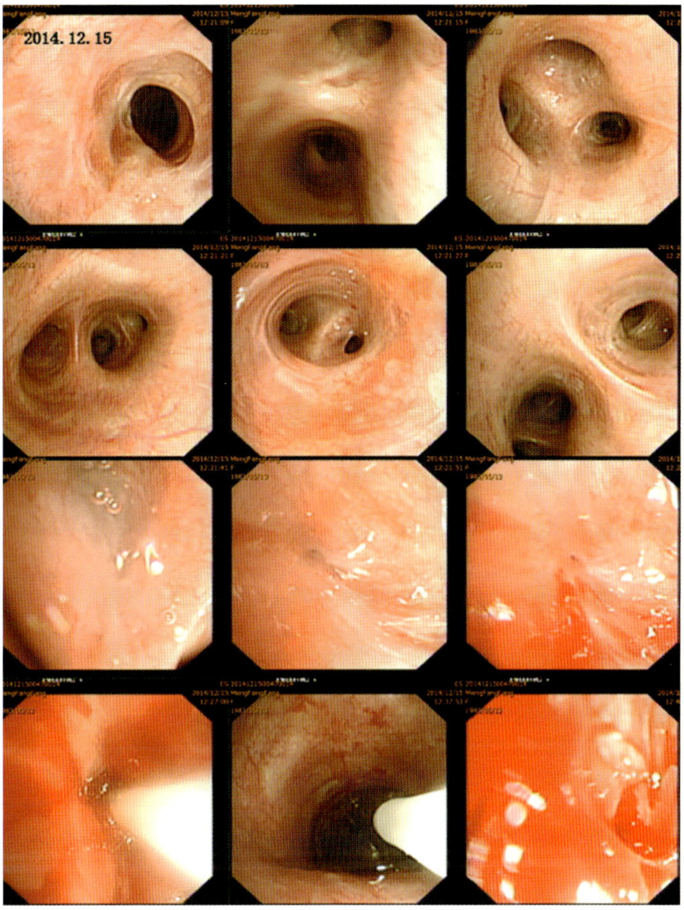

图2.4.2　首次行气管镜检查术

气管中下段瘢痕狭窄，左主支气管开口见一小微孔，局部瘢痕形成。

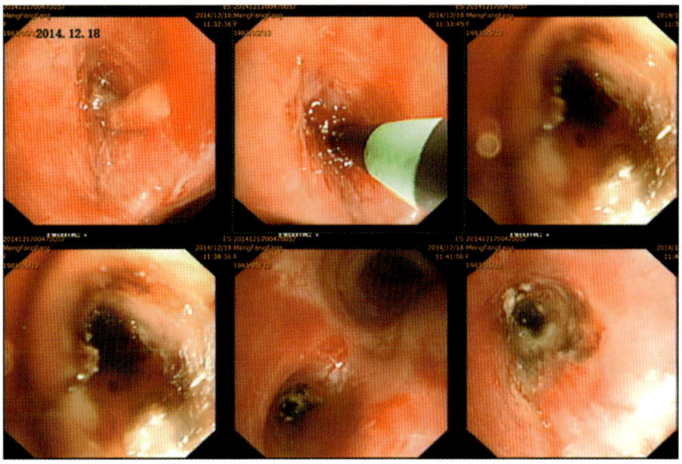

图2.4.3　气管镜下行氩气刀烧灼术

3. 再次行全麻气管镜下清理+球囊扩张+冷冻术

支气管镜全麻下经喉罩进入顺利,声门闭合可,气管中段瘢痕狭窄,左主支气管瘢痕狭窄,表面覆盖肉芽,予钳夹清理,再予5833球囊3 kPa扩张2 min,左主支气管增大至4 mm左右,见大量黏痰涌出,气管镜仍未能进入,见管壁肉芽,给予多点冷冻治疗,左主支气管注入异烟肼注射液0.3 g(图2.4.4)。

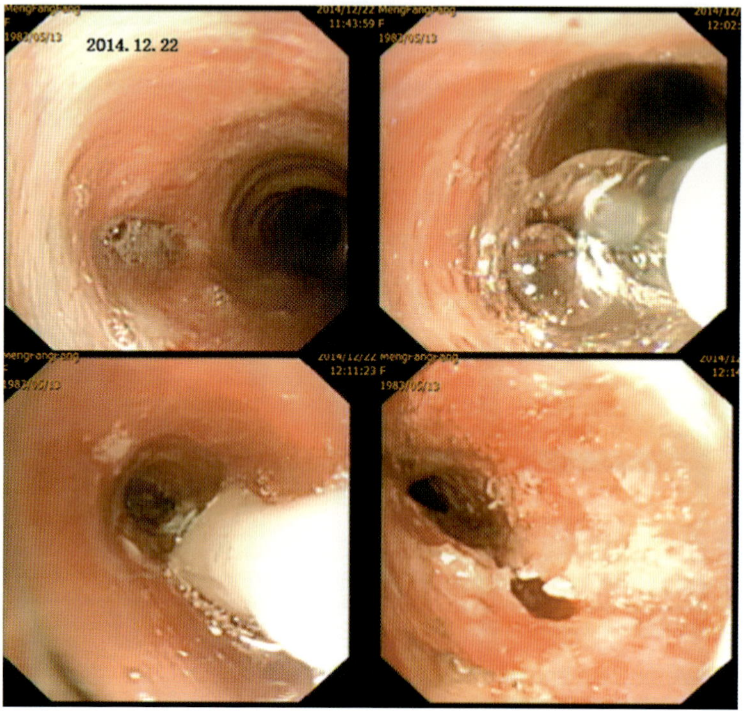

图2.4.4 全麻气管镜下清理+球囊扩张+冷冻术

目前诊断

(1) 左侧支气管结核(瘢痕狭窄型)。

(2) 继发性肺结核:上中/上中,下培(+),进展期,初治。

诊断依据

(1) 患者青年女性,急性起病。

(2) 查体:左侧呼吸音低。

(3) 辅助检查:痰结核分枝杆菌培养:结核分枝杆菌感染,全敏感。胸部CT检查提示左全肺不张。入院后的气管镜检查术见:气管中下段瘢痕狭窄,镜端可以通过,左主支气管见小微孔,肉芽增生,予活检钳钳夹送病理,活检钳不能进入。病理提示:左主支气管见肉芽组织。

治疗后气管镜下及胸部CT表现

该患者给予全身抗结核治疗＋介入治疗10个月后气管镜表现及胸部CT(图2.4.5、图2.4.6)。

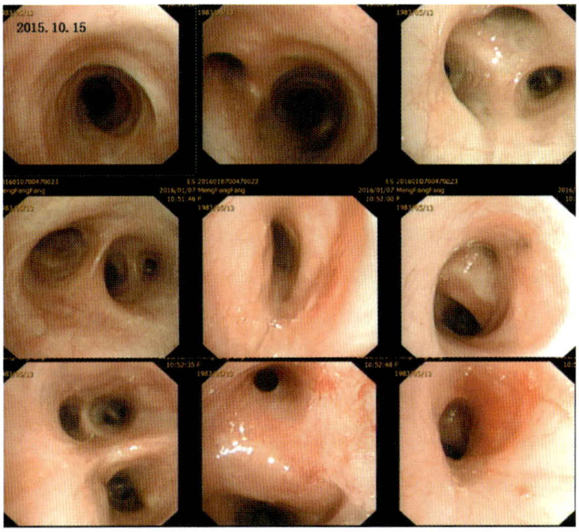

图2.4.5　复查气管镜下表现

左主支气管瘢痕样鱼口型狭窄,气管镜能进入,黏膜表面光滑,左上叶开口瘢痕样狭窄,直径约为4 mm。

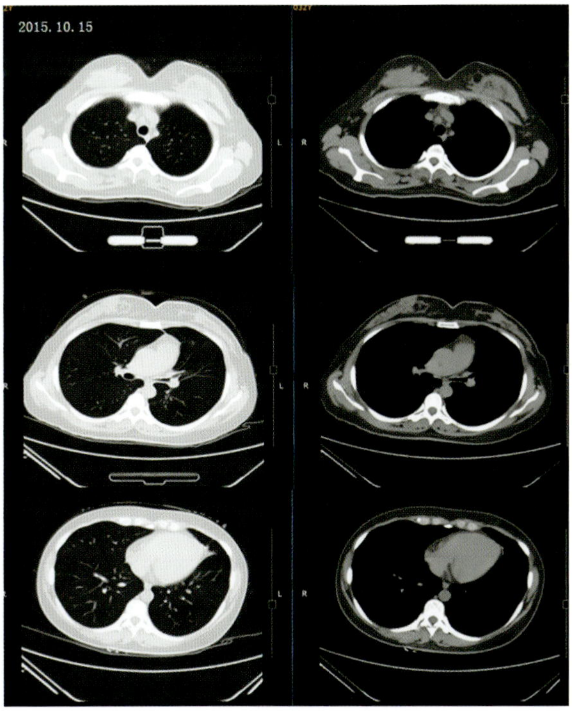

图2.4.6　治疗1年后复查胸部CT

左侧肺组织较前明显复张。

【背景知识介绍】

支气管结核的临床表现

支气管结核也是肺结核的一种类型，指结核性病变侵犯气管的黏膜及黏膜下层。其症状包括结核病的全身中毒症状，如低热、盗汗、消瘦、乏力等，还有气道侵犯的局部症状，如明显的咳嗽、咳痰症状，多为刺激性的咳嗽，部分患者可出现痰中带血。当病变引起气道的狭窄时可有阻塞性肺炎的特征。部分患者气道阻塞的范围较大时，还可以出现胸闷、气喘等症状。

如何诊断

(1) 临床症状：出现原因不明刺激性咳嗽，反复痰血、呼吸困难、喘鸣。

(2) 有下列影像学改变者：① 出现变化较快的肺不张、局限性肺气肿。② 一侧或两侧肺反复出现支气管播散病灶。③ 时大时小的张力性空洞或空洞内有气液平面。④ 肺内无明显病灶，但痰抗酸染色阳性。⑤ 多部位支气管损害，管腔狭窄、扭曲、变形。周围无明显软组织块影。

(3) 确诊：支气管镜检查对确诊支气管结核有决定性作用。

治疗方案选择

1. 全身治疗

与肺结核治疗相同，根据药敏结果，绝大部分病例在化疗3个月后痰菌阴转，疗程以12～18个月为宜。

2. 局部治疗

雾化吸入抗结核药物已广泛用于EBTB辅助治疗，应用价值得到肯定。

经支气管镜局部治疗多有报道。① 病变支气管药物灌注多为先将分泌物吸尽，生理盐水冲洗吸出后，注入异烟肼0.3 g、阿米卡星0.2 g，生理盐水5 mL(1次/周)，3个月的痰菌阴转率为81%，对照组仅为34%。② 病变支气管黏膜定点注药主要用异烟肼0.2～0.3 g，阿米卡星0.2 g或链霉素1.0 g。多为1次/周，8～16次不等。对充血水肿、增殖结节型病变疗效可达95%左右。③ 其他气管内治疗：包括Nd-YAG激光治疗、高频电刀治疗、冷冻治疗、微波治疗和管腔内安置支撑架及球囊扩张治疗大气道狭窄等。

3. 手术治疗

支气管结核的手术适应证是：① 气管狭窄合并严重呼吸困难，有窒息先兆者。② 气管、支气管瘢痕狭窄超过管腔周径2/3者，并合并反复感染，或有毁损肺和支气管扩张者。③ 支气管狭窄合并远端肺结核，有顽固性呼吸道症状，抗结核治疗无效者。

手术时机选择很严格。有学者提出术前胸片肺内无活动性病变，气管镜检查支气管黏膜无充血水肿等改变是手术的必要条件，指征是否过严值得商榷。非急诊手术应在抗结核治疗6个月后进行。

预后

病期是否及时正确治疗是决定预后的关键。早期炎性浸润、渗出，疗效明显；中晚期出现肉芽肿增殖和纤维瘢痕，疗效不佳。支气管结核在发病4～6个月内支气管狭窄的发生率可达68%，随着时间的延长，发生率还将进一步提高。严重的支气管狭窄和阻塞可引起肺不张、反复感染、呼吸衰竭和窒息，是患者死亡的主要原因。

点　评

肺结核合并支气管结核，目前临床上比较常见。尤其是年轻人，生活不规律、熬夜者。前期容易误诊为哮喘，反复治疗效果不佳，行胸部CT及气管镜检查得以明确。该患者当地医院前期给予抗感染治疗，效果不佳。行进一步检查才确诊肺结核。但患者确诊的初期并未行气管镜检查，使得支气管结核未得到及时发现及治疗。直到抗结核治疗8个月后，患者出现胸闷、胸痛不适，胸部CT提示左肺不张、行气管镜后才明确合并支气管结核病变，当时已形成瘢痕狭窄，后期经长时间、十多次气管镜下介入之后，才逐渐恢复左侧肺功能。该例患者存在支气管结核发现延迟，因此建议临床应尽早行气管镜检查术，警惕患者发生支气管结核，减少肺不张的发生。早诊断、早治疗，对提高患者的预后有明显的作用。

病例五　“神奇”的活检针与难治性纵隔淋巴结结核2例

虽然化学药物治疗仍然是结核病治疗的基础，但辅助性的介入治疗手段，越来越得到临床医师的重视。近年来，介入技术在结核病的诊断和治疗上取得了长足的发展，有效的介入治疗不仅能够解决一些传统化学药物治疗所面临的掣肘，还能减少结核病所致的各种并发症和后遗症，最大限度地保全患者的肺功能，改善预后。

例　一

【病史摘要】

患者，女性，18岁，学生。

主诉

胸痛1年余，胸闷2周。

现病史

患者因间断左侧胸痛在当地医院住院，胸部CT提示左侧胸腔积液，胸水生化检查ADA 67 U/L，IGRA阳性，考虑结核性病变可能大，予正规抗结核治疗，因反复发热再次到该院住院，治疗期间患者出现锁骨上淋巴结增大，纵隔淋巴结增大，肝左外叶包膜外低回声结节（淋巴结可能），脾大，脾内多发低回声区（结核可能），少量盆腔积液，行锁骨上淋巴结穿刺病理见较多中性粒细胞、淋巴细胞及吞噬细胞，见少数类上皮样细胞，淋巴结核不排除。患者开始出现胸闷症状，复查胸部CT提示右上肺点片状、结节状密度增高影，纵隔、右锁骨上区示增大淋巴结，不均匀强化，内示坏死区，纵隔淋巴结增大明显压迫气管，气管受压变窄，两侧主支气管通畅，两侧胸腔未示明显积液（图2.5.1）。为进一步诊治到我院就诊。

既往史

否认结核、糖尿病、肝炎等病史。

入院查体

体温37 ℃，脉搏80次/min，呼吸18次/min，血压130/80 mmHg。神志清，口唇无发绀，双肺呼吸音粗，未及明显干湿啰音，心率80次/min，心律齐。腹平软，肝肋下未及，脾肋下未及，病理征(－)。双下肢无水肿。

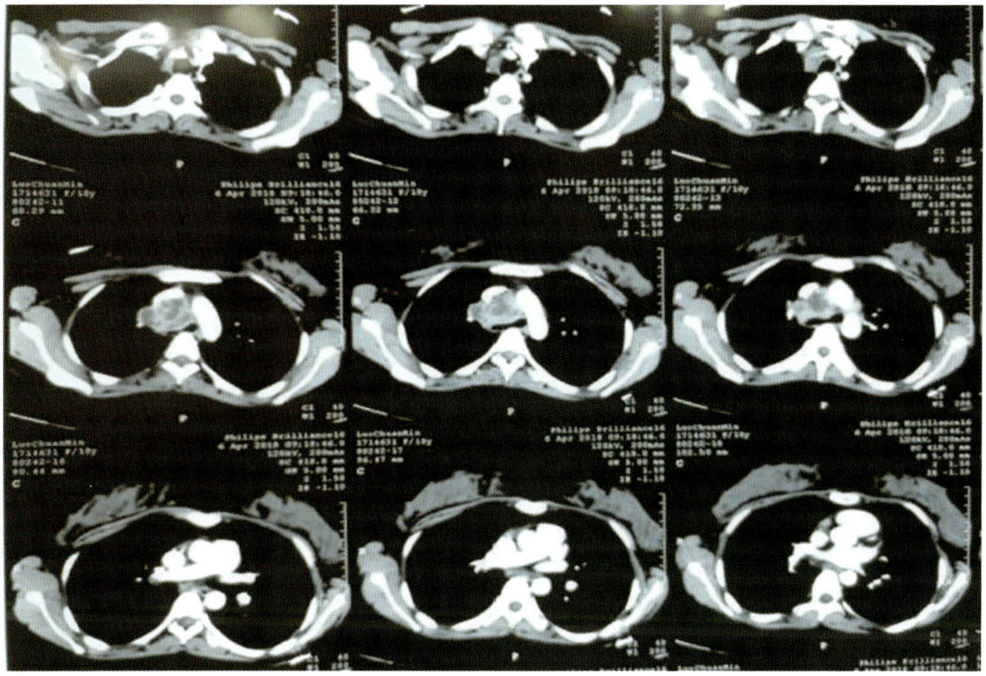

图2.5.1 胸部CT

纵隔2R、4R、4L组淋巴结肿大，内可见液化。气管、隆突及双侧主支气管受压狭窄。

实验室检查

肺功能血气报告：pH 7.41，二氧化碳分压39.4 mmHg，氧分压108 mmHg↑，血红蛋白总量111 g/dL↓，氧饱和度99.2%，标准碱剩余0.6 mmol/L，实际碱剩余0.6 mmol/L，实际碳酸氢盐24.7 mmol/L，标准碳酸氢盐25.0 mmol/L，肺泡动脉氧分压差0.0 mmHg↓。血常规报告：血红蛋白106.0 g/L↓，红细胞4.11×10^{12}/L，白细胞5.19×10^{9}/L，中性粒细胞66.3%，淋巴细胞21.4%，单核细胞9.6%↑，嗜酸性粒细胞2.5%，嗜碱性粒细胞0.2%，中性粒细胞绝对数3.44×10^{9}/L，淋巴细胞数绝对数1.11×10^{9}/L，单核细胞绝对数0.50×10^{9}/L，血小板269×10^{9}/L。2018年4月10日生化流水线检验报告：γ-谷氨酰转移酶42 U/L↑，谷丙转氨酶13 U/L，谷草转氨酶27 U/L，谷草转氨酶同工酶6 IU/L，碱性磷酸酶87 U/L，总胆红素11.0 μmol/L，直接胆红素3.6 μmol/L，总胆汁酸2.9 μmol/L，总蛋白78 g/L，白蛋白42 g/L，球蛋白35 g/L，白球比1.2↓，前白蛋白185 mg/L↓，尿酸530 μmol/L↑，尿素氮3.3 mmol/L，肌酐43 μmol/L↓，葡萄糖5.2 mmol/L，钾3.6 mmol/L，钠139 mmol/L，氯106 mmol/L，钙2.40 mmol/L，磷1.52 mmol/L。

例　二

【病史摘要】

患者，男性，47岁。

主诉

咳嗽乏力1月余。

现病史

患者无明显诱因下开始出现咳嗽，有少量白痰，感乏力，至当地医院摄胸CT示：右肺上叶团块阴影伴纵隔淋巴结肿大，双侧锁骨上淋巴结穿刺病理考虑结核待排，予诊断性抗痨：HREZ。气管镜E-BUS穿刺纵隔4R+7组淋巴结，病理结果：见部分坏死组织、上皮细胞及淋巴细胞。治疗期间出现高热，体温最高40℃，并出现咯血3口，色暗红，为进一步诊治，收住入院。

既往史

既往体健。

入院查体

体温：39.7℃，心率102次/min，呼吸25次/min，血压130/70 mmHg，双侧颈部淋巴结肿大约1 cm×2 cm，边界清，活动度好，无明显压痛，表明红肿不明显。双侧颈静脉怒张，双侧呼吸运动对称，呼吸频率增快，语颤正常，叩诊清音，未闻及干湿啰音。余心脏、消化系统、神经系统等检查均(－)。

实验室检查

血常规实验室检验报告：血红蛋白101 g/L↓，红细胞3.73×10^{12}/L，白细胞7.14×10^{9}/L，中性粒细胞65.5%，单核细胞12.0%↑，嗜酸性粒细胞0.6%↓，血小板290×10^{9}/L。2016年4月7日红细胞沉降率79 mm/h↑。2016年4月7日血凝acltop检验报告：凝血酶原时间12.7 sec↑，国际标准化比值1.20R↑，D-D二聚体785.00 ng/mL↑，纤维蛋白(原)降解产物5.47 μg/mL↑。2016年4月7日生化(AU640)检验报告：免疫球蛋白G19.56 g/L↑，免疫球蛋白A6.32 g/L↑，转铁蛋白0.79 g/L↓，C-反应蛋白64.3 mg/L↑，结核抗体阴性。2016年4月7日生化(7600)检验报告：谷丙转氨酶42 IU/L，谷草转氨酶58 IU/L↑，谷草转氨酶同工酶21 IU/L↑，碱性磷酸酶146 IU/L↑，总胆红素8 μmol/L，直接胆红素3 μmol/L，白蛋白24 g/L↓，白球比0.6↓，前白蛋白88 mg/L↓，尿酸197 μmol/L，尿素氮2.2 mmol/L，肌酐66 μmol/L，葡萄糖4.2 mmol/L，钾4.4 mmol/L，钙1.85 mmol/L↓。2016年4月8日放免报

告单检验报告：甲胎蛋白3.20 μg/L，癌胚抗原1.00 μg/L，神经烯醇化酶25.96 ng/mL↑，B_2-微球蛋白2.85 μg/mL，铁蛋白228.9 ng/mL，糖类抗原CA_{242}11.72 U/mL，糖抗原CA_{153}19.90 U/mL，$CYFRA_{21\text{-}1}$0.69 ng/mL，CA_{50}7.11 U/mL，糖类抗原CA_{199}3.33 U/mL，糖类抗原$CA_{72\text{-}4}$1.58 U/mL，鳞癌抗原1.20 ng/mL，血清胃泌素释放肽前体33.48 pg/mL。2016年4月12日血T-SPOT检验报告：结核感染T细胞（A抗原）125个↑，结核感染T细胞（B抗原）100个↑。E-BUS穿刺液分枝杆菌培养示结核分枝杆菌生长，全敏感。

特殊检查

左锁骨上淋巴结穿刺病理结果：见炎细胞及坏死组织，结核待排。病理-液基细胞检查报告：（纵隔4R+7组淋巴结）E-BUS穿刺：见部分坏死组织、上皮细胞及淋巴细胞。CT检查报告：胸部CT（图2.5.2）：纵隔肺门多发淋巴结肿大，伴液化坏死。

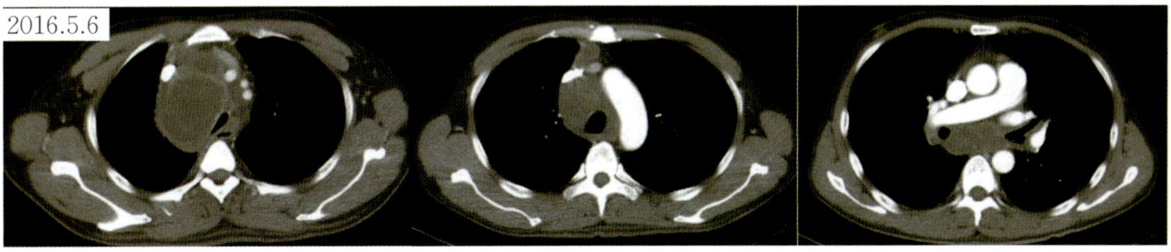

图2.5.2 胸部CT

纵隔2R、4R、7组淋巴结肿大，内可见液化。气管和上腔静脉受压狭窄。

【临床关键问题和处理】

诊断及鉴别诊断

两个病例具有一定的相似性，都是结核病诊断明确，在抗结核治疗过程中出现病情反复，纵隔肺门淋巴结持续增大，并出现主气道受压迫的情况。纵隔淋巴结肿大需要鉴别的疾病通常有以下几种：

（1）结节病：该病可表现为浅表淋巴结肿大，可同时伴有（或无）双肺门增大（对称性纵隔肺门淋巴结肿大）两肺内浸润影等。个别患者可有局部皮下结节或其他脏器受累，血管紧张素转换酶，24 h尿钙增高对诊断有意义。

（2）恶性淋巴瘤：该病可表现为全身多发淋巴结肿大，伴发热不退，查体可及浅表淋巴结肿大，淋巴结活检病理可辅助诊断。

（3）淋巴结慢性炎症：该病可有局部淋巴结肿大，表面发红，局部压痛等，严重时可有发热。抗炎治疗多有效。患者老年女性，病程1年余，淋巴结穿刺不符合该病表现，目前可能性小。

（4）肺癌纵隔淋巴结转移：可有咳嗽、咳痰、痰血、胸痛症状，伴有胸膜转移者可有胸腔积液，肺部可见团块结节影，伴随阻塞性炎症时可有发热。患者有类似症状体征及辅助检查，进一步可查痰脱落细胞、血癌标等检查以明确。

治疗经过

两个病例入院后继续给予全身抗结核化学治疗，考虑到需要快速缓解气道受压以及结核中毒症状，两例患者均进行了超声支气管镜检查，其目的有两个：进一步明确诊断，排除其他疾病，同时尝试使用超声引导下经支气管针吸活检（EBUS-TBNA）技术抽取脓液，减轻压迫症状。

病例一行超声气管镜检查，镜下见4R组淋巴结肿大，在超声内镜引导下针吸穿刺，抽出5 mL脓液（图2.5.3），并经穿刺针注入INH注射液0.1 g，脓液送检涂片抗酸杆菌阳性，同时送检病理（图2.5.4）。术后患者未出现明显不适主诉。

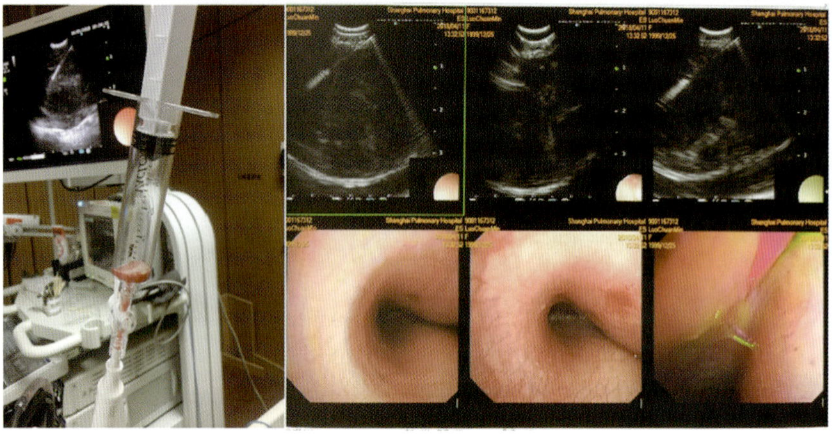

图2.5.3 超声内镜引导下的经支气管针吸予穿刺抽吸脓

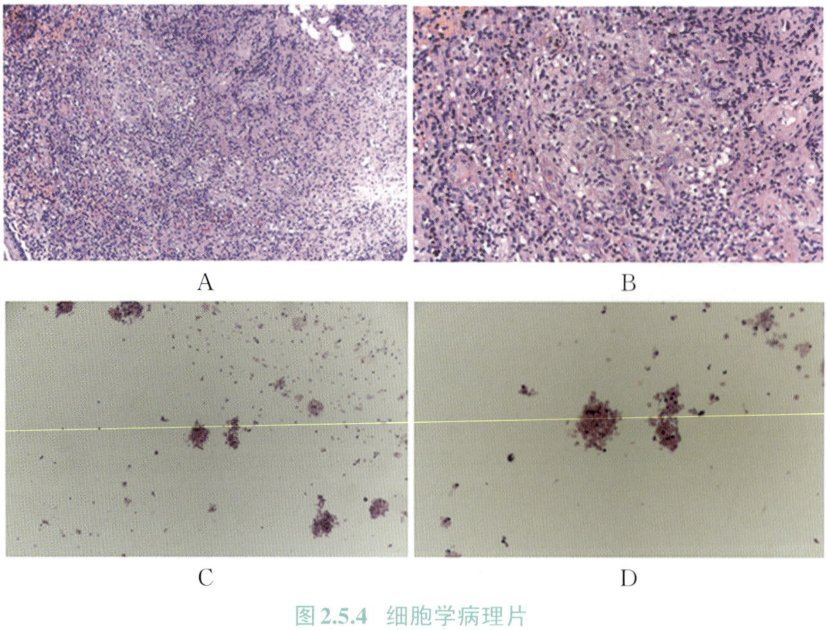

A　B

C　D

图2.5.4 细胞学病理片

A，B脓液中见上皮样细胞增生，淋巴细胞浸润，肉芽肿形成（A放大100倍；B放大200倍）。

C，D脓液中可见坏死细胞和少量淋巴细胞（C放大40倍；D放大100倍）。

病例二超声气管镜见4R组巨大淋巴结肿大，予超声内镜引导下的经支气管针吸予穿刺抽吸出5 mL脓液，并经穿刺针注入INH注射液0.1 g。EBUS病理细胞学进一步确诊为结核（图2.5.5）。

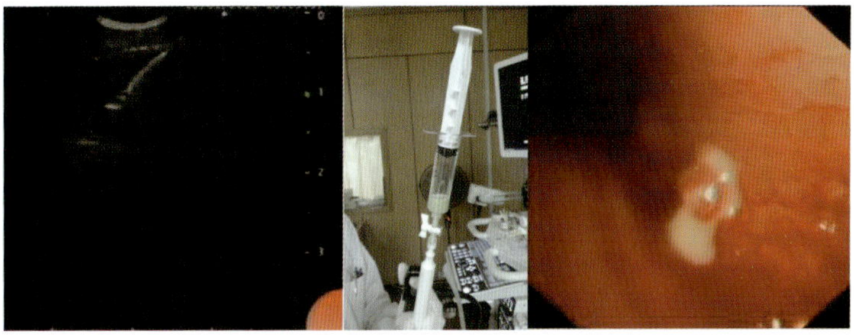

图2.5.5 气管镜E-BUS穿刺纵隔淋巴结抽出脓性液体，并注入INH局部治疗

治疗后两位患者的症状均明显好转，分别经过三次和六次抽脓注药的介入治疗后纵隔淋巴结明显缩小（图2.5.6、图2.5.7）。

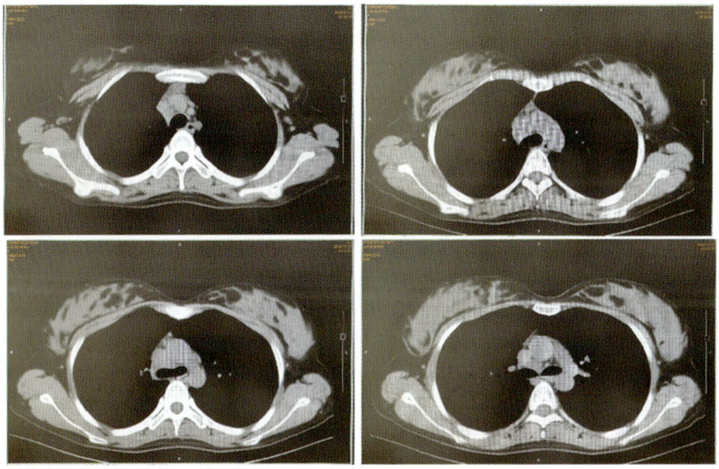

图2.5.6 胸部CT

提示纵隔淋巴结脓肿已基本吸收。

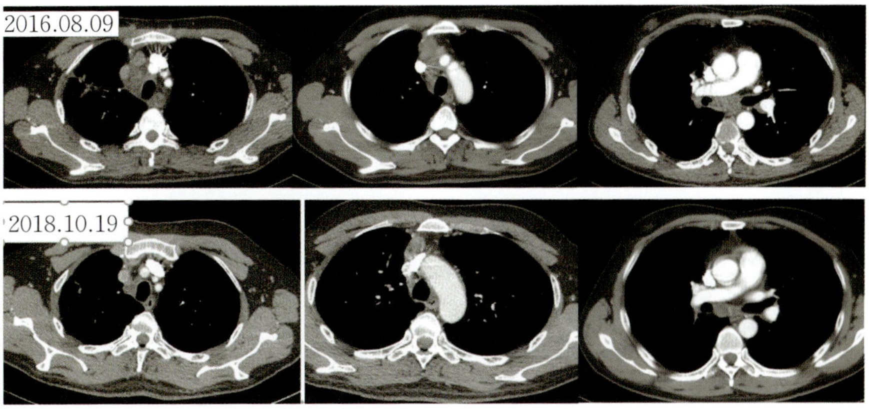

图2.5.7 经4次介入治疗后纵隔淋巴结明显缩小

经过6AmHREZLfx/18HREZ两年的抗结核治疗后痊愈。

【背景知识介绍】

流行病学

我国是全球第二大结核病高负担国家，结核发病率高，淋巴结结核是常见的肺外结核病。淋巴结结核多由肺门淋巴结结核沿淋巴道播散，也可来自口腔、咽喉部结核感染灶。多见于儿童和青年。纵隔淋巴结结核性脓肿(mediastinal lymph node tuberculous abscesses，MLNTAs)继发于纵隔淋巴结结核。纵隔淋巴结结核受累的淋巴结多为最上纵隔淋巴结、气管旁淋巴结、气管支气管淋巴结和隆突下淋巴结等。过去本病多见于儿童的原发性结核病，但有资料表明，近年来，成人原发性结核病的发病率亦达到了25.0%～35.7%。国内关于EBUS-TBNA对肺门纵隔病变的诊断价值的研究中，一共有131例患者诊断为结核病，其中经EBUS-TBNA诊断的有112例，诊断率为85.5%，经EBUS-TBNA确诊为结核的病例数占所有纵隔病例的16.7%。这反映出，在我国，纵隔淋巴结结核在结核病以及纵隔病变中均占有较高比例。

临床表现

除咳嗽、午后低热、乏力、盗汗和消瘦等结核病常见临床症状外，纵隔淋巴结结核性脓肿有它所特有的临床表现。由于结核坏死灶内含有大量抑制酶活性的物质，故坏死物可长期保存而不发生自溶、排出，也不易被吸收。有时可因中性粒细胞及巨噬细胞释放大量溶解酶，干酪样坏死物发生软化和液化，局部可形成脓肿，而结核菌随着液化大量繁殖，更进一步促进液化，形成脓腔或窦道。肿大的淋巴结及脓肿增大到一定程度时可压迫毗邻组织器官，如气管、支气管等引起外压性狭窄，导致胸闷气促的症状。甚至可突破支气管壁破溃至支气管形成支气管淋巴瘘，或通过纵隔胸膜破溃至肺内，或通过纵隔胸膜破溃至肺内或胸膜下形成脓肿或脓胸，导致结核播散和病情加重。

治疗方法推荐

通常情况下，纵隔淋巴结结核以化学药物治疗为主。但由于病变部位局部坏死、液化，脓液难以排出，同时局部缺乏血供，化学药物无法进入，全身化学治疗的效果往往不理想。因此，在化学治疗的同时，适当的局部介入治疗必不可少。因此，在化学治疗的同时，需要强有力的辅助治疗手段来缓解症状，控制播散。既往的介入治疗多通过外科胸腔镜手术进行，随着EBUS-TBNA在临床的广泛运用，前者已逐步被取代。较之胸腔镜手术，EBUS-TBNA创伤较小，也可适用于有手术禁忌证的患者；可与冷冻等介入治疗手段联合运用，相得益彰，相辅相成，为纵隔淋巴结结核性脓肿的治疗提供了创伤较小、安全可靠的介入治疗途径。

点 评

EBUS-TBNA对纵隔淋巴结病变的诊断价值很高,精准且安全,因此也可充分利用它的优点来用于治疗纵隔淋巴结结核性脓肿。针对这2例纵隔淋巴结结核性脓肿的患者,我们利用EBUS-TBNA获得了明确的诊断依据。同时又在全身化学药物治疗的基础上,用EBUS-TBNA成功实施了局部注药介入治疗,获得了较好的疗效。

EBUS-TBNA亦有一定的风险,有报道一名56岁的男性患者,因施行EBUS-TBNA治疗纵隔脓肿而导致了双侧肺炎和败血症的发生。本案例的患者在EBUS-TBNA术后出现了穿刺部位局部肉芽肿形成,但经全身抗结核药物治疗和局部对肉芽组织进行钳夹冷冻等治疗,后期肉芽组织已完全消除,为今后类似病例的诊断和治疗积累了经验。

病例六　无法耐受化学治疗的结核性胸壁脓肿1例

抗结核药物引起的药物性肝功能损伤是结核病药物治疗中最常见的药物副作用。患者出现药物性肝损伤后如何调整抗结核药物是临床医师经常面对的问题。本例老年结核病患者抗结核治疗中出现了严重的急性药物性肝衰竭，合并乙型病毒性肝炎、冠心病，在结核进展的情况下用药风险巨大，我们在全面评估患者的肝脏情况后，综合考虑年龄、整体健康情况、合并症、感染部位等因素，在多学科诊疗模式下给予了个体化治疗方案，取得了较为满意的疗效。

【病史摘要】

患者，男性，80岁。

主诉

右侧胸壁肿块进行性增大伴低热1个月。

现病史

患者无明显诱因下出现右侧胸痛，呈间歇性刺痛，未予以重视，1周后出现发热，体温最高39 ℃，伴乏力。上海某医院就诊胸片及彩超检查发现右侧胸腔积液，给予青霉素及头孢克洛抗炎治疗无效。胸腔穿刺共计引流出胸水2500 mL，胸水检查见大量淋巴细胞及间皮细胞，未找到肿瘤细胞，肿瘤标志物为阴性，胸水生化提示为渗出液，细胞分类淋巴细胞90%，腺苷脱氨酶45 IU/L，T-SPOT(+)。考虑为结核性胸膜炎，给予2HRE/1HR抗结核治疗，胸水减少，体温降至正常。肝功能：谷丙转氨酶(ALT)67 U/L，总胆红素(TBil) 264 μmol/L，改为HE抗结核治疗。2009年10月23日复查肝功能：ALT 103 U/L，TBil 641 μmol/L，随即停用所有抗结核药物，但肝功能仍迅速增高，肝功能：GGT 131 IU/L↑，ALT 875 IU/L↑，AST 1168 IU/L↑，AKP 160 IU/L↑，TBil 181 μmol/L↑，白蛋白32 g/L↓，白球比08↓，乙肝表面抗原22500 ng/mL↑，乙肝表面抗体232 mIU/mL，乙肝e抗原阴性，乙肝e抗体≫2175 PEIU/mL↑，乙肝核心抗体≫375 PEIU/mL↑，甲肝抗体IGM阴性，戊肝病毒抗体IGM阴性，丙肝病毒抗体阴性。总IgE 1990 ku/L↑。血凝：凝血酶原时间1900 S↑，国际标准化比值151R↑，纤维蛋白原204 g/L，活化部分凝血活酶时间

3790 S↑，D-D二聚体759 ng/mL↑。考虑为抗结核药物所致的重度药物性肝损伤，转院至上海公共卫生中心肝病科治疗，其间患者肝功能最高为：TBil 282 μmol/L，ALT 700 IU/L，保肝对症治疗6个月后恢复正常。未再给予抗结核治疗。

患者发现右胸壁肿块，1个月内迅速增大，伴午后低热，37.8 ℃左右。胸壁肿块穿刺病理提示：炎性坏死组织。考虑结核复发，为进一步诊治收治入院。

既往史

冠心病，高血压病史10年。

入院查体

体检：体温37.5 ℃，脉搏100次/min，心率22次/min，血压130/85 mmHg。发育正常，消瘦，神志清楚。右胸廓略有塌陷，肋间隙狭窄，呼吸动度减弱，右下胸壁肿块约为7 cm×10 cm，无红肿热痛，右下肺呼吸音消失、语颤降低，未闻及干湿啰音。余心脏、消化系统、神经系统等检查均(—)。

实验室检查

血常规：血红蛋白115 g/L，白细胞7.97×10^9/L，中性粒细胞73.8%↑，血小板173×10^9/L。血沉：121 mm/h↑。流式细胞检测：$CD4^+$ 44.0↑，$CD8^+$ 13.9↓，$CD4^+/CD8^+$ 3.16↑。生化检验报告：谷丙转氨酶16 IU/L，谷草转氨酶20 IU/L，白蛋白30 g/L↓，尿素氮22 mmol/L，肌酐3.7 μmol/L↓，葡萄糖5.5 mmol/L，钾3.5 mmol/L，钠129 mmol/L↓，氯98 mmol/L。肝炎标志物：乙肝表面抗原＞16500 ng/mL↑，乙肝表面抗体232 mIU/mL，乙肝e抗原阴性，乙肝e抗体阳性，乙肝核心抗体阳性，甲肝抗体IGM阴性，戊肝病毒抗体IGM阴性，丙肝病毒抗体阴性。GM试验(—)。痰抗酸杆菌荧光染色(—)；结核菌培养(—)；尿粪常规(—)。

特殊检查

胸部CT：左肺上叶条索伴钙化。纵隔内各组淋巴结未见异常肿大。右侧胸膜增厚伴胸腔积液，右侧胸壁肿块，内见坏死(图2.6.1、图2.6.2)。

腹部B超：胸腔积液：右侧第9肋以下，探及41 mm×18 mm无回声区；腹腔积液：下腹部探及50 mm×16 mm无回声区。多发性肝囊肿，胆囊继发性改变。

心电图：窦性心动过速。

心超：轻度主动脉瓣关闭不全；轻-中度三尖瓣关闭不全；左室舒张功能减退；左室收缩功能正常。

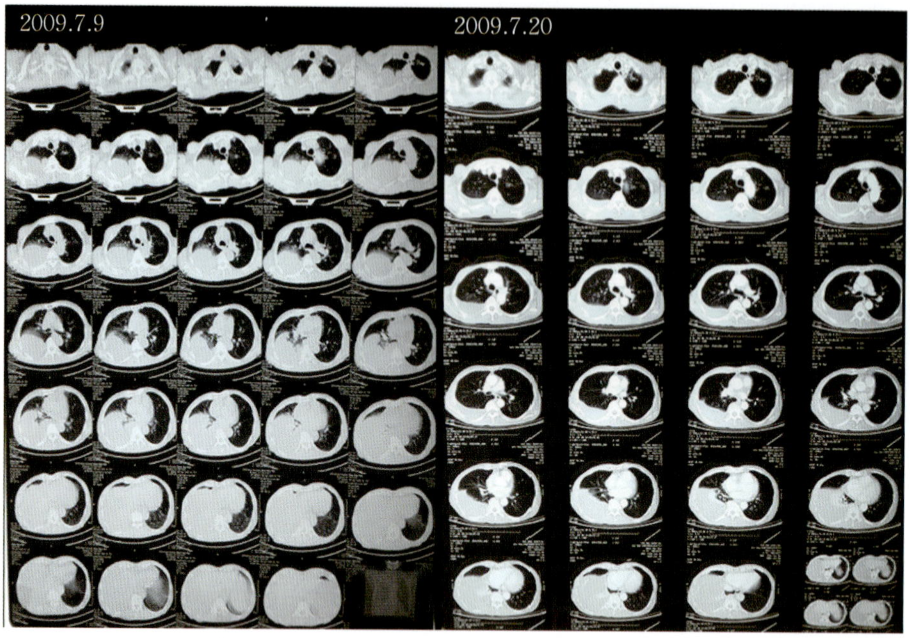

A　　　　　　　　B

图 2.6.1　右侧结核性胸膜炎治疗前后对比

A. 治疗前;B. 胸水引流后。

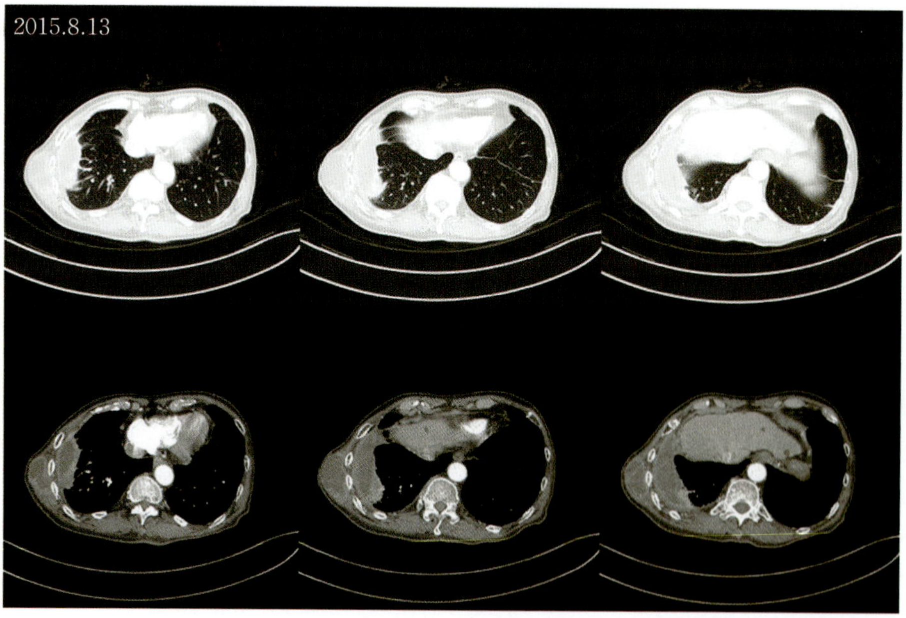

图 2.6.2　胸部 CT

左肺上叶条索伴钙化。纵隔内各组淋巴结未见异常肿大。

右侧胸膜增厚伴胸腔积液,右侧胸壁肿块,内见坏死。

【临床关键问题和处理】

该例患者需考虑的诊断

该患者既往有结核性胸膜炎的病史，因抗结核药物治疗后出现急性肝功能衰竭停药，未完成正规的抗结核治疗疗程。此次右侧胸壁脓肿考虑为原有结核复发所致，诊断是比较明确的。

该例患者进一步诊疗策略

患者为80岁高龄老人，伴慢性乙型肝炎、冠状动脉粥样硬化性心脏病，既往在异烟肼和乙胺丁醇两联抗结核药物治疗的基础上亦出现了急性肝功能衰竭，再次给予有效的抗结核治疗方案的风险太大。患者的胸壁脓肿在1个月内迅速增大，伴低热、低蛋白血症及电解质紊乱，不给予治疗病情将无法得到控制。胸外科医师会诊后，建议在有效抗结核及抗感染基础上，进行右胸壁脓肿及脓胸清创术，但考虑到患者有心脏、肝脏疾病基础，手术风险非常大。

入院后治疗经过

患者入院后进行了包括感染科、胸外科、肝病科、心内科在内的多学科会诊，探讨进一步的诊疗措施。综合评估患者情况后，决定先在抗感染及营养支持的情况下手术清除胸壁及胸腔脓肿，于胸外科行右胸壁脓肿清除术＋右侧脓胸引流术。术后病理：脓腔壁内容物见坏死组织及肉芽组织，另见胶原纤维组织及骨骼肌，特染未找到特异性病原体。特殊染色结果：抗酸(－)，网染(－)，PAS(－)，六氨银(－)。考虑到患者肝脏基础差：急性肝衰竭病史、乙肝、多发肝囊肿；老年人肾脏功能减退无法应用氨基糖苷类药物；冠心病需慎用喹诺酮类药物，无法接受有效抗结核治疗，故给予胸壁开窗持续引流脓液，术后加强营养支持，给予结核丸中药抗结核治疗，胸壁伤口利福平及异烟肼每日换药。6个月后，右侧胸壁创口明显缩小，脓液减少(图2.6.3、图2.6.4)。12月后右侧胸壁创口愈合。

目前诊断

(1) 结核性胸膜炎：中下/(－)，涂片(－)，进展期复治，结核性脓胸。
(2) 右胸壁脓肿。
(3) 药物性肝损伤(急性肝衰竭)。
(4) 慢性乙型肝炎。
(5) 高血压病3级，高危。
(6) 冠状动脉粥样硬化性心脏病。

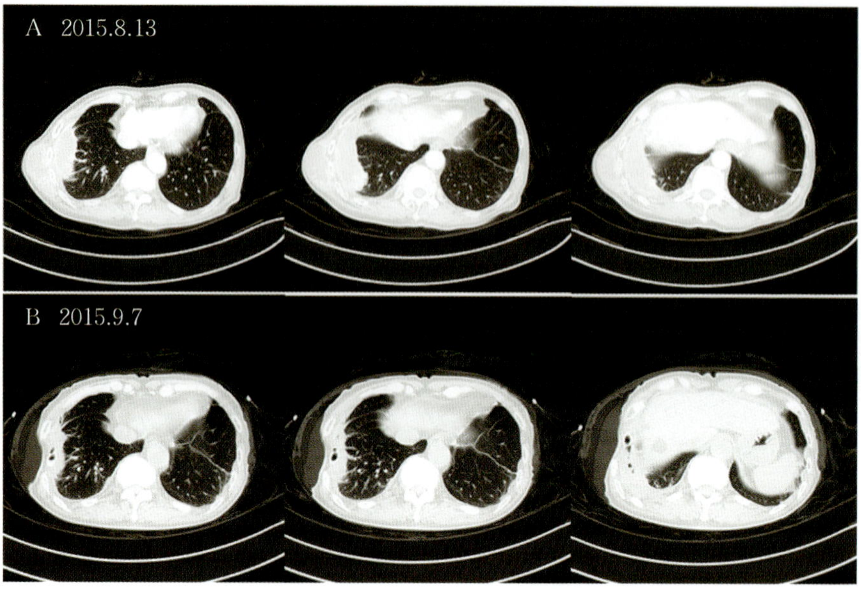

图 2.6.3 右侧胸壁脓肿及结核性脓胸手术前后对比

A. 手术前；B. 右胸壁脓肿清除术＋右侧脓胸引流术后3周，
右侧脓肿基本清除，右侧脓胸置管引流并创口开放换药。

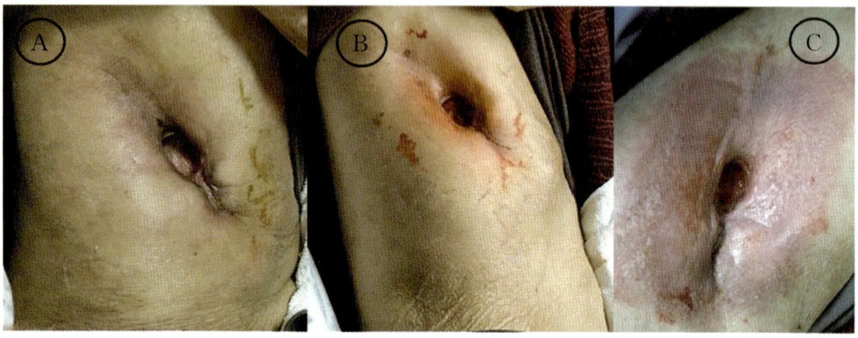

图 2.6.4 右侧胸壁脓肿及结核性脓胸手术后胸壁创口恢复情况

A. 手术后伤口脓液较多；B. 手术后异烟肼及利福平换药1月，脓液基本消失；
C. 手术后异烟肼及利福平换药3月，伤口逐渐变浅收缩。

诊断依据

患者既往有结核性胸膜炎的病史，因抗结核药物治疗后出现急性肝功能衰竭停药，未完成正规的抗结核治疗疗程。此次右侧胸壁肿块呈冷脓肿表现，胸CT显示胸壁肿块和右胸腔内包裹性脓胸相通，考虑为脓胸穿破胸壁所致。胸壁肿块穿刺病理亦见大量炎性坏死组织。

肝炎标志物：乙肝表面抗原＞16500 ng/mL↑，乙肝表面抗体232 mIU/mL，乙肝e抗原阴性，乙肝e抗体阳性，乙肝核心抗体阳性，甲肝抗体IGM阴性，戊肝病毒抗体IGM阴性，丙肝病毒抗体阴性。

冠心病，高血压病史10年。

【背景知识介绍】

结核病并发肝脏基础疾病的治疗

治疗结核病并发肝脏基础疾病时仍遵循结核病化疗原则，但需强调在治疗前评估患者的肝脏功能，应避免遴选可致肝损伤的多个药物联合应用，降低重度药物性肝损伤(DILI)的发生。慢性肝脏疾病患者在抗结核治疗过程中DILI的界定非常困难，其原因是很难消除外肝脏基础疾病本身所导致的肝损伤。因此，为减少DILI的发生，在接受抗结核治疗前，应根据Child-Pugh评分法评估患者的肝功能(见表2.6.1)，根据评估结果推荐治疗方案如下：① 稳定期：评分≤6分，推荐含2种肝毒性药物的治疗方案，避免选用PZA。② 进展期：评分7～9分，推荐仅含1种肝毒性药物的治疗方案，RFP优于INH，禁用PZA。③ 极度进展期：评分≥10分，仅能选用不含肝毒性药物的治疗方案，可选用链霉素或阿米卡星、氟喹诺酮类和EMB等药物，疗程18～24个月。在治疗时还需要注意以下几点：① 明确诊断，合理选药。对于肝脏基础疾病及乙型肝炎病毒携带者，尤其是肝功能异常的结核病患者，首先要积极抗病毒治疗8～12周，争取明显降低乙型肝炎病毒DNA滴度，直至阴转；如果是营养不良或酗酒、接触有毒有害物质等导致的，要同时加强营养支持疗法、戒除饮酒、远离有毒有害物质的环境，待肝功能恢复正常后再选用抗结核药物。② 开始宜小剂量使用抗结核药物，必要时进行血药浓度监测，做到给药方案个体化。③ 注意药物相互作用，特别注意避免同时使用具有肝毒性的药物，如中药雷公藤、抗肿瘤药物烷化剂、抗真菌药物两性霉素B等。④ 在合理选用抗结核药物的同时进行保肝和营养支持治疗。

表2.6.1　Child-Pugh肝脏疾病严重程度记分与分级

指　标	异　常　程　度　记　分		
分值	1	2	3
肝性脑病	无	1～2期	3～4期
腹腔积液	无	轻	中度及以上
血清胆红素(μmol/L)	＜342	342～513	＞513
血清白蛋白(g/L)	≥35	28～34	＜28
凝血酶原时间(s)	≤14	15～17	≥18

注：Child-Pugh分级：A级，5～6分；B级，7～9分；C级，10～15分。

肝功能恢复中(后)的抗结核药物应用

肝功能恢复中和恢复后如何应用抗结核药物，国内外均无统一的规定和标准。对于这个问题国内专家认为，应根据患者的肝损伤程度、有无肝损伤相关危险因素和结核病严重程度等进行综合判断，并提出以下几点建议：① 对于仅表现为单纯ALT升高的肝损伤患者，待ALT降至＜3×ULN时，可加用链霉素或阿米卡星、异烟肼和乙胺丁醇，每周复查肝功能，若肝功能进一步恢复则加用利福平或利福喷丁，待肝功能恢复正常后，视其基础肝脏情况等考虑是否加用吡嗪酰胺。② 对于ALT升高伴有TBil升高或黄疸等症状的患者，待ALT降至<3×ULN及TBil<2×ULN时，可加用链霉素或阿米卡星、乙胺丁醇和氟喹诺酮类药物，若肝功能进一步恢复则加用异烟肼，待肝功能恢复正常后，视其结核病严重程度及基础肝脏情况等考虑是否加用利福喷丁或吡嗪酰胺。③ 对于肝损伤合并过敏反应（同时有发热、皮疹等）的患者，待机体过敏反应全部消退后再逐个试用抗结核药物，试药原则：可先试用未曾用过的药物，此后按照药物致敏可能性由小到大逐步试药。如考虑为利福平引起的超敏反应，不建议再次试用。

胸壁结核性脓肿的外科治疗

外科手术在胸壁结核性脓肿和包裹性脓胸中的地位至关重要，对于清除病灶、促进肺扩张、减少胸廓变形程度都非常关键。需要注意的要点为：① 术前准备：要求手术前结核病灶稳定，并改善全身营养状态，在抗结核治疗1～2周的基础上，再进行手术治疗。② 术中彻底清除病灶：由于胸壁脓肿形成的窦道多为曲折细小的管道，并有多个窦道，所以强调在充分暴露的情况下仔细探查，同时还要根据肋骨下脓腔的大小切除相应的肋骨，超过脓肿范围1～2 cm，彻底清除病灶。③ 放置引流管或引流条：术后是否放置引流物，应根据患者的个体情况、创面的大小、深浅、渗液的多少而定。若创面较大、较深、渗液多，应放置引流管。

点　　评

抗结核药物治疗过程中，药物性肝功能损伤是最常见的药物不良反应。我国抗结核药物所致药物性肝功能损伤的发生率约为10%，其危险因素是高龄、病毒性肝炎或并发其他急慢性肝脏疾病、营养不良和人免疫缺陷病毒感染。药物性肝功能损伤加大了结核病患者的诊治难度，临床医生必须在抗结核治疗之前全面评估患者的肝脏情况，综合考虑患者年龄、整体健康情况、合并症、感染部位、耐药性等因素，在多学科诊疗模式下规范合理治疗。

病例七　耐多药肺结核化学治疗后合并严重药物过敏1例

耐多药结核病是目前我国结核病控制的难点，其传播窗口期长，治疗疗程长，总体疗效不佳。在耐药结核病的治疗周期中，患者常会出现各种不良反应，甚至因严重不良反应导致治疗中断。药物过敏反应也是一种常见的不良反应，但对于耐多药结核病患者很可能因此导致治疗中断、病情加重、治疗困难；只有对药物过敏或其他的不良反应进行妥善处理，才能保障治疗的顺利进行，达到良好疗效。

【病史摘要】

患者，男性，34岁。

主诉

间断发热2月余。

现病史

患者无明显诱因下出现午后发热，体温最高38 ℃，伴夜间盗汗，乏力，当地医院抗感染治疗3日后变为午后低热，体温37.5 ℃左右，查胸部CT提示右肺阴影伴空洞，T-SPOT阳性。当地医院支气管刷检、灌洗液、痰等多次找抗酸杆菌阴性，给予四联诊断性抗结核治疗。治疗2周后患者出现高热，体温最高39.4 ℃，无明显发热规律，伴全身皮肤小点样皮疹，并出现肝功能异常（谷丙转氨酶148 μmol/L）。停抗结核药物，并保肝治疗。后逐渐试加抗结核药物AmHRftELfx（阿米卡星、异烟肼、利福喷丁、乙胺丁醇、左氧氟沙星），并因再次发热予激素抗过敏治疗（泼尼松30 mg/d）。当地疾病预防控制中心电话告知患者痰标本培养药敏结果提示利福平及异烟肼耐药，现为行进一步诊治入院。患者自本次发病以来，食欲正常，睡眠尚可，大便如常，小便如常，体重未见明显下降。

入院查体

体温37.0 ℃，脉搏80次/min，呼吸20次/min，血压120/860 mmHg，神志清楚，对答切题，口齿清晰，查体合作。皮肤、巩膜无黄染，未见皮下出血点，全身浅表淋巴结无肿大。气管位置居中，胸廓正常，无肋间隙增宽，叩诊双肺呈清音，呼吸音清音，未闻及啰音，未闻及哮鸣音，心界叩诊无扩大，心率80次/min，节律齐，无杂音，腹部平坦，无腹部压痛，无腹部反跳痛，未触及肝，未触及脾脏，肝颈静脉回流征未做，双下肢无凹陷性水肿。

实验室检查

血常规报告：血红蛋白137.0 g/L，红细胞5.09×10^{12}/L，白细胞5.79×10^{9}/L，中性粒细胞65.0%，血小板254×10^{9}/L。隐球菌检验报告：阴性(－)生化(2400)检验报告：谷丙转氨酶10 IU/L，谷草转氨酶11 IU/L，总胆红素7 μmol/L，直接胆红素4 μmol/L，白蛋白37 g/L，尿素氮4.3 mmol/L，肌酐67 μmol/L，胱抑素C 0.79 mg/L 肝炎标志物检验报告：乙肝表面抗原<0.01 ng/mL，乙型肝炎前S1抗原测定阴性，乙肝表面抗体35.54 mIU/mL↑，乙肝e抗原阴性，乙肝e抗体阴性，乙肝核心抗体阴性，乙型肝炎核心抗体IgM测定阴性，甲肝抗体IGM阴性，丙肝病毒抗体阴性，戊肝病毒抗体IGM阴性。2019年7月15日血凝检验报告：凝血酶原时间10.4 s，国际标准化比值0.99 R，D-D二聚体138.00 ng/mL。风湿＋白介素检验报告：dsDNA阴性(－)，抗SmD1阴性(－)，U1-snRNP阴性(－)，抗SSA阴性(－)。过敏体质及哮喘筛查检验报告：总IGE251.00 kU/L↑，吸入性过敏源0.48 kUA/L↑，食物性过敏源0.08 kUA/L，烟曲霉0.01 kUA/L，链格孢0.01 kUA/L，霉菌混合0.06 kUA/L。

利福平耐药基因检验报告：Xpert MTB/RIF结核分枝杆菌检出，中，利福平耐药基因检出。抗酸染色涂片：阳性(4＋)。痰普培：无细菌生长。痰霉培：无真菌生长，未查见真菌孢子及菌丝。

特殊检查

痰TB-PCR扩增仪检验报告：结核杆菌DNA阳性。

胸部CT检查报告(图2.7.1)：双侧胸廓对称，未见明显异常。气管居中，气管-支气管通畅。右肺空洞，并可见多发结节、纤维条索及斑片影。双侧肺门结构清楚，形态、大小、位置均未见明显异常。纵隔居中，纵隔内各组淋巴结未见异常肿大。

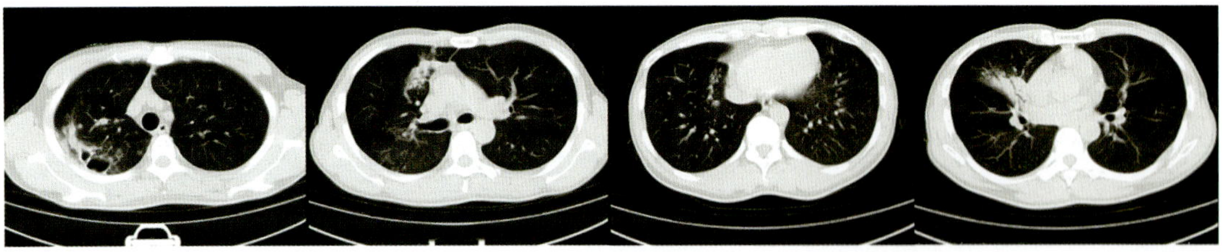

图2.7.1 胸部CT

右上肺不规则空洞影，右肺可见多发结节、纤维条索及斑片影，右中叶局部结节实变影。

【临床关键问题和处理】

该例患者需考虑的诊断

根据患者当地医院检查情况、疾病预防控制中心检查结果，以及我院入院检查结果，初步考虑为耐多药肺结核可能。应进一步完善患者结核耐药的具体类型等药敏情况。

该例患者进一步诊疗策略

患者2月前考虑初治肺结核，使用HREZ四联药物时即出现皮疹、肝功能损害等药物过敏表现，调整用药后无明显缓解，应考虑逐步试药加药，进行个体化方案治疗。按照国内外指南，耐多药肺结核的个体化治疗疗程应为24个月。

入院后治疗经过

入院后完善相关检查，完善气管镜等检查。支气管灌洗液荧光染色抗酸杆菌：阳性(4+)；Gene Xpert MTB/RIF：结核分枝杆菌检出，中；利福平耐药检出；结合当地检查，考虑为耐多药肺结核，试用吡嗪酰胺(PZA)后患者仍有发热，加用卷曲霉素(Cm)、莫西沙星(Mfx)、丙硫异烟胺(Pto)、环丝氨酸(Cs)、乙胺丁醇(E)、利奈唑胺(Lzd)后患者无抗痨副反应，出院后继续规律抗结核治疗。

后续治疗情况

首次出院1个月后患者出现发热，体温最高39.2 ℃，并出现全身皮疹，瘙痒不明显，至我院就诊，考虑"药物过敏可能"，门诊予停用抗结核药物，并给予抗过敏治疗。血生化检测提示重度药物性肝损伤(谷丙转氨酶1015 U/L)，予加强护肝治疗，考虑过敏所致可能大，同时予以甲强龙抗过敏抗炎治疗(80 mg/d)，逐步减量。肝功能及发热好转后，强的松减量至15 mg/d，但患者仍有间断发热，回当地医院继续保肝治疗。支气管灌洗液分枝杆菌培养(2019年7月送检)结果提示：结核分枝杆菌复合群生长，对HRRbtEOfxMfx(异烟肼、利福平、利福布丁、乙胺丁醇、氧氟沙星、莫西沙星)耐药，对PasAmCsPtoSmKm(对氨基水杨酸钠、阿米卡星、环丝氨酸、丙硫异烟胺、链霉素、卡那霉素)敏感。

首次出院2个月后再次入院，复查CT(图2.7.2)：两肺结核可能，较2019年7月胸部CT双肺病灶增多、新发空洞。痰抗酸涂片：阳性(4+)。因痰培养药敏示准广泛耐药结核病，予以逐个试用抗结核药物：试用卷曲霉素静滴5 min后出现过敏性休克，予以抗过敏、扩容等对症处理后好转；试用利奈唑胺(300 mg)后出现全身针尖样皮疹，好转后又逐个试用环丝氨酸、氯法齐明、阿米卡星(CsCfzAm)无特殊不适，予出院继续治疗。半月后逐个试药对氨基水杨酸钠(PAS)、利奈唑胺(Lzd)无不适，组成AmCsCfzLzdPAS(阿米卡星、环丝氨酸、氯法齐明、利奈唑胺、对氨基水杨酸钠)方案抗结核治疗。考虑到患者为准广泛耐药结核病，2019年11月27日加用贝达喹啉(Bdq)，无特殊不适，继续抗结核治疗，方案为BdqAmCsCfzLzdPAS(贝达喹啉、阿米卡星、环丝氨酸、氯法齐明、利奈唑胺、对氨基水杨酸钠)。

其后多次入院复查，病情逐步好转，复查胸部CT提示病灶吸收，空洞好转，未再出现抗结核药物的过敏反应。2020年7月因耳鸣停用阿米卡星，2020年8月复查胸部CT(图2.7.3)较前有所好转，继续BdqCsCfzlzdPAS抗结核治疗至2021年11月15日复查胸部CT(图2.7.4)示双肺病灶吸收较好，予满疗程停抗结核治疗。

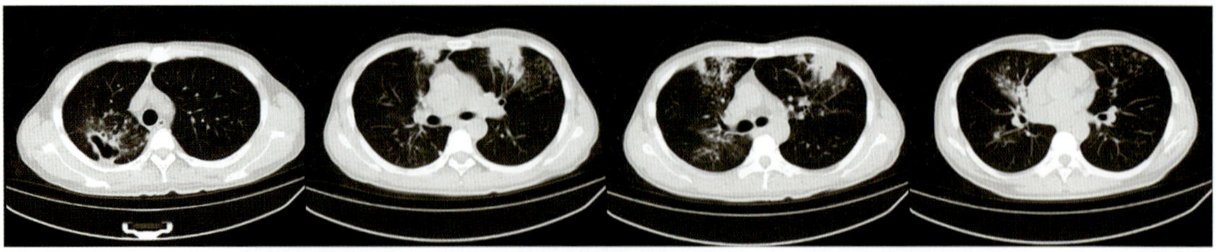

图 2.7.2 胸部 CT(2019 年 10 月)

右上肺不规则空洞影较前增大,右肺可见多发结节、纤维条索及斑片影,左肺可见播散结节病灶。

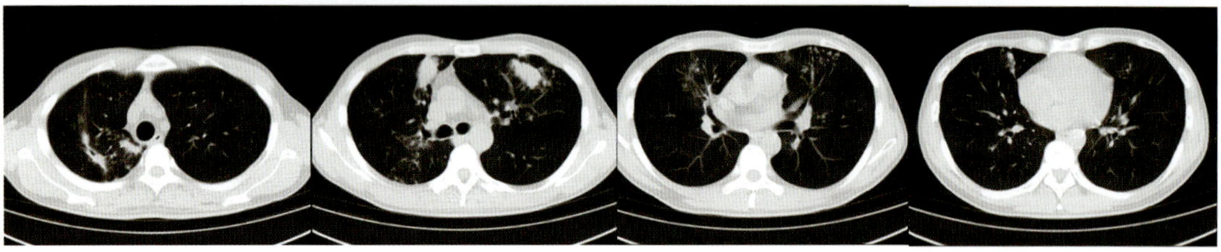

图 2.7.3 胸部 CT(2020 年 8 月)

右上肺不规则空洞影缩小,双肺病灶较前吸收。

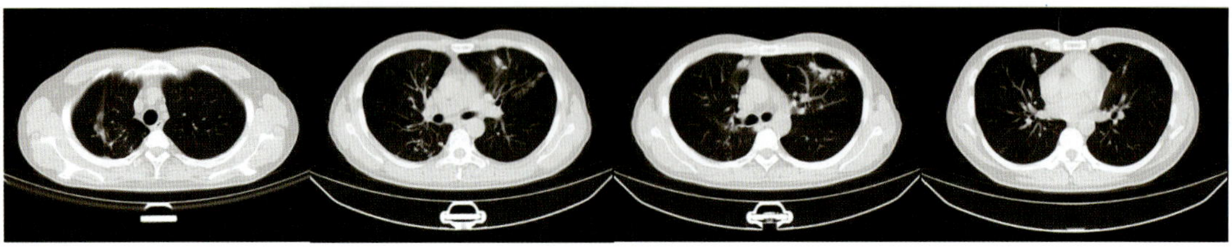

图 2.7.4 胸部 CT(2021 年 11 月)

双肺病灶吸收好,双肺纤维病灶。

最终诊断

(1) 继发性肺结核:上 0 中/上中,涂(+),培(+),进展期,初治(准广泛耐药结核病)。

(2) 药物过敏反应。

【背景知识介绍】

耐多药结核病的诊断与治疗

结核病至今仍是导致死亡的主要的单一传染性疾病之一。耐药结核病特别是耐多药结核病(MDR-TB,指对异烟肼和利福平耐药)患者传播时间长、治疗方案复杂、疗程长、费用高、治疗依从性低、治愈率低,仍然是一项公共卫生危机和卫生安全威胁,也是我国结核病控制的难点和重点问题。带菌的耐多药患者成为长期的耐药菌传染源。2020 年最新的耐多药/耐利福平结核病(MDR/RR-TB)患者治疗结果数据显示,全球治疗成功率仅为 57%。

对可疑耐药结核的诊断取决于耐药性的检测，目前对抗结核药物的药物敏感性试验方法主要有以下三种方法：① 传统表型药物敏感性试验：指建立在细菌生长基础上的药敏试验方法，如绝对浓度法（基于罗氏培养基）、分枝杆菌快速培养药敏试验（如BACTEC MGIT 960）、微孔板测定法等。② 分子药敏试验：采用分子生物学技术检测、鉴定结核分枝杆菌耐药靶基因的突变基因型的方法。③ 建立在耐药MTB特异组分基础上的色谱、质谱方法：应用色谱技术分离并解析MTB细胞中各种组分，根据指纹图谱或色谱峰的数量、位置和高度，鉴定耐药MTB。耐药结核病可分为单耐药结核病、多耐药结核病、耐多药结核病、准广泛耐药结核病、广泛耐药结核病、利福平耐药结核病多种类型并采用不同的治疗策略及方案。

对异烟肼和利福平这两种最有效的一线抗结核药物耐药后，结核病的治疗十分困难，疗效不佳。多年来，国内外对耐药结核病的研究显示，氟喹诺酮类药物、二线注射类药物一直是较为有效的抗结核药物。近年来的研究证实，氯法齐明、利奈唑胺也具有较好的抗结核作用；新药贝达喹啉治疗耐多药结核疗效显著。适当选择4种以上有效抗结核药物组成治疗方案，并经过18～20个月的治疗，才可能治愈耐多药结核病。

本例患者通过气管镜灌洗液培养的传统表型药物敏感性试验证实对异烟肼和利福平耐药，同时对氟喹诺酮类药物耐药，提示为准广泛耐药结核病，治疗难度很大，同时反复出现的药物过敏，甚至出现严重的全身皮疹以及严重的肝功能异常，给治疗带来极大挑战。

药物不良反应的处理及药物调整

耐药结核病的化学治疗需要多种包括针剂在内的药物联合使用，种类多、疗程长，故在整个治疗过程中药物不良反应发生率高且难预测，有报道统计，耐多药结核病的各种药物不良反应发生率为58.0%～69.2%。药物不良反应发生后如处理不当容易造成治疗中断、失败、诱导或加重耐药的产生。[3]如何正确处理耐药结核病化疗过程中出现的药品不良反应，对提高耐药结核病患者治疗的依从性及治疗成功率具有重要的意义。

不同药物可能导致不同的不良反应，不同药物之间以及抗结核治疗药品与其他药品之间也会出现相互作用。抗结核治疗中，应注意不良反应的监测，加强对不同药物不良反应的认识。一旦患者服药后出现异常症状，首先需要判断是否与药品有关；其次，需要判断可能涉及的药品种类及不良反应的严重程度；最后，应在上述判断的基础上进行及时、合理的处理，进行药物及方案的调整，根据不同情况做相应调整或替换、停用，才能保证治疗的顺利进行。

药物导致的过敏性皮炎在服药后出现，表现为皮肤瘙痒及皮疹，短则服药后30 min，长则1～2个月发生；皮疹一般首发于面部，再逐渐扩散至四肢、躯干部位，严重者遍布全身，伴有皮肤瘙痒。停用可疑药品后皮疹明显减轻至恢复正常，重复用药或使用相同化学结构的药品，皮疹可再次发生，甚至更为严重。处理方法如下：① 反应轻微者，一般于治疗数周后消失，不必停药。可适当使用抗组胺药，如第一代的抗过敏药品苯海拉明等，或第二代抗过敏药品氯雷他定、西替利嗪等。② 严重过敏反应者，皮疹遍布全身，伴随全身症状如发热、内脏功能异常，严重者累及黏膜及发生皮肤松解剥脱。应立即停用所有治疗药物，应用标准的应急方案处理过敏反应，直至过敏状态好转。③ 患者过敏状态完全恢复正常后，逐一试用治疗药品，从最不易引起过敏反应的药品开始，对高度可疑的过敏药品原则上不推荐再次颅MRI均较前有好转，发现颅内硬膜下积液，予出院后继续HREZLfx抗结核，神经内科进一步诊治，强的松每2周减2.5 mg减至肺移植维持用量。患者规律服药，Pa到货后，2019年7月30日患者出院后继续PaREZLfx抗结核治疗，2020年8月13日患者入院后复查腰穿示脑压正常，脑脊液蛋白较前下降，复查胸部CT及头颅MRI稳定。2021年3月19日患者再入院复查腰穿，并复查头颅MRI（图2.8.3）稳定，2021年3月20日胸部CT（图2.8.4）提示右肺新增斑片影，予加用抗感染药物，出院时调整为继续PaR巩固治疗（患者肺移植术后，强的松15 mg qd及抗排异药长期口服中），建议3月后复查。患者出院后未再来我院复诊，一直在外院继续预防性治疗。此次入院前2天患者无明显诱因突发明显活动后胸闷气促，并呈进行性加重，伴有咳嗽咳多量黏液痰，自觉发热（未测体温），故为进一步诊治再次入院。

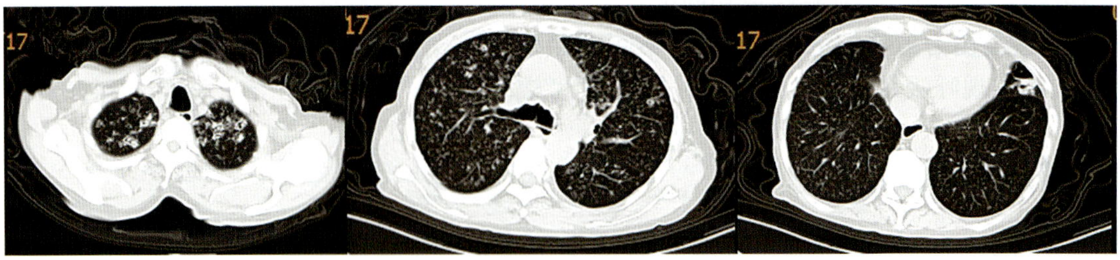

图2.8.1　胸部CT（2019年2月3日）

两肺弥漫性粟粒样病变，部分融合成小结节，局部小空洞。

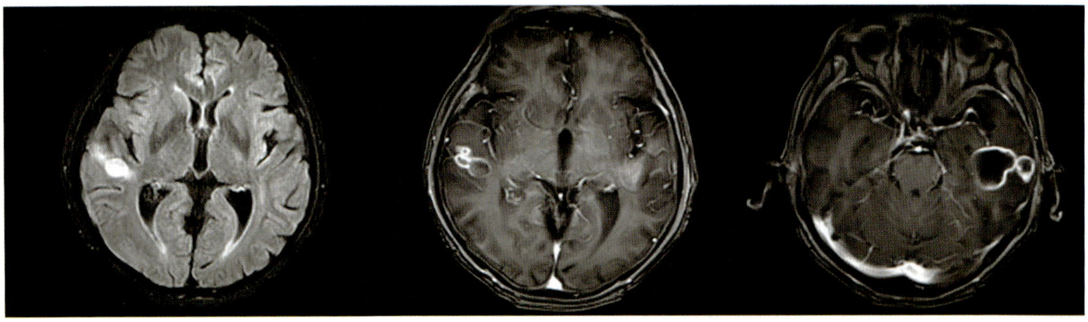

图2.8.2　头颅MRI（2019年2月3日）

颅内多发结节，边缘强化，结核瘤可能，结核性脑膜炎可能。

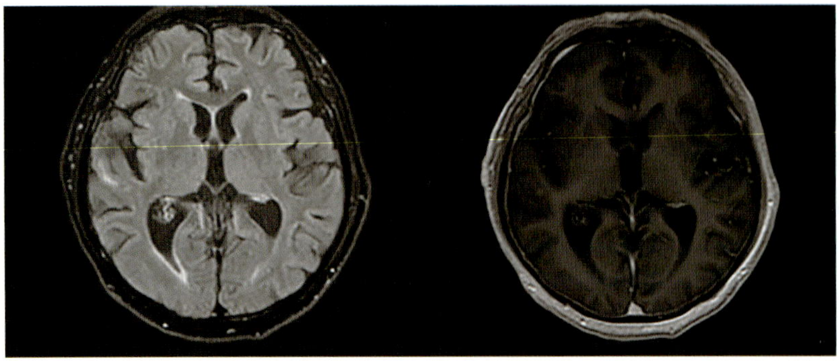

图2.8.3　头颅MRI（2021年3月22日）

颅内病变较2019年2月3日有明显好转，较2020年8月基本相仿。

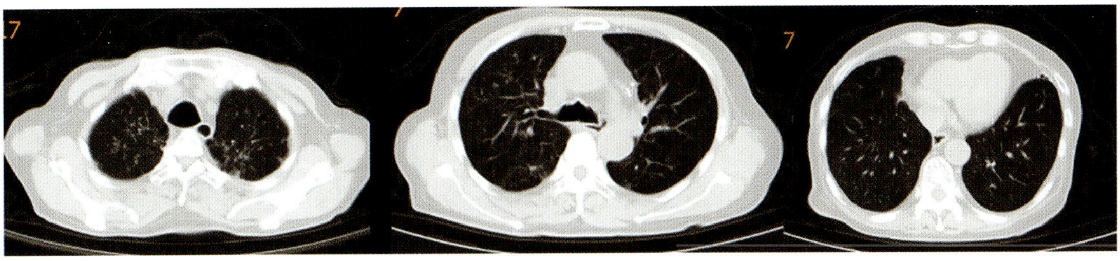

图 2.8.4　胸部 CT（2021 年 3 月 20 日）

两肺弥漫粟粒小结节影基本吸收，右肺较前新增斑片影。

患者自本次发病以来，纳差、睡眠不佳，大小便如常，体重未见明显下降。

既往史

（1）1992年因胆结石行胆囊切除术。

（2）2002年，外院拟诊肺结核予抗结核免费药物规律治疗9月后痊愈停药。

（3）2005年因肠疝、肠穿孔手术。

（4）2007年因肠疝再次手术。

（5）2017年6月，患者反复胸闷气促、右侧气胸发作2次第一次于我院胸外科就诊，2017年6月2日胸部CT（图2.8.5）提示严重双肺大疱肺气肿，患者于多次复诊后接受建议等待肺移植手术。

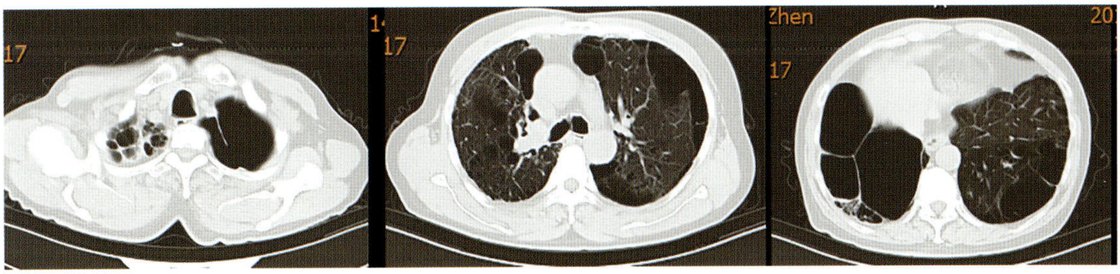

图 2.8.5　胸部 CT（2017 年 6 月 2 日）

两肺弥漫性气肿，多发肺大泡，右肺索条影。

（6）2018年10月，患者因活动后肺大疱破裂气胸病危，在西安交大第一附属医院紧急行双肺移植手术，术后规律服抗排异药物至今。

入院查体

体温36.9 ℃，脉搏82次/min，呼吸20次/min，血压106/69 mmHg。神志清醒，对答切题，口齿清晰，查体合作。全身皮肤黏膜无黄染，全身浅表淋巴结未及肿大。颈软，无抵抗感，无颈静脉充盈。气管位置居中，胸廓对称，无肋间隙增宽，叩诊双肺呈清音，两肺呼吸音减低，两下肺可及细湿啰音，未闻及哮鸣音。心腹（—），双下肢无凹陷性水肿，病理征未引出。

实验室检查

2021年12月11日血常规：血红蛋白128.0 g/L↓，红细胞4.21×10^{12}/L↓，白细胞7.25×10^{9}/L，中性粒细胞78.3%↑，淋巴细胞11.2%↓，红细胞压积0.382 L/L↓，血清淀粉样蛋白A 550.00 mg/L↑。心肌四联检验报告：肌钙蛋白T 0.020 ng/mL↑，肌红蛋白147.10 ng/mL↑，N末端前B型钠尿肽80.5 pg/mL正常。血凝检验报告：凝血酶原时间13.4 s↑，国际标准化比值1.19R↑，纤维蛋白原7.85↑，抗凝血酶-Ⅲ 81.0%↓，D-D二聚体535.00 ng/mL↑。血生化：碱性磷酸酶166 IU/L↑，总胆红素24 μmol/L↑，直接胆红素14 μmol/L↑，总胆汁酸80.6 μmol/L↑，葡萄糖16.2 mmol/L↑，钾3.15 mmol/L↓，钙2.08 mmol/L↓，乳酸脱氢酶404 IU/L↑。2021年12月13日尿常规：葡萄糖+－，蛋白+－，尿潜血+－。痰涂片：未查见真菌孢子及菌丝。动脉血气（鼻导管2 L/min）：pH 7.43，二氧化碳分压37.5 mmHg，氧分压107 mmHg↑，血红蛋白总量11.6 g/dL↓，氧饱和度98.6%，肺泡动脉氧分压差3.3 mmHg↓。血沉：106 mm/h↑。C-反应蛋白105.0 mg/L↑。血凝：降钙素原（PCT）0.4000 ng/mL↑。隐球菌抗原（－），真菌（1-3）-β葡聚糖、GM实验正常。2021年12月15～17日结核杆菌T细胞免疫反应（QFT）阳性、痰细菌培养（－）；气管镜刷检抗酸染色涂片：荧光染色抗酸杆菌（－）×2、检后痰液荧光染色抗酸杆菌（－）；痰培养：热带假丝酵母菌：较多；灌洗液Xpert结核分枝杆菌未检出，利福平耐药基因未检出；灌洗液培养：无细菌生长。灌洗液培养：无真菌生长。2021年12月18～21日脑脊液生化：乳酸脱氢酶（脑脊液）67 U/L↑，糖（脑脊液）5.9 mmol/L↑，腺苷脱氨酶1.40 IU/L，总蛋白（脑脊液）1376 mg/L↑，氯（脑脊液）129.0 mmol/L↑；灌洗液荧光染色抗酸杆菌阴性（－）；脑脊液常规：颜色红色，透明度浑浊，薄膜无，潘氏蛋白定性实验2+，白细胞23.0×10^{6}/L，单个核细胞26.0，多个核细胞74.0。

特殊检查

2021年12月11日心电图：① 窦性心律。② 逆钟向转位。③ ST段水平型压低0.5～1.0 mm（大部分导联）。胸部CT（图2.8.6）：① 双肺结核可能，两侧胸膜增厚。② 双肺弥漫性磨玻璃影，较2021年3月20日老片新增。

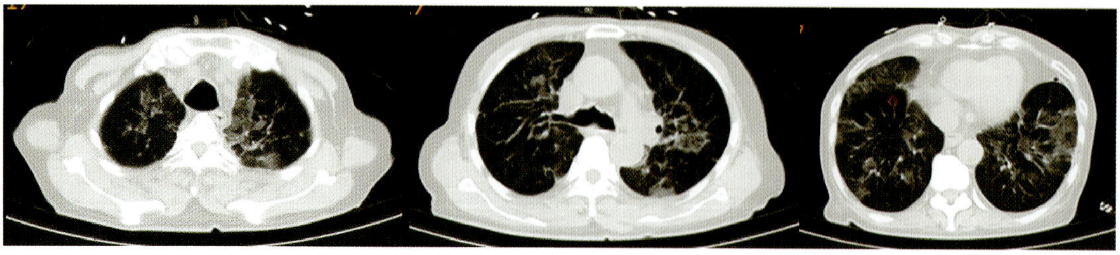

图2.8.6 胸部CT（2021年12月11日）

双肺结核可能，两侧胸膜增厚。双肺弥漫性磨玻璃影，较2021年3月20日老片新增。

2021年12月16日气管镜毛刷片X2未见恶性细胞；头颅MRI（图2.8.7）：① 双侧颞叶结核瘤可能，右侧硬膜下少许积液，较2021年3月22日老片右侧颞叶病灶略增大。② 脑内散在少许缺血灶。

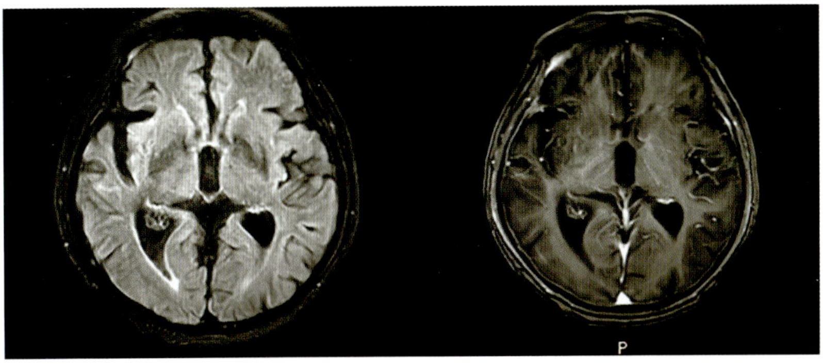

图 2.8.7　头颅 MRI（2021 年 12 月 16 日）

右侧硬膜下少许积液，中线居中。双侧颞叶强化结节灶。双侧额顶叶深部白质区散在异常信号区，呈小斑点状，形态不规则，T1WI 呈等或低信号，Flair 呈高信号，病灶边缘模糊，无占位效应。结论：① 双侧颞叶结核瘤可能，右侧硬膜下少许积液，较 2021 年 3 月 22 日老片右侧颞叶病灶略增大。② 脑内散在少许缺血灶。

2021 年 12 月 17 日病理（左下叶 B9 段）：肺组织纤维组织增生伴机化，纤维素性渗出，肺泡上皮增生，支气管黏膜上皮增生鳞化，未见小血管及支气管周围淋巴细胞浸润；病理（灌洗液涂片）：未见恶性细胞。

2021 年 12 月 20 日胸部 CT：① 双肺结核可能，两侧胸膜增厚。② 双肺弥漫性磨玻璃影，较 2021 年 12 月 11 日 CT 部分吸收好转。

【临床关键问题和处理】

该例患者需考虑的诊断和鉴别诊断

（1）结核病恶化：患者既往有肺结核治疗史，在肺移植术后复发，经积极抗结核治疗 2 年余后病情稳定，已于 2021 年 3 月开始改 PaR 巩固治疗。但患者其后 9 月未再复查，虽自述仍在继续口服 PaR，但抗排异药物治疗中持续免疫抑制，需要警惕结核病情恶化。患者此次胸闷气促急性发作，且肺 CT 表现以两肺弥漫磨玻璃斑片渗出为主，并非肺结核典型表现，尚需进一步鉴别。

（2）肺移植术后排斥反应：患者为双肺异体移植术后，已知口服药物抗排异治疗中，突然出现胸闷气促，血常规白细胞及中性粒细胞未见异常升高，胸部 CT 发现两肺弥漫磨玻璃阴影，移植术后的排斥反应不能排除，需要进一步鉴别。

（3）气胸或肺栓塞：突然发作的胸闷、气促并进行性加重，无论是否有肺部疾病史均应考虑此可能。但患者无胸痛，胸闷气促发作无确切时间点，入院体检未发现桶状胸、呼吸音减低、胸膜摩擦音或捻发音等典型体征，动脉血气无明显低氧血症，经查胸部 CT 未见气胸压缩带或胸膜下可疑病变、血凝指标轻度异常，故可排除。

（4）其他肺部病原体感染：肺移植术后抗排异治疗中的患者，免疫抑制后较易继发感染,尤其是机会性感染:不典型病原体、真菌、病毒及非结核分枝杆菌等,该患者查血常规未见白细胞和中性粒细胞异常升高也可能与免疫抑制有关,需要进一步检查明确。病情危急者可以考虑经验性治疗。

(5) 心血管急症:老年患者,曾经严重肺气肿肺大疱多年,突发胸闷气促并进行性加重,需警惕肺心病、心功能不全或心肌缺血甚至心肌梗死,经急查心电图及心肌酶、BNP 等后基本排除。

(6) 淋巴管癌:肺移植术后抗排异治疗中的患者,免疫抑制后为恶性病变高危。发现两肺新增弥漫磨玻璃阴影,需要进一步病理学相关检查以鉴别。

该例患者进一步诊疗策略

1. 入院后进一步检查鉴别

(1) 气管镜检查:灌洗液送检细菌、真菌、结核菌(涂片、培养、分子检测)、NGS 检测、CMV 病毒 PCR 检测等,酌情行气管镜下冷冻肺活检。

(2) 血 PCT、G 试验、GM 试验、CMV 病毒 PCR、呼吸道病毒九联检测、巨细胞病毒 IgM、IgG、QFT 等。

(3) 腰穿:脑脊液送检常规、生化、细菌、真菌、结核菌(涂片、培养、分子检测)等。

(4) HIV、相关免疫指标检测等。

(5) 痰液送检细菌、真菌、结核菌(涂片、培养、分子检测)等。

2. 入院后治疗策略

(1) 如明确为重度急性排斥反应,可予以大剂量糖皮质激素冲击治疗。

(2) β-内酰胺类抗感染、卡博芬净(首剂 70 mg,后续 50 mg/d)预防抗真菌,如 GM 及真菌培养提示曲霉菌感染,可予以伏立康唑 0.2 bid(首日 0.4 bid),使用伏立康唑注意减少他克莫司用量。

(3) 更昔洛韦抗病毒治疗(5 mg/(kg·次))bid。

(4) 暂无结核病再发活动恶化依据,继续 PaR 巩固治疗。

入院后治疗经过

入院后完善相关检查,患者病情进展迅速,即刻告知家属患者病危;请肺移植科及呼吸科会诊讨论,综合考虑为肺部混合感染:病毒性肺炎? 真菌感染? 合并细菌感染待排,肺移植后排异待排,予抗碳青霉烯类抗感染(天册)+卡泊芬净抗真菌治疗+更昔洛韦抗病毒治疗,并予平喘祛痰对症治疗。

2021 年 12 月 15 日全麻下支气管镜检查(图 2.8.8):气管下段可见大量黄色痰痂堵塞管腔,抽吸后见气管环清晰,隆突锐利,双侧各叶段管腔通畅,黏膜光整,未见新生物,未见出血,见较多黏痰,予吸除。于双下肺基底段灌洗,收集白色液体送检查,左上叶舌段刷检找结核菌、脱落细胞及液基细胞学检查;左下叶 B9 行冷冻活检(1.9 探头,3 s,2 mm 直径组织块),球囊阻塞,出血 5 mL,止血治疗后好转。

2021 年 12 月 15 日病理(左下叶 B9 段):肺组织纤维组织增生伴机化,纤维素性渗出,肺泡上皮增生,支气管黏膜上皮增生鳞化,未见小血管及支气管周围淋巴细胞浸润。免疫组化结果：CK(上皮＋)，TTF-1(SPT24)(肺泡上皮＋)，NapsinA(肺泡上皮＋)，P40(－)，Ki-67(5%＋)。

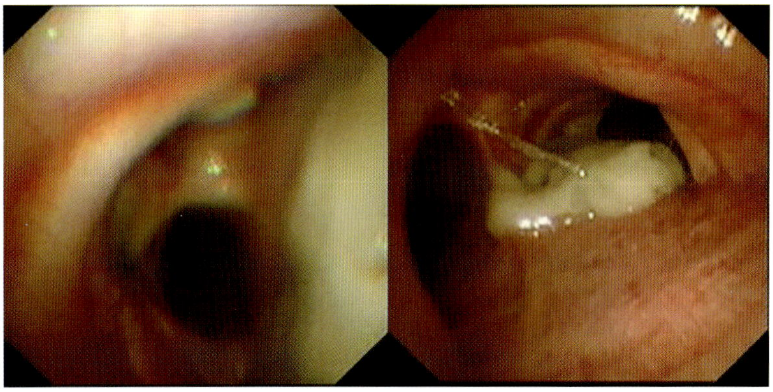

图 2.8.8　全麻下支气管镜检查(2021年12月15日)

气管下段可见大量黄色痰痂堵塞管腔，抽吸后见气管环清晰，隆突锐利，双侧各叶段管腔通畅，黏膜光整，未见新生物，未见出血，见较多黏痰。

2021年12月13日头颅MRI：右侧硬膜下少许积液，中线居中。双侧颞叶强化结节灶。双侧额顶叶深部白质区散在异常信号区，呈小斑点状，形态不规则，T1WI呈等或低信号，Flair呈高信号，病灶边缘模糊，无占位效应。

患者各种标本查抗酸染色及结核菌分子检测均为阴性；行全麻气管镜冷冻肺活检病理表现不支持为排斥反应；灌洗液及气管镜下穿刺液送检NGS未见特异性病原体；外送血CMV-PCR阴性。行腰穿脑脊液送检时测不出颅压，因有局部损伤而脑脊液常规生化检测结果评估时需要考虑混入少许血液的干扰。

考虑结核稳定，但患者长期口服抗排异药物，可转组服药，予继续PaR保护性抗痨。

经前述治疗后，患者胸闷气促明显缓解，于2021年12月22日改为口服苹果酸奈诺沙星胶囊0.5 g口服qd＋伏立康唑片0.2 g口服bid(第一天每天2次每次2粒，以后每天2次每次1粒)＋醋酸泼尼松片25 mg口服qd(依据感染科医生意见酌情减量)＋兰索拉唑胶囊30 mg口服qd，出院至移植科、感染科门诊继续随访治疗。2022年1月7日复查胸部CT(图2.8.9)提示两肺病灶明显吸收。

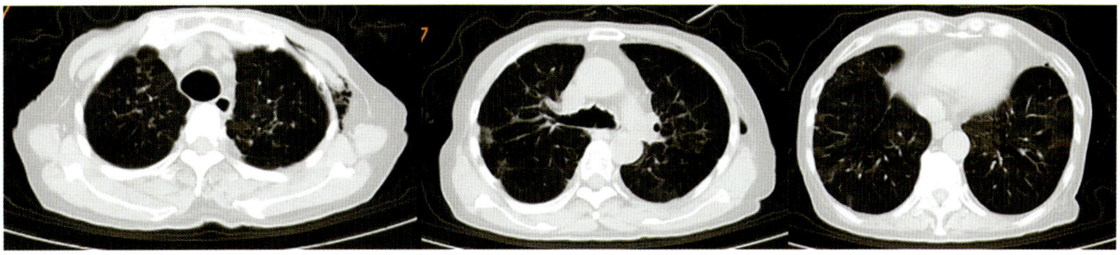

图 2.8.9　胸部CT(2022年1月7日)

双肺弥漫性磨玻璃阴影较前明显吸收。

目前诊断

(1) 肺部混合感染:细菌合并病毒性肺炎可能大,合并真菌感染待排。

(2) 慢性血行播散型肺结核,上中下/上中下涂(−)复治稳定期。

(3) 结核性脑膜炎,脑结核瘤。

(4) 双肺移植状态。

(5) 糖耐量异常。

(6) 贫血。

(7) 低钾血症。

诊断依据

(1) 抗结核治疗约3年,咳嗽胸闷气促2天。

(2) 2019年2月我院明确两肺结核、结核性脑膜炎、脑结核瘤积极抗结核治疗至今,近1年来病情稳定,反复查结核菌涂片培养及分子检测均为阴性,复查胸部CT及头颅MRI提示结核稳定。

(3) 2018年10月因"两肺严重大泡肺气肿发生气胸呼吸衰竭"在外院紧急双肺移植手术,术后规律服抗排异药物。

(4) 2002年"肺结核"病史,当地予免费药抗结核治疗9月后停药;胆囊切除术病史。

(5) 入院后血常规、生化、腹部彩超结果提示有右肾结石、左肾囊肿、肝内钙化灶、肝囊肿、糖耐量异常、贫血、低钾血症。

(6) 气管镜冷冻活检病理、动脉血气、流式细胞等未提供急性排斥反应证据。

(7) 胸部CT上新出现弥漫性磨玻璃及小斑片渗出阴影。

(8) 2021年12月17日巨细胞病毒抗体IgM阴性,巨细胞病毒抗体IgG阳性。2021年12月16日痰培养:上皮细胞<10/LF,白细胞>25/LF,热带假丝酵母菌:较多。ESR及CRP明显升高。

(9) 积极抗感染(抗细菌、病毒、真菌及小剂量糖皮质激素)治疗后两肺阴影短期内明显吸收好转,症状基本缓解。

【背景知识介绍】

认识肺移植术后的急性排斥反应

该患者为双肺移植术后。肺移植术后急性细胞介导排斥反应(acute cellular rejection,ACR)是急性排斥反应的主要类型,也是肺移植术后常见的并发症,由T淋巴细胞识别外来主要组织相容性复合体(major histocompatibility complex,MHC)介导。人类的MHC也称为人类白细胞抗原(human leukocyte antigen,HLA)。ACR不仅可以直接导致受者死亡,也是肺移植术后慢性排斥反应的高危因素。但肺移植术后ACR的诊断困难,治疗棘手。

ACR患者常无明显症状且缺乏特异性,相对典型的临床表现为低热、气短、咳嗽、乏力等。ACR患者胸部CT相对特异的表现为双肺磨玻璃影、支气管壁或小叶间隔增厚、胸腔积液，病变多为双侧，并以下肺为著。在诊断A2级以上的ACR时，高分辨率CT(high-resolution CT，HRCT)检查的阳性率约为90%，可用于临床医师对肺移植受者的随访，但诊断的特异度低，很难与感染相鉴别。有研究发现，急性排斥反应者和感染者的$CD4^+$T淋巴细胞/$CD8^+$T淋巴细胞比值均升高，差异无统计学意义，但急性排斥反应者的$CD4^+$T淋巴细胞数量明显高于感染者，差异有统计学意义。支气管肺泡灌洗液检查取支气管肺泡灌洗液(BALF)后行细胞学分类检查，BALF中的淋巴细胞计数>20%，嗜中性粒细胞计数≥12%，存在嗜酸性粒细胞和嗜碱性粒细胞并且已排除微生物感染，提示肺移植术后急性排斥反应的存在。BALF检查对病毒、细菌、真菌和原虫等病原体的检测有较高的灵敏度和特异度，因此主要用于与肺部感染的鉴别诊断。

移植肺组织病理学检查是目前诊断ACR的金标准，其灵敏度为0.72～0.84，高度依赖于组织病理学家的经验。目前的诊断分级标准仍沿用2007年修订的肺移植排斥反应的组织学标准经支气管镜活检是目前临床上获取肺组织最常用的方法，包括常规经支气管镜肺活检(transbronchial lung biopsy，TBLB)即直接肺活检和经支气管镜冷冻肺活检(transbronchial cryobiopsy，TBCB)，其中TBLB是评估ACR的主要方法。但TBLB获取的组织体积相对较小，可能遗漏部分病变区域，并且需要钳取10块组织标本以保证病理诊断的灵敏度和特异度。TBCB可提供更大、更具诊断性的标本，3个冷冻切片标本足以进行组织病理学评估，并且减少了与操作程序相关的伪影。

如何寻找线索

该患者的基础问题是双肺移植术后抗排异治疗中存在免疫抑制。详细的病史询问常可以启发鉴别诊断并提供重要线索。第一次住院时根据既往移植前有肺结核诊断治疗病史，再结合胸部CT影像特点及临床表现，初步考虑结核病可能大，经进一步结核相关检测而明确，未发现排斥反应。结核菌血行播散提示可能合并肺外结核，进一步检查发现结核性脑膜炎及脑结核瘤，患者得到了及时正确的诊治。

在结核病经抗结核治疗稳定后患者突发新情况：呼吸道症状，两肺弥漫渗出阴影，根据影像学的特点需要主要鉴别感染(包括结核活动或恶化)和排斥反应，其中特别要警惕是否发生ACR。除了常规的血液痰液检查，获得诊断线索和诊断依据的重要手段主要包括气管镜检查、灌洗液送检NGS等分子水平的病原学检测、气管镜下活检送病理诊断等。

如何治疗

(1) ACR最常使用糖皮质激素冲击治疗，无临床症状的A1级ACR需确保药物浓度和免疫抑制剂的剂量在目标范围内，伴有明显临床症状的A1级ACR和等级≥A2级的ACR应给予糖皮质激素冲击治疗；难治性ACR的治疗是肺移植的重要挑战。目前有效的治疗方案包括优化免疫抑制维持方案(如将环孢素转换为他克莫司或者调整剂量，将硫唑嘌呤转换为麦考酚酸类药物等)，此处不再展开。

(2) 血行播散性肺结核合并结核性脑膜炎为结核病中的危重症类型，治疗疗程通常不少于1.5～2年，强化期在原有HREZ治疗基础上可以依据病情轻重酌情加强抗结核治疗(需要考虑容易通过血脑屏障的药物)以尽快控制病情;该患者在巩固抗结核治疗期间虽发生肺部新增病灶,但并无结核病活动或恶化依据,不宜轻易诊断结核治疗失败而随意更改治疗方案;但因其原有重症结核病,故在免疫抑制治疗下建议维持保护性抗结核治疗。

(3)患者病情进展较迅速,应在充分论证后积极抗感染为进一步明确诊断争取时间,挽救生命。

点 评

对于使用免疫抑制治疗的患者,如果出现肺部感染表现,且病情进展迅速,在不能及时明确病原的情况下,建议充分评估,对于可能的病原体应多管齐下,积极抗感染治疗以挽救患者生命。同时也需要积极检查,明确是否存在排斥反应。